现代实用临床护理

吴岚　武丽丽　宋蕊　乔方星　阴琳琳　陈学香◎主编

吉林科学技术出版社

图书在版编目（CIP）数据

现代实用临床护理/吴岚等主编.--长春：吉林科学技术出版社，2024.3
ISBN 978-7-5744-1189-0

Ⅰ.①现…Ⅱ.①吴…Ⅲ.①护理学Ⅳ.①R47

中国国家版本馆CIP数据核字(2024)第064113号

现代实用临床护理

主　　编	吴　岚等
出版人	宛　霞
责任编辑	韩铭鑫
封面设计	树人教育
制　　版	树人教育
幅面尺寸	185mm×260mm
开　　本	16
字　　数	310千字
印　　张	13.25
印　　数	1~1500册
版　　次	2024年3月第1版
印　　次	2024年12月第1次印刷

出　　版	吉林科学技术出版社
发　　行	吉林科学技术出版社
地　　址	长春市福祉大路5788号出版大厦A座
邮　　编	130118
发行部电话/传真	0431-81629529 81629530 81629531
	81629532 81629533 81629534
储运部电话	0431-86059116
编辑部电话	0431-81629510
印　　刷	廊坊市印艺阁数字科技有限公司

书　　号	ISBN 978-7-5744-1189-0
定　　价	80.00元

版权所有　翻印必究　举报电话：0431-81629508

编委会

主　编　吴　岚（临沂市人民医院）

　　　　　武丽丽（潍坊市人民医院）

　　　　　宋　蕊（菏泽市巨野县北城医院）

　　　　　乔方星（曹县人民医院）

　　　　　阴琳琳（肥城市王瓜店街道社区卫生服务中心）

　　　　　陈学香（青岛市黄岛区区立医院）

目 录

第一章 护理学基础 …………………………………………………………… (1)
  第一节 疼痛的护理 ………………………………………………………… (1)
  第二节 外科感染的护理 …………………………………………………… (5)
  第三节 损伤的护理 ………………………………………………………… (14)
第二章 内科疾病护理 ………………………………………………………… (26)
  第一节 急性呼吸道感染的护理 …………………………………………… (26)
  第二节 支气管扩张的护理 ………………………………………………… (31)
  第三节 支气管哮喘的护理 ………………………………………………… (34)
  第四节 肺结核的护理 ……………………………………………………… (39)
  第五节 心力衰竭的护理 …………………………………………………… (45)
第三章 外科疾病护理 ………………………………………………………… (54)
  第一节 颅内压增高的护理 ………………………………………………… (54)
  第二节 颅脑损伤的护理 …………………………………………………… (61)
  第三节 脑脓肿的护理 ……………………………………………………… (70)
  第四节 胸部损伤的护理 …………………………………………………… (73)
  第五节 胃、十二指肠溃疡的护理 ………………………………………… (83)
第四章 妇产科疾病护理 ……………………………………………………… (89)
  第一节 女性生殖系统炎症的护理 ………………………………………… (89)
  第二节 外阴癌的护理 ……………………………………………………… (118)
  第三节 宫颈肿瘤的护理 …………………………………………………… (120)
  第四节 正常妊娠的护理 …………………………………………………… (123)
  第五节 异常妊娠的护理 …………………………………………………… (136)
第五章 儿科疾病护理 ………………………………………………………… (196)
  第一节 新生儿重症监护及护理 …………………………………………… (196)
  第二节 新生儿窒息的护理 ………………………………………………… (198)
  第三节 新生儿缺氧缺血性脑病的护理 …………………………………… (201)
  第四节 新生儿低血糖的护理 ……………………………………………… (204)
参考文献 ……………………………………………………………………… (206)

第一章 护理学基础

第一节 疼痛的护理

一、概述

疼痛是一种复杂的主观感受,是一种令人苦恼和痛苦的感觉。疼痛作为临床上常见的症状之一,与疾病的发生、发展和转归有着密切的联系,同时也是临床评价治疗和护理效果的标准之一。因此,医护人员应掌握疼痛的相关知识,做好疼痛患者的护理。

(一)疼痛的概念及分类

1.疼痛的概念

疼痛是一种令人不愉快的感觉和情绪上的感受,伴随着现有的或潜在的组织损伤。

2.疼痛的分类

临床上常用的分类方法有以下几种:

(1)疼痛的病程:急性痛、慢性痛。

(2)疼痛的程度:微痛、轻痛、甚痛、剧痛。

(3)疼痛的性质:钝痛、锐痛、跳痛、压榨样痛、牵拉样痛等。

(4)疼痛的起始部位及传导途径:皮肤痛、躯体痛、内脏痛、牵涉痛、假性痛、神经痛。

(5)疼痛的部位:头痛、胸痛、腰痛、骨痛等。

(6)疼痛的系统:神经系统疼痛、心血管系统疼痛、血液系统疼痛等。

(二)疼痛的原因

1.温度刺激

机体接触过高或过低的温度均会引起组织的损伤,受伤的组织释放的化学物质作用于神经末梢产生疼痛。

2.化学刺激

强酸、强碱等化学物质作用于机体,可直接刺激机体神经末梢引起疼痛。同时,强酸、强碱等物质引起的灼伤也可使组织释放化学物质,引起疼痛。

3.物理损伤

切割、针刺、身体组织受到牵拉、肌肉受压等物理因素均可使组织受损,刺激神经末梢引起疼痛。同时,物理因素导致的组织损伤释放的化学物质也可引起疼痛。

4.病理改变

各种疾病引起的组织的缺血缺氧、空腔脏器阻塞或过度扩张、炎症反应等均会引起疼痛。

5.心理因素

情绪低落、愤怒、焦虑、抑郁等不良心理状态可引起机体局部血管收缩或扩张而导致疼痛。

(三)疼痛对个体的影响

个体疼痛时会出现心理、生理、行为方面的改变,提示疼痛会对全身产生影响。

1.精神心理方面的改变

(1)抑郁:慢性疼痛与抑郁关系密切,两者可互为因果,互相促进。

(2)焦虑:疼痛常与焦虑同时出现,急性疼痛患者更明显。患者常由于急性的疼痛表现出难以控制的坐立不安、易激动、呼吸困难、颤抖等焦虑症状。

(3)愤怒:长期反复发作的疼痛,会使患者对治疗丧失信心。患者可能会因为一点小事向家人和医务人员大发脾气,无缘无故地摔打东西,甚至无端地指责或辱骂别人,以发泄他们强烈的不满情绪。

(4)恐惧:身患绝症的患者常表现出对死亡的恐惧,尤其当疾病所导致的各种不适症状或疼痛出现时。

2.生理反应

(1)神经内分泌系统:疼痛刺激使交感神经和肾上腺髓质兴奋,儿茶酚胺分泌增加,胰高血糖素的分泌增加,糖原分解和糖异生作用增强,结果血糖升高,机体呈负氮平衡。同时,机体促肾上腺皮质激素、皮质醇、醛固酮、抗利尿激素含量升高,甲状腺素的生成增快,机体处于分解状态。

(2)循环系统:疼痛刺激使机体交感神经兴奋,使心率增快,外周血管收缩,血压升高。

(3)呼吸系统:常表现为呼吸急促、浅快,尤以急性疼痛显著。

(4)消化、泌尿系统:短暂强烈的疼痛可引起恶心、呕吐。长时间的疼痛可导致消化系统功能紊乱。因血管收缩、抗利尿激素增加,机体尿量减少。

(5)生化反应:研究表明,疼痛患者体内内源性镇痛物质减少,抗镇痛物质和致痛物质增加。

3.行为反应

(1)语言反应:患者可因疼痛出现叫喊、呻吟、哭闹或不停地向医务人员提要求等语言表现。疼痛的语言表述尽管主观,却是患者对疼痛的最可靠的反应,但应注意那些没有或不能用语言表达疼痛的患者。

(2)躯体反应:主要表现为机体在遭受伤害性刺激时所做出的躲避、逃跑、反抗、防御性保护或攻击等行为,常带有强烈的情绪色彩。

二、疼痛的护理技术

(一)疼痛的评估

1.评估的内容

(1)疼痛史:疼痛的部位、时间、性质、程度、伴随症状、影响因素,患者控制疼痛的方式、对疼痛的耐受力及疼痛表达方式等。

(2)社会心理因素:患者社会支持情况、镇痛药物使用情况、精神病史及精神状态等。

(3)医疗史:目前及以往的疾病史和治疗史。

(4)镇痛效果评估:对治疗和护理后的效果及不良反应进行评价,为下一步疼痛管理提供依据。

2.评估的方法

(1)交谈法:通过与患者和家属的交谈收集患者疼痛评估的内容。

(2)观察与临床检查:主要收集患者疼痛时的心理、生理和行为反应方面的资料。

(3)使用评估工具

①数字评分法(NRS):将一条直线等分为10段,用数字0～10代替文字来表示患者的疼痛感受,一端"0"表示无痛,另一端"10"表示最严重的疼痛,中间依次表示疼痛的不同程度。

②文字描述评定法(VDS):将一条直线等分为5段,每个点均有描述疼痛的文字,患者可选择其中之一表示自己的疼痛程度。

③视觉模拟评分法(VAS):用一条直线,不做任何划分,仅在直线的两端分别注明不痛和剧痛,患者根据自己对疼痛的感觉在直线上标记疼痛的程度。

④面部表情疼痛评定法(FPS):采用六个代表不同疼痛程度的面部表情图,患者从中选择一个作为自己的疼痛感觉。

⑤按WHO的疼痛分级标准进行评估,疼痛分为4级:

0级:无痛。

1级(轻度疼痛):平卧时无疼痛,翻身咳嗽时有轻度疼痛,但可以忍受,睡眠不受影响。

2级(中度疼痛):静卧时痛,翻身咳嗽时加剧,不能忍受,睡眠受干扰,要求用镇痛药。

3级(重度疼痛):静卧时疼痛剧烈,不能忍受,睡眠严重受干扰,需要用镇痛药。

⑥Prince-Henry评分法:主要用于胸腹部术后或气管切开插管不能说话的患者,需要提前训练患者用手势表达疼痛反应,分为5个等级:

0分:咳嗽时无疼痛。

1分:咳嗽时有疼痛发生。

2分:安静时无疼痛,但深呼吸时有疼痛发生。

3分:静息状态时即有疼痛,但较轻微,可忍受。

4分:静息状态时即有剧烈疼痛,并难以忍受。

3.评估的记录

记录疼痛的方法一般分为由医护人员完成的住院患者的护理记录和由门诊患者自己完成的护理记录。医护人员应在护理病历中的入院评估单、护理记录单中记录患者疼痛的评估内容。

(二)疼痛的护理原则

(1)正确地评估患者的疼痛。
(2)消除和缓解患者的疼痛。
(3)协助病因治疗和正确用药。
(4)提供社会心理支持和健康教育。

(三)疼痛的护理措施

1.减少或消除引起疼痛的原因

外伤引起的疼痛,应酌情给予止血、包扎、固定、处理伤口等措施;胸腹部术后,医护工作者可以协助患者按压伤口,指导患者进行有效咳嗽。

2.合理运用缓解或解除疼痛的方法

(1)药物止痛:药物止痛治疗是疼痛治疗的主要方法。医护人员应掌握相关的药理学知识,在正确评估患者的身体状况和有关疼痛治疗情况的基础上,正确使用镇痛药。

①镇痛药物分类(目前主要分为3种类型):a.阿片类镇痛药,如吗啡、美沙酮、哌替啶、芬太尼、可待因等;b.非阿片类镇痛药,如阿司匹林、对乙酰氨基酚、双氯芬酸钠、布洛芬等;c.辅助药物,如激素、解痉药、抗惊厥药和抗抑郁药等。

②镇痛药的给药途径:给药途径以无创为主,但应根据药物性质和患者自身具体情况选择给药途径,常见的给药方法有口服给药法、直肠给药法、经皮肤给药法、舌下含服给药法、肌内注射法、静脉给药法、皮下注射等。

③三阶梯镇痛疗法:对于癌性疼痛的药物治疗,目前临床上普遍采用WHO所推荐的三阶梯镇痛疗法。其目的是逐渐升级,合理应用镇痛药以缓解疼痛。其原则是口服给药、按时给药、按阶梯给药、个体化给药、密切观察药物不良反应及宣教。其内容是:a.第一阶梯:主要适用于轻度疼痛的患者,使用非阿片类镇痛药,可酌情加用辅助药。b.第二阶梯:主要适用于中度疼痛的患者,使用弱阿片类镇痛药,可酌情加用辅助药。c.第三阶梯:主要适用重度和剧烈癌痛的患者,使用强阿片类镇痛药,可酌情加用辅助药。

④患者自控镇痛泵的应用:患者自控镇痛泵(PCA)是通过计算机或机械弹性原理控制的微量注射泵,患者可以根据自己的需要支配给药镇痛。

(2)物理止痛:应用冷、热疗法可减轻患者局部疼痛。此外,理疗、按摩和推拿也是临床常用的物理止痛方法。

(3)针灸止痛:根据疼痛的部位,针刺相关穴位以达到止痛的目的。

(4)经皮神经电刺激疗法:通过皮肤将特定的低频脉冲电流输入人体以治疗疼痛的电疗方

法称为经皮神经电刺激疗法(TENS)。

3.提供社会心理支持

告知患者和家属疼痛对个体的影响,使他们认识到这是一种正常反应。鼓励患者和家属正确描述疼痛,并和他们一起积极寻求缓解疼痛的方法。

4.运用心理护理方法及疼痛心理疗法

(1)运用心理护理方法:减轻心理压力、转移注意力、放松疗法等。

(2)疼痛的心理疗法:安慰剂疗法、暗示疗法、催眠疗法、生物反馈疗法等。

5.采取促进患者舒适的措施

通过医疗护理活动促进患者的舒适,可以减轻或缓解疼痛。比如安置患者舒适的卧位,提供舒适整洁的床单位,定时开窗通风,调节病室温度、湿度等。

6.健康教育

根据患者的具体情况,选择相应的健康教育内容。一般应包括:讲解疼痛相关知识,使患者能准确、客观描述疼痛;指导患者正确用药;教导患者能够正确使用疼痛评估工具。

第二节 外科感染的护理

外科感染是指需要外科治疗的感染,包括创伤、烧伤、手术、器械检查、有创性检查或治疗后等并发的感染。分为非特异性感染和特异性感染。

1.非特异性感染

又称化脓性或一般性感染,常见的有疖、痈、丹毒、急性淋巴结炎、急性乳腺炎、急性阑尾炎、急性腹膜炎等,手术后感染多属此类。

2.特异性感染

是指由一些特殊的病菌、真菌等引起的感染。如结核杆菌、破伤风杆菌、产气荚膜杆菌、炭疽杆菌、白色念珠菌、新型隐球菌等。

一、全身性感染患者的护理

全身性感染是指致病菌侵入人体血液循环,并在体内生长繁殖或产生毒素而引起的严重的全身性感染或中毒症状,通常指脓毒血症和菌血症。脓毒血症是指因感染引起的全身性炎症反应,如体温、循环、呼吸等明显改变的外科感染的统称。菌血症是脓毒血症中的一种,即血培养检出致病菌者。

(一)临床表现

(1)患者突发寒战、高热,体温可达40℃～41℃或体温不升;头痛、头晕、恶心、呕吐、腹胀、面色苍白或潮红、出冷汗等。

(2)神志淡漠或烦躁、谵妄甚至昏迷。

(3)心率加快、脉搏细速、呼吸急促甚至困难。

(4)代谢失调和不同程度的代谢性酸中毒。

(5)重症者出现感染性休克、多器官功能障碍;也可出现黄疸或皮下出血、瘀斑等。

(二)评估要点

1.一般情况

了解患者发病的时间、经过及发展过程。

2.专科情况

了解原发感染灶的部位、性质及其脓液性状;评估患者有无突发寒战、高热、头痛、头晕、恶心、呕吐、腹胀等;评估患者的面色、神志、心率、脉搏、呼吸及血压等的改变;观察患者有无代谢失调、代谢性酸中毒、感染性休克及多器官功能障碍等表现;了解包括血常规,肝、肾等重要器官的检查及血液细菌或真菌的培养结果。

3.辅助检查

白细胞计数显著增高,常达 20×10^9/L 以上,但是也有降低的;核左移,幼稚型增多,出现中毒颗粒。

(三)护理诊断

1.体温过高

与全身性感染有关。

2.焦虑

与突发寒战、高热、头痛等有关。

3.潜在并发症

感染性休克等。

(四)护理措施

1.一般护理

(1)卧床休息:提供安静、舒适的环境,保证患者充分休息和睡眠。

(2)营养支持:鼓励患者进食高蛋白质、高热量、含丰富维生素、高糖类的低脂肪饮食,对无法进食的患者可通过肠内或肠外途径提供足够的营养。

2.病情观察

严密观察患者的面色和神志,监测生命体征等,及时发现病情的变化;体温超过 39℃,给予物理或药物降温。监测 24h 出入量,保证水、电解质和酸碱平衡;在患者寒战、高热发作时,做血液细菌或真菌培养。

3.保持呼吸道通畅

协助患者翻身拍背,鼓励其深呼吸、咳嗽、咳痰,若痰液黏稠给予雾化吸入,必要时吸痰。

4.药物护理

及时、准确地执行静脉输液和药物治疗,以维持正常血压、心输出量并控制感染。

5.心理护理

关心、体贴患者,给予患者及家属心理安慰和支持。

(五)健康教育

(1)注意个人日常卫生,保持皮肤清洁。

(2)加强饮食卫生,避免肠源性感染。

(3)发现身体局部感染灶应及早就诊,以免延误治疗。

二、软组织化脓性感染患者的护理

(一)疖

疖俗称疖疮,是皮肤单个毛囊及其周围组织的急性化脓性感染。常发生于头部、面部、颈部、背部、腋部及会阴部等毛囊和皮脂腺丰富的部位。

1.临床表现

(1)初期,局部皮肤出现红、肿、痛的小结节。

(2)化脓后,中心处先呈白色,触之稍有波动,继而破溃流脓并见黄白色脓栓,脓栓脱落、脓液流尽后,局部炎症即可消退愈合。

(3)面疖常较严重,红肿范围较大。鼻、上唇及其周围称为"危险三角区",该部位的疖被挤压时,致病菌可经内眦静脉、眼静脉进入颅内,引起颅内化脓性感染,可有寒战、发热、头痛、呕吐、意识异常等表现。

2.评估要点

(1)一般情况:有无体温升高、头痛、乏力、食欲不振、全身不适。

(2)专科情况:患者感染的部位、性质、程度。

3.护理诊断

(1)疼痛:与感染有关。

(2)潜在并发症:颅内化脓性感染。

4.护理措施

见"(六)脓肿"处"软组织化脓性感染的护理措施"。

(二)痈

邻近多个毛囊及其周围组织的急性化脓性感染,可由多个疖融合而成。

1.临床表现

(1)小片皮肤硬肿、色暗红、界限不清。

(2)随着病情发展,皮肤肿硬范围增大,脓点增多,中央部为紫褐色凹陷,破溃后呈蜂窝状如同"火山口"状,其内含坏死组织和脓液。

(3)痈可向周围和深部组织发展,伴区域淋巴结肿痛。患者多伴有全身症状,包括寒战、发热、食欲不佳和全身不适等。

(4)严重者可致脓毒血症或全身化脓性感染而危及生命。

2.评估要点

(1)一般情况:有无头痛、乏力、食欲不振、全身不适及体温升高等。

(2)专科情况:患者感染的部位、性质、程度。

(3)辅助检查:白细胞计数增加和中性粒细胞比例增高。

3.护理诊断

(1)疼痛:与感染有关。

(2)潜在并发症:全身化脓性感染。

4.护理措施

见"(六)脓肿"处"软组织化脓性感染的护理措施"。

(三)急性蜂窝组织炎

皮下、筋膜下、肌间隙或深部疏松结缔组织的急性弥漫性化脓性感染。

1.临床表现

(1)浅表时表现为局部皮肤和组织红肿、疼痛,病变边界不清,并向四周蔓延,中央部位常出现缺血性坏死。

(2)深部组织的急性蜂窝组织炎,有局部组织肿胀和深压痛,全身症状明显,如寒战、高热、乏力、血液白细胞计数增高等。

(3)一些特殊部位,如口底、颌下、颈部等处的蜂窝组织炎可致喉头水肿而压迫气管,引起呼吸困难甚至窒息,如炎症蔓延至纵隔而影响心肺功能则预后较差。

(4)厌氧性链球菌、拟杆菌和一些肠道杆菌所致的急性蜂窝组织炎,常发生在易被肠道或泌尿生殖道排出物污染的会阴部或下腹部伤口处,表现为进行性的皮肤、皮下组织及深筋膜坏死,脓液恶臭,局部有捻发音。

2.评估要点

(1)一般情况:有无寒战、高热、乏力、食欲不振、全身不适。

(2)专科情况:患者感染的部位、性质、程度、是否有外伤史。

(3)辅助检查:白细胞计数增高。

3.护理诊断

(1)体温过高:与感染有关。

(2)潜在并发症:呼吸困难。

4.护理措施

见"(六)脓肿"处"软组织化脓性感染的护理措施"。

(四)丹毒

皮肤淋巴管网的急性炎症感染,为乙型溶血性链球菌侵袭所致,好发部位是下肢和面部。

1.临床表现

(1)起病急,有畏寒、高热、头痛、全身不适等。

(2)有片状皮肤红疹、微隆起、色鲜红、中间稍淡、边界较清楚。

(3)局部有烧灼样疼痛,有的可起水疱,附近淋巴结常肿大、有触痛,但皮肤和淋巴结少见化脓破溃。下肢丹毒反复发作导致淋巴水肿,在含有高蛋白淋巴液的刺激下局部皮肤粗厚,肢体肿胀,甚至发展成"象皮肿"。

2.评估要点

(1)一般评估:有无畏寒、高热、头痛、全身不适,有无外伤史、接触史。

(2)专科情况:患者感染的部位、性质、程度。

3.护理诊断

疼痛:与感染有关。

4.护理措施

见"(六)脓肿"处"软组织化脓性感染的护理措施"。

(五)急性淋巴管炎

致病菌经破损的皮肤、黏膜或其他感染病灶侵入,经组织的淋巴间隙进入淋巴管,引起淋巴管及其周围组织的急性炎症。

1.临床表现

(1)局部表现

①皮下浅层急性淋巴管炎,在病灶表面出现一条或多条"红线",触之硬而有压痛。

②深层急性淋巴管炎,表面无红线,但患肢肿胀,有压痛。急性淋巴结炎初期,局部淋巴结肿大、疼痛和触痛,与周围软组织分界清晰。

③感染加重时形成肿块,往往为多个淋巴结融合所致,疼痛加剧、触痛加重,表面皮肤发红、发热,脓肿形成时有波动感,少数可破溃流脓。

(2)全身表现:患者常有全身不适、寒战、发热、头痛、乏力和食欲不振等症状。

2.评估要点

(1)一般情况:有无外伤史,有无寒战、发热、头痛、乏力、食欲不振、全身不适等症状。

(2)专科情况:患者感染的部位、性质、程度。

3.护理诊断

(1)疼痛:与感染有关。

(2)潜在并发症:血栓性静脉炎。

4.护理措施

见"(六)脓肿"处"软组织化脓性感染的护理措施"。

(六)脓肿

身体各部位发生急性感染后,病灶局部的组织发生坏死、液化而形成的脓液积聚,周围有一完整的脓腔壁将其包绕。

1.临床表现

(1)局部表现

①红、肿、热、痛,与正常组织界限清楚,压之剧痛,可有波动感。

②寒性脓肿无明显的红、肿、热、痛等化脓性炎症表现,但可试出波动。

(2)全身表现:大而深的脓肿,可有明显的发热、头痛、食欲减退、乏力和白细胞计数增加等症状。

2.评估要点

(1)一般情况:患者感染的部位、性质、程度,有否外伤史。

(2)专科情况:全身症状和生命体征的异常变化。

①有无头痛、乏力、食欲不振、全身不适。

②有无体温升高,脉搏加快,血压下降。

③是否消瘦、贫血、水肿、低蛋白血症。

(3)辅助检查

①水、电解质有无失衡。

②血糖、尿糖是否正常。

③白细胞分类、计数有无增高或下降。

3.护理诊断

(1)疼痛:与感染有关。

(2)体温过高:与感染有关。

(3)营养不良:低于机体需要量,与消耗增加有关。

(4)潜在并发症:坠积性肺炎。

4.软组织化脓性感染的护理措施

(1)保持疖、痈周围皮肤清洁,避免挤压未成熟的病灶,尤其是"危险三角区"的疖,以免感染扩散引起颅内化脓性感染。

(2)化脓切开引流后,应及时更换敷料,注意无菌操作,促进创口愈合。

(3)伴有全身反应的患者要注意休息,摄入含丰富蛋白质、维生素及高能量的食物,以提高机体抵抗力,促进愈合。

(4)注意个人日常卫生,尤其夏季,应做到勤洗澡、洗头、理发、剪指甲。注意用物的消毒,防止交叉感染。免疫力差的老年人及糖尿病患者尤其应该注意防护。

(5)病情观察

①体温超过39℃,应给予药物或物理降温,鼓励患者多饮水,必要时静脉补液并监测24h出入量。

②特殊部位如口底、颌下、颈部等处的蜂窝组织炎,应严密观察患者有无呼吸困难、窒息等症状,警惕突发喉头痉挛,做好气管插管等急救准备。

(6)厌氧菌感染者,用3%过氧化氢溶液冲洗创面。注意皮肤清洁,及时处理小创口,局部可以用50%硫酸镁溶液湿热敷。在给丹毒患者换药后,应当做手的消毒,防止医源传染;与丹毒相关的足癣、溃疡、鼻窦炎等应积极治疗以避免复发。

(7)脓肿的患者应密切观察脓肿变化,注意面部、颈部感染的发展,尽早发现并控制颅内化脓性感染等严重并发症的发生。监测体温变化,鼓励患者多饮水,必要时可静脉输液,补充机体所需的液体量和热量,纠正水、电解质和酸碱失衡。

(8)对感染较重或肢体感染者,应嘱患者卧床休息,患肢制动抬高,并协助做患肢运动,以免病愈后患肢活动障碍。卧床期间,要鼓励患者经常做深呼吸、咳痰等活动,并协助其翻身、叩背、排痰,必要时可给予雾化吸入,以预防坠积性肺炎及血栓性静脉炎的发生。

5.感染患者的健康教育

(1)注意个人卫生,指导患者正确使用皮肤消毒剂或抗菌肥皂,特别注意消毒剃刀等。

(2)劝告患者避免使用油性药膏,以防其阻塞皮肤毛囊孔,教会患者使用抗菌药膏和更换敷料,小心处理污染的敷料并消毒洗手。

(3)患者衣服、枕巾、床单等予以消毒,并注意隔离,预防交叉感染。

三、特异性感染患者的护理

(一)破伤风患者的护理

破伤风是指破伤风杆菌侵入人体伤口并生长繁殖、产生毒素而引起的一种特异性感染。常继发于各种创伤后,亦可发生于不洁条件下分娩的产妇和新生儿。

1.临床表现

(1)潜伏期:通常为6~12d,也可短于24h,亦有受伤后数月或数年因清除病灶或异物而发病。新生儿破伤风一般在断脐后7d发生,故常称"七日风"。

(2)前驱症状:前驱症状一般持续12~24h。患者全身乏力、头晕、头痛、失眠、多汗、烦躁不安、打呵欠、咀嚼无力、局部肌肉发紧、扯痛,并感到舌和颈部发硬及反射亢进等。

(3)典型症状:出现前驱症状后,在肌紧张性收缩(肌强直,发硬)的基础上,呈阵发性强烈痉挛。通常最先受影响的肌群是咀嚼肌,随后顺序为面部表情肌、颈、背、腹、四肢肌,最后为膈肌。表现为:张口困难(牙关紧闭)、蹙眉、口角下缩、呲嘴("苦笑")、颈部强直、头后仰,出现"角弓反张"或"侧弓反张";膈肌受影响后,患者出现面唇青紫,呼吸困难,甚至呼吸暂停。上述发作可因轻微的刺激,如光、声、接触、饮水等而诱发。发作时神志清楚,表情痛苦,每次发作时间由数秒至数分钟不等。强烈的肌痉挛,可致肌断裂,甚至发生骨折;膀胱括约肌痉挛时可引起尿潴留。持续的呼吸肌和膈肌痉挛,可使肌断裂,可造成呼吸骤停。患者死亡原因多为窒息、心力衰竭或肺部并发症。

(4)其他症状:少数患者仅有局部肌持续性强直,可持续数周或数月,以后逐渐消退。新生儿破伤风,常表现为不能啼哭和吸吮乳汁,活动少、呼吸弱甚至呼吸困难。恢复期间还可出现一些精神症状,如幻觉、言语、行动错乱等,但多能自行恢复。

2.评估要点

(1)一般情况:评估发病前的受伤史、深部组织感染史、近期人工流产及分娩史。

(2)专科情况:评估患者发病的前驱症状及持续时间;观察患者强烈肌痉挛发作的次数、持续时间和间隔时间,以及伴随的症状;评估患者呼吸形态,呼吸困难程度;观察患者有无血压升高、心率加快、体温升高、出汗等症状;了解患者排尿情况以及其他器官功能状态等。

3.护理诊断

(1)窒息:与持续性喉头痉挛及气道堵塞有关。

(2)组织完整性受损:与强烈肌痉挛抽搐,造成肌腱撕裂或骨折有关。

(3)排尿异常——尿潴留:与膀胱括约肌痉挛有关。

(4)营养失调——低于机体需要量:与痉挛消耗和不能进食有关。

(5)有组织灌注不足的危险。

4.护理措施

(1)一般护理

①环境要求:将患者置于隔离病房,室内遮光、安静,室温15℃~20℃,湿度约60%。病室内急救药品和物品准备齐全,处于应急状态。

②减少外界刺激:医护人员要做到走路轻,语声低,操作稳,避免声、光、寒冷及精神刺激;使用器具无噪声;护理治疗安排集中有序,尽量在痉挛发作控制的一段时间内完成;减少探视,尽量不要搬动患者。

③严格隔离消毒:严格执行无菌技术;医护人员进入病房应穿隔离衣、戴口罩、帽子、手套,身体有伤口时不要进入病室内工作;患者用品和排泄物应严格消毒处理,伤口更换敷料后应立即焚烧。尽可能使用一次性材料物品。

④保持静脉输液通畅:在每次发作后检查静脉通路,防止因抽搐使静脉通路堵塞、脱落而影响治疗。

⑤加强营养:轻症患者,应争取在痉挛发作间歇期,鼓励患者进高热量、高蛋白、高维生素饮食,进食应少量多次,以免引起呛咳、误吸。不能进食的重症患者,可通过胃管进行鼻饲,但时间不宜过长。也可根据机体需要由静脉补充或给予全胃肠外营养。

(2)呼吸道管理:在痉挛发作控制后的一段时间内,协助患者翻身、叩背,以利排痰,必要时吸痰,防止痰液堵塞;给予雾化吸入,稀释痰液,便于痰液咳出或吸出。气管切开患者应给予气道湿化。患者进食时注意避免呛咳、误吸而引起窒息。

(3)病情观察:定时测量体温、脉搏、呼吸、血压,观察患者痉挛、抽搐发作次数,持续时间及有无伴随症状,并做好记录,发现异常及时报告医生,并协助处理。

(4)人工冬眠的护理:应密切观察病情变化,做好各项监测,随时调整冬眠药物的剂量,使患者无痉挛和抽搐的发作。

(5)保护患者,防止受伤:为患者加床档和使用约束带,防止痉挛发作时患者坠床和自我伤害;应用合适的牙垫,以防舌咬伤;剧烈抽搐时勿强行按压肢体,关节部位放置软垫,以防止肌腱断裂、骨折及关节脱位；床上置气垫，防止压疮。

(6)基础护理：对于不能进食的患者要加强口腔护理；抽搐发作时，患者常大汗淋漓，护士应及时为其擦干汗液，病情允许情况下应给患者勤换衣服、床单、被褥；按时翻身，预防压疮发生；高热是病情危急的标志，体温超过38.5℃，应行头部枕冰袋和温水或乙醇擦浴等物理降温。持续留置导尿，每日会阴护理2次，防止感染。

5.应急措施

窒息：喉头呼吸肌持续痉挛时可出现窒息。对抽搐频繁、持续时间长、药物不易控制的严重患者，应立即行气管切开，清除呼吸道分泌物，必要时进行人工辅助呼吸。

6.健康教育

(1)加强宣传教育：增强人们对破伤风的认识，加大宣传力度，可用黑板报、宣传小册子、印制各种图片、授课等形式开展健康教育。

(2)加强劳动保护，防止外伤：不可忽视任何小伤口，如木刺伤、锈钉刺伤，要正确处理深部感染如化脓性中耳炎等，伤后及时就诊和注射破伤风抗毒素。

(3)避免不洁接产：防止新生儿破伤风及产妇产后破伤风等。

(二)气性坏疽患者的护理

气性坏疽通常指由梭状芽孢杆菌所致的以肌坏死或肌炎为特征的急性特异性感染。此类感染发展急剧，预后不良。

1.临床表现

(1)潜伏期：短的伤后8～10h，长的5～6d，一般在伤后1～4d。

(2)局部表现

①患处出现胀裂样剧痛，使用止痛剂不能缓解。

②患处肿胀明显，多进行性加剧，压痛显著。

③伤口周围皮肤水肿、紧张、发亮，很快变为紫黑，并出现大小不等的水疱，可触及捻发感。

④伤口处可有恶臭，夹有气泡的浆液性或血性液体流出。伤口内肌肉坏死，呈暗红或土灰色，失去弹性，刀割时不出血。

(3)全身表现：高热、脉速、呼吸急促、出冷汗、进行性贫血等中毒症状，甚至发展为中毒性休克。

2.评估要点

(1)一般情况：患者的发病时间、经过，尤其注意了解有无创伤史。

(2)专科情况：伤肢疼痛性质及应用止痛剂的效果；评估伤口情况，如有无水疱、有无气泡溢出，分泌物的性状、颜色及气味；伤口周围皮肤颜色、肿胀程度及有无捻发音，评估患者生命体征、意识状态、皮肤黏膜色泽及温度等。

(3)辅助检查：伤口分泌物涂片可发现革兰染色阳性杆菌，X线检查显示患处软组织间积气，有助于确诊。

3.护理诊断

(1)疼痛：与创伤、感染及局部肿胀有关。

(2)组织完整性受损:与组织感染坏死有关。

(3)体温升高:与感染有关。

4.护理措施

(1)严格隔离消毒:患者立即住隔离室。医护人员进入病室要穿隔离衣和戴帽子、口罩、手套等,身体有伤口者不能进入室内工作;患者的一切用品和排泄物都要严格隔离消毒,患者的敷料应予以焚烧;尽可能应用一次性物品及器具,室内的物品未经处理不得带出隔离间。

(2)监测病情变化:对严重创伤患者,尤其伤口肿胀明显者,应严密监测伤口肿痛情况,特别是突然发作的伤口"胀裂样"剧痛;准确记录疼痛的性质、特点及与发作相关的情况。对高热、烦躁、昏迷患者应密切观察生命体征变化,警惕感染性休克的发生。如已发生感染性休克,按休克护理。

(3)疼痛护理:及时应用止痛剂,必要时给予麻醉止痛剂。亦可应用非药物治疗技巧,如谈话、娱乐活动及精神放松等方法,以缓解疼痛。对截肢后出现幻觉疼痛者,应给予耐心解释,解除其忧虑和恐惧。对扩大清创或截肢者,应协助患者变换体位,以减轻因外部压力和肢体疲劳引起的疼痛。伤口愈合过程,对伤肢实施理疗、按摩及功能锻炼,以减轻疼痛,恢复患肢功能。

(4)心理护理:应以关心、同情、热情的态度,帮助患者进行生活护理。对需要截肢的患者,截肢前,向患者及家属解释手术的必要性和可能出现的并发症等情况,使患者及家属能够了解、面对并接受截肢的现实;截肢后,耐心倾听患者诉说,安慰并鼓励患者正视现实;指导患者掌握自我护理技巧,但绝不勉强患者,避免增加其痛苦和心理压力;介绍一些已经截肢的患者与之交谈,使其逐渐适应自身形体变化和日常活动;指导患者应用假肢,使其接受并做适应性训练。

5.健康教育

(1)指导患者对患肢进行自我按摩及功能锻炼,以便尽快恢复患肢的功能。

(2)对伤残者,指导其正确使用假肢和适当训练。帮助其制定出院后的康复计划,使之逐渐恢复自理能力。

第三节 损伤的护理

一、机械性损伤患者的护理

机械性损伤是指各种形式的暴力作用造成组织结构完整性的破坏或功能障碍,如锐器切割或穿刺、钝器打击、过度牵拉、重力挤压、枪弹伤等,是临床最常见的一种损伤,在我国城市中机械性损伤是第五位死因,在农村为第四位死因。

(一)临床表现

(1)局部疼痛、压痛、肿胀、瘀斑、功能障碍,开放伤可见伤口和出血。若合并重要的神经、血管和内脏损伤,则各有其特殊表现。

(2)轻伤患者无明显体征,损伤较重的患者常出现体温增高、脉搏加快、血压下降、脉压缩小、呼吸加快、尿量减少、嗜睡或失眠、食欲不振、乏力、体重减轻等。

(3)严重损伤可发生休克或伴有内脏损害,甚至发生多系统器官功能衰竭。

(二)评估要点

1.一般情况

评估生命体征有无异常,询问既往健康史、药物过敏史。

2.专科情况

(1)评估受伤原因、部位、时间、程度,受伤当时的体位。伤后症状及演变过程,曾接受过何种治疗。

(2)评估患者神志、面色、脉搏、血压、呼吸、尿量及尿色的变化。

(3)对头部、胸部、腹部损伤的患者,评估有无合并重要脏器损伤。

3.辅助检查

血常规和红细胞压积,可提示贫血、血浓缩或感染等;尿常规可提示肾损伤;X线检查可证实骨折、血气胸、气腹等;CT检查可辅助诊断颅脑损伤和腹部实质器官、腹膜后的损伤。

(三)护理诊断

1.组织灌注不足

与出血、体液丢失有关。

2.皮肤完整性受损

与开放伤有关。

3.疼痛

与受伤局部组织肿胀、组织结构破坏有关。

4.感染

与各种开放伤、组织防御功能破坏有关。

5.营养失调

与摄入不足、组织破坏、分解代谢增加有关。

6.焦虑

与损伤后所面临的身体和生活问题有关。

7.恐惧

与精神受强烈刺激、机体创伤有关。

(四)护理措施

1.镇静、镇痛和心理护理

遵医嘱合理使用镇静止痛药物,使患者安静休息。关心患者的心理状态,使其保持情绪稳定,配合治疗。

2.密切观察病情变化

对任何部位的严重创伤,除积极处理局部,还要考虑其对全身的影响,采取相应措施防治休克和多器官功能不全。

3.闭合性损伤护理

对伤情稳定的一般挫伤、扭伤患者,重点在局部护理。

(1)局部制动,抬高患肢45°,以利于静脉、淋巴液回流,减轻肿胀。在受伤关节处可用弹力绷带包扎固定,持续7～10d。

(2)早期可用冷敷,以收缩血管减少渗出,24h后改用热敷,促进血肿吸收。血肿较大者,须在严格无菌操作下穿刺抽吸并加压包扎。

(3)可酌情应用药物,缓解疼痛并促进功能恢复。

(4)病情稳定后,可配合应用理疗、按摩和功能锻炼等。

4.开放性损伤护理

(1)清洁伤口经过消毒处理可以直接缝合,达到一期愈合。

(2)污染伤口应行清创术,越早越好,使其转变或接近于清洁伤口,当即缝合或延期缝合,争取一期愈合。

(3)感染伤口经引流、换药以促进肉芽组织形成,逐渐达到二期愈合。

(4)有异物存留时原则上应取出,尤其是感染病灶内的异物。

(5)清创、缝合术后护理:注意观察伤口情况及伤肢末梢循环情况,如出现红、肿、热、痛等感染征象或伤肢肢端苍白、发绀、温度降低、动脉搏动减弱时应通知医生,及时处理。保持敷料清洁,四肢创伤应抬高患肢并适当固定制动。有引流管时应保持引流通畅,一般引流管于术后24～48h后取出。

5.严重创伤的患者

由于剧烈疼痛、大量失血出现循环不稳定或休克表现,要立即建立1条以上的静脉输液通道,必要时考虑做锁骨下静脉或颈内静脉穿刺,尽快恢复有效循环血量,维持循环的稳定。髂静脉或下腔静脉损伤及腹膜后血肿者,禁用下肢静脉输液或输血。

6.剧烈疼痛者

在不影响病情观察的情况下,可皮下或肌肉注射哌替啶75～100mg或盐酸吗啡5～10mg止痛。

(五)健康教育

(1)告知患者加强营养,以积极的心态配合治疗,促进康复。

(2)告知患者积极进行身体各部位的功能锻炼,防止因制动引起关节僵硬、肌肉萎缩等并发症。

二、咬伤患者的护理——蛇咬伤

咬伤可由很多因素引起,如兽类、毒蛇、蜂、蜈蚣、蝎、毒蜘蛛、蚂蟥等,最常见的是毒蛇和犬咬伤。

（一）临床表现

1.神经毒类毒蛇咬伤

患者表现为眼睑下垂、视力模糊、言语不清、吞咽困难、四肢麻木、感觉迟钝、全身软弱、嗜睡昏迷。有时因心肌受到抑制而出现血压下降等循环衰竭症状；当呼吸肌受到抑制时，出现胸闷、呼吸困难，严重时可见呼吸停止。

2.血循环毒类毒蛇咬伤

患者有咯血、呕血、便血和血尿等全身出血现象。严重时因休克、心力衰竭或急性肾衰竭而死亡。

（二）评估要点

1.一般情况

观察患者生命体征，询问既往健康史、药物过敏史等。

2.专科情况

询问患者受伤过程，根据症状、体征或带来的毒蛇判断毒蛇的种类。了解被蛇咬伤的时间、部位及咬伤后的处理经过。评估伤口情况及患者全身状况，做出详细记录。

（三）护理诊断

1.皮肤完整性受损

与毒蛇咬伤、组织结构破坏有关。

2.疼痛

与局部咬伤、毒素吸收有关。

3.舒适的改变

与机体受伤、毒素吸收有关。

4.感知改变

与机体受伤、毒素吸收有关。

5.急性意识障碍

与中毒严重有关。

6.恐惧

与组织破坏、生命受到威胁有关。

7.感染

与组织破坏、坏死有关。

（四）护理措施

(1)局部封闭：将胰蛋白酶2000U加入0.5%普鲁卡因5～10mL中，或用地塞米松2～5mg在伤口近端1～2cm处，围绕咬伤在皮下深部进行环形封闭，深达肌肉层，必要时12～24h后重复注射，可直接破坏蛇毒。

(2)协助医师彻底清创,用3%过氧化氢溶液或1∶5000高锰酸钾溶液湿敷,每2h更换1次。局部也可用万年青、鱼腥草、七叶一枝花等中草药,将药物洗净、捣烂,外敷于伤口周围,也可减轻局部肿胀及疼痛。

(3)应用破伤风抗毒素和抗生素防治感染,使用前应做过敏试验。

(4)密切观察病情变化,及时给予输液和其他抗休克治疗措施,溶血、贫血现象严重时予以输血。呼吸微弱时给予兴奋剂和吸入氧气,必要时进行辅助呼吸。除抗过敏治疗外,应禁用激素,以免促进毒素吸收。

(五)健康教育

(1)外出时提高自我防范意识,避开丛林茂密、人迹罕至处,避免意外伤害事故的发生。学习自救、互救知识。

(2)在丘陵地区行军作战、值勤、工作时,可将裤口、袖口扎紧,衣领扣紧,尽可能不赤足。

(3)夜间最好不要赤身在田野附近的房子里睡觉,如无条件仍需住在田野或周围多草的房子时,要安装防蚊纱窗,睡觉时要穿衣和挂蚊帐,并保持房间整洁,不要堆放太多杂物,夜间要有照明。

三、冷伤患者的护理

冷伤是机体遭受低温侵袭所引起的局部或全身性损伤。冷伤有两类:一类称非冻结性冷伤,由10℃以下至冰点以上的低温、潮湿所引起,如冻疮、战壕足、水浸足等。另一类称冻结性冷伤,又称冻伤,由冰点以下的低温所造成,又分为局部冻伤和全身冻伤。

(一)临床表现

1.冻疮

冻疮多发生在鼻尖、耳廓、手指、脚趾等末梢循环处。局部红肿、发痒或剧痛。可引起水疱,去疱皮后创面发红,有渗液;并发感染后创面形成溃疡。

2.局部冻伤

(1)Ⅰ度冻伤:局部红肿,有发热、痒、刺痛的感觉;伤及表皮层,数日后表皮干脱而愈,不留瘢痕。

(2)Ⅱ度冻伤:局部红肿较明显,且有水疱形成;冻伤损伤达真皮层,若无感染,经2~3周后脱痂自愈。

(3)Ⅲ度冻伤:创面由苍白变成黑褐色,感觉消失。其周围有红肿、疼痛,可出现血性水疱;损伤皮肤全层或深达皮下组织,若无感染,坏死组织干燥成痂,然后脱痂愈合而留有瘢痕。

(4)Ⅳ度冻伤:局部表现类似Ⅲ度冻伤。冻伤损伤深达肌肉、骨骼等组织,局部发生坏死,其周围有炎症反应;易并发感染而造成湿性坏疽;治愈后多留有功能障碍或致残。

3.全身冻伤

初起时患者表现寒战,四肢发凉,皮肤苍白或发绀。当体温由表及里渐降时,患者感觉迟钝、四肢无力、头昏、嗜睡等,严重者神志不清,呼吸循环衰竭,如不及时救治,即可死亡。

(二)评估要点

1. 一般情况

评估冷伤原因、部位、时间,患者所处环境及既往健康状况。

2. 专科情况

对全身冻伤患者应评估其四肢温度、皮肤的颜色、神志、面色、脉搏、血压、呼吸、尿量及尿色的变化。

(三)护理诊断

1. 组织灌注量不足

与低血容量有关。

2. 局部血液循环障碍

与冻伤后继发肢体血管改变有关。

(四)护理措施

1. 全身治疗护理

(1)注意保暖及复温:迅速使患者脱离低温环境和冰冻物体。脱去潮湿衣物和鞋袜,应用温水(38℃～42℃)浸泡伤肢或浸浴全身,要求局部在20min、全身在30min内复温。较严重的患者应置于温室内,轻伤者一般在室温下,加盖被服保暖即可。

(2)增加营养:给予高热量、高蛋白、高维生素饮食,维持水、电解质及酸碱平衡。

(3)改善局部循环:浸泡时可轻轻按摩损伤部位,帮助改善血液循环。遵医嘱应用抗凝剂及血管扩张剂。应用高压氧增加局部组织中的氧张力,改善组织代谢等。

(4)防治感染:对有伤口或组织坏死的,应遵医嘱注射破伤风抗毒素;必要时需注射气性坏疽抗毒血清,以预防厌氧菌感染。

2. 局部治疗护理

复温后伤肢应抬高制动,根据损伤情况分别做以下处理。

(1)Ⅰ度冻伤:创面保持清洁干燥。

(2)Ⅱ度冻伤:较小水疱,消毒后做保暖包扎即可;较大水疱,可将疱内液体吸出后,用较干纱布包扎;创面破溃感染者,按换药原则处理。

(3)Ⅲ度、Ⅳ度冻伤:多采用暴露疗法,保持创面清洁干燥,待坏死组织与健康组织边界清楚后予以切除。若发生感染,则应充分引流。对并发湿性坏疽者常需截肢。

(五)健康教育

1. 耐寒锻炼

告知患者耐寒锻炼要循序渐进、持之以恒。除平时经常进行体育锻炼外,冬季应加强在冷空气中锻炼,如爬山、跑步、滑雪、滑冰等;或加强冷水锻炼,如用冷水洗脚、手、腿等,每日1～2次,每次3～5min,洗后用干毛巾摩擦皮肤至局部发红为止。

2.防寒保暖

告知患者平时衣着应温暖合体、遮风性能强，鞋袜要大小合适，并且注意保持干燥，潮湿时要及时更换或烤干。对身体的暴露部位如手、耳、鼻等处应加强保护，戴手套、口罩、棉帽等。

3.增强机体抗寒能力

告知寒冷环境中作业的人员，饮食应有足够的热量，而且间隔时间不宜过长，一般不超过6h，做到热食、热饮。保证睡眠时间充足，避免过长。禁忌大量饮酒，以免血管扩张，增加身体热量散失。

四、烧伤患者的护理

烧伤是由热力（火焰、热水、热蒸汽及高温金属）、电流、放射线以及某些化学物质等引起皮肤甚至深部组织的损伤。热力烧伤占80%左右。

（一）临床表现

1.根据烧伤的深度，其局部可表现为

Ⅰ度（红斑），局部轻度红、肿，干燥，无水疱，烧灼感；Ⅱ度（水疱），浅Ⅱ度烧伤局部水疱较大，去疱皮后创底潮湿、鲜红、水肿明显，感觉剧痛、过敏；深Ⅱ度烧伤局部有或无水疱，基底苍白、水肿，干燥后可见网状栓塞血管，感觉迟钝；Ⅲ度（焦痂），局部表现为蜡白或焦黄、炭化，坚韧，干后可见树枝状栓塞血管，感觉消失。

2.全身反应

主要取决于烧伤面积和深度。小面积的浅度烧伤，病情轻，创面愈合也快。严重烧伤者病情危重、复杂，可有休克期、感染期和修复期的各种表现。

3.严重烧伤

可发生休克或伴有内脏损害，甚至发生多系统器官衰竭。烧伤败血症患者可出现弛张热、稽留热，或出现体温、脉搏曲线分离现象，即体温低于36℃而脉搏在140次/min以上，是革兰阴性杆菌败血症的特征。

（二）评估要点

1.一般情况

评估烧伤部位、性质、面积、深度。

2.烧伤程度分类评估

我国通用的烧伤严重性分度标准如下。

(1)轻度烧伤：Ⅱ度烧伤面积9%以下。

(2)中度烧伤：Ⅱ度烧伤面积10%～29%；或Ⅲ度烧伤面积不足10%。

(3)重度烧伤：总面积30%～49%；或Ⅲ度烧伤面积10%～19%；或Ⅱ度、Ⅲ度烧伤面积虽不达上述百分比，但已发生休克等并发症、呼吸道烧伤或有较重的复合伤。

(4)特重烧伤：总面积50%以上；或Ⅲ度烧伤20%以上，或已有严重并发症。

(三)护理诊断

1. 皮肤完整性受损

与创面烧伤,失去皮肤屏障功能有关。

2. 组织灌注不足

与大量体液渗出、血容量减少有关。

3. 疼痛

与烧伤创面、痛觉敏感及局部炎症反应有关。

4. 营养失调——低于机体需要量

与机体处于高分解代谢状态,摄入量不足有关。

5. 自我形象紊乱

与创面烧伤、功能改变有关。

6. 感染

与皮肤屏障功能丧失、机体免疫功能低下及炎症介质释放有关。

7. 恐惧

与精神受到烧伤场面刺激,特殊部位烧伤,或预见到的畸形、功能障碍有关。

(四)护理措施

1. 现场急救处理

迅速脱离致热源,保护受伤部位;镇静止痛,安慰鼓励伤者,保持情绪稳定;注意有无复合伤,施行相应的急救处理。

(1)热力烧伤时,尽快脱去着火或被沸液浸渍的衣物;或迅速卧倒滚动压灭火眼;或跳入附近水中。制止患者奔跑呼叫或用双手扑打,以免局部再损伤。不可强行剥脱伤处的衣裤,防止加重局部损伤。用清洁衣、单覆盖创面,以减少沾染。

(2)电击伤时迅速用绝缘物(木棒)使患者脱离电源,呼吸心跳已停止者立即进行口对口人工呼吸和胸外心脏按压等复苏措施。

(3)酸碱烧伤时立即以大量清水冲洗稀释,越快越好,时间不少于30min。

(4)热烧伤时凉水冲洗或浸浴,减轻损伤和疼痛,如有手足部的剧痛时可用冷浸法减轻疼痛。

2. 烧伤创面处理

(1)创面初期处理:剃净创面周围毛发,剪短指(趾)甲,擦净创面周围皮肤。用灭菌水冲洗创面,无菌纱布轻轻拭干。处理创面时动作轻柔,可用吗啡、哌替啶等药物止痛。若休克严重,应控制后再处理。

(2)创面的包扎或暴露:包扎后每日检查有无松脱、臭味或疼痛,注意肢端末梢循环情况,敷料浸湿后及时更换,以防感染。大面积、头面部或会阴部烧伤,暴露治疗时需定时变更体位,痂皮形成前后注意其深部有无感染化脓。

(3)去痂、植皮：深度烧伤创面切痂、脱痂后多采用自体植皮。做好供皮区准备，避免皮肤损伤，消毒用70%～75%乙醇。植皮后保护植皮区肉芽创面勿受压。注意创面渗出，更换敷料时，观察皮片成活情况，防止感染和皮片脱落。

3.如患者发生心率增快、脉搏细弱、呼吸浅快

应警惕休克的发生，休克的早期常表现为脉压变小，随后血压下降，尿量减少，成人尿量低于20mL/h，口渴难忍，烦躁不安，周围静脉充盈不良，肢端凉，患者诉畏冷，血液化验常出现血液浓缩、低血钠、低蛋白、酸中毒等。液体疗法是防治烧伤休克的主要措施。

液体疗法：

(1)国内通用的补液方案：是按烧伤面积和体重计算补液量，即伤后第1个24h，每1%烧伤面积(Ⅱ度、Ⅲ度)每千克体重应补液体1.5mL(小儿为1.8mL，婴儿为2.0mL)。其中晶体和胶体液量之比为2:1，另加每日需水量2000mL(小儿按年龄或体重计算)，即为补液总量。晶体首选平衡液、林格液等，并适当补充碳酸氢钠；胶体首选同型血浆，也可给全血或血浆代用品，但用量不宜超过1000mL，Ⅲ度烧伤可输全血，全血因含红细胞，在烧伤后血液浓缩时不宜用，深度烧伤大量红细胞损害时可用；生理需水量多为5%～10%葡萄糖液。上述总量的一半，应在伤后8h内输完，另一半在其后的16h内输完。伤后48h补液量，按第1个24h补液量的1/2，再加每日需水量补给。72h补液量，视伤员病情变化而定。在抢救过程中，一时不能获得血浆时，可用低分子量的血浆代用品，以利扩张血管和利尿，总用量不超过1000mL。以上补液量和输入计划与烧伤创面渗出及病理改变特点相关。

(2)建立有效的周围或中心静脉通路：输液开始时先用晶体液，补液期间注意合理安排输液的种类和用量，监测心、肺、肾功能，根据监测结果调整输液速度。心肺疾病者防止输液过快引起心力衰竭、肺水肿等；还要防止葡萄糖输入过多过快，加重水肿，口服时避免引起急性胃扩张。

4.如发生全身性感染

患者可能出现性格改变，初始时有些兴奋、多语、定向障碍，继而可出现幻觉、迫害妄想，甚至大喊大叫，有的表现为对周围淡漠。体温骤升或骤降，波动幅度较大(1～2℃)。心率加快，成人常在140次/min以上，呼吸急促。创面骤变，常可一夜之间出现创面生长停滞、创缘变锐、干枯、有出血坏死斑等，白细胞计数骤升或骤降。防治的关键在于积极纠正休克，维护机体的防御功能，正确处理创面，合理使用抗生素，给予充足的营养支持。

5.心理护理

重视心理的康复，同情安慰患者，稳定其情绪。尤其对于颜面部烧伤、手烧伤等遗留瘢痕、畸形或功能障碍及需多次植皮的患者，可采用心理疏导的方法，指导患者正确对待伤残。

6.加强烧伤患者的基础护理

加强皮肤护理，保护骨隆突处，暴露的创面尽可能避免受压，使用烧伤专用翻身床或气垫床，1～2h翻身1次。定时消毒病室空气，保持温度在28～32℃和相对湿度为40%左右。

7.并发症的防治

加强巡视，留置导尿管观察尿量，利尿、碱化尿液，翻身拍背，吸痰，祛痰，必要时氧气吸入，

监测各项生命体征及重要器官的功能。

(五)健康教育

(1)告知患者及家属防火、灭火、自救的常识,预防烧伤事件的发生。

(2)康复期患者指导

①指导康复期患者保护皮肤,防止紫外线、红外线的过多照射,避免对瘢痕组织的机械刺激等。

②制订康复计划,加强肢体的功能锻炼。在烧伤早期即注意维持各部位的功能位,颈部烧伤应取后伸位,四肢烧伤取伸直位,手部固定在半握拳的姿势且指间垫油纱以防粘连。创面愈合后尽早下床活动,逐渐进行肢体和关节的锻炼,以恢复功能。

③加强营养,忌食辛辣、刺激性强的食物,禁止吸烟、饮酒,服用维生素 C 和 B 族维生素,随时了解其生活情况并给予生活指导,协助制定生活目标。

五、皮肤移植患者的护理

皮肤移植又称为植皮术,是利用自体或异体皮片移植到皮肤缺损区域,使创面愈合;或因整形需要再造体表器官的方法。临床以游离植皮应用最广。

(一)游离植皮种类

游离植皮根据所取皮片厚度不同,分为以下四种。

1.表层皮片

为表皮及少量真皮乳头层,成活率高,用于消灭肉芽创面。但有色素沉着,不宜植入面部、手掌、足底等处。

2.中层皮片

含表皮及部分真皮层,用途最广,存活率高,色素变化不大。

3.全厚皮片

包括全层皮肤,但不可含有皮下组织,需在新鲜创面上移植,愈合后功能好。

4.点状植皮

用针挑起皮肤后削取,故皮片边缘薄而中央厚,皮片面积小,易存活,用于肉芽创面移植容易成功。

(二)评估要点

1.一般情况

评估患者生命体征,询问既往健康史、食物及药物过敏史等。

2.专科情况

(1)患者受皮区创面有无感染,是否有新生肉芽组织形成。

(2)评估皮瓣局部血运情况。如皮肤红润是循环良好的标志。

(3)评估引流管或引流条是否妥善固定,保持通畅,观察有无渗出物。

(三)护理诊断

1.皮肤完整性受损

与自体皮片移植取皮有关。

2.感染

与皮肤屏障功能丧失和继发组织坏死有关。

3.营养失调——低于机体需要量

与摄入不足和机体能量消耗增加有关。

4.疼痛

与取皮创面有关。

(四)护理措施

1.心理护理

热情接待患者,减轻患者的顾虑,增强自信,更好地配合手术。

2.病室要求

术后室温保持在25℃～28℃。在接受皮瓣的局部可用60～100W灯泡照射,促进局部血液流通。

3.体位选择

皮瓣远端稍高于蒂部,保证患处妥善固定制动,并保证皮片与创面紧贴、不移位。如胸部植皮应仰卧;背部植皮应俯卧;乳房切除植皮后,应将患者上肢固定于躯干旁,以免影响胸大肌活动。

4.生活护理

术后营养很重要,可给予高蛋白、高维生素、高热量的饮食,如牛奶、鸡蛋、瘦肉、各种水果等。

5.供皮区创面护理

(1)鼓式取皮机取皮后的创面为无菌创面,取皮后即刻用肾上腺素盐水纱布敷盖3min后去除,敷盖凡士林纱布,再继续包扎,24h后除去外层敷料保留内层凡士林纱布,烤灯照射,避免受压,保持干燥。采取半暴露,使其自然愈合。

(2)反鼓取皮法,最好在侧胸或侧腹部取皮。取皮后,供皮区拉拢缝合,术后用腹带包扎,以减轻创口张力和疼痛。术后10～14d间断拆线,并继续使用腹带包扎,3周后撤去腹带。

6.受皮区护理

(1)皮瓣的观察:密切观察皮瓣的局部血运情况。

(2)皮肤温度的测量:每小时测量1次皮肤温度,肌皮瓣的温度应略高于正常皮肤1～3℃。

(3)引流管的护理:为防止皮瓣下血肿形成,术中常放置引流管或引流条,术后要妥善固定,保持通畅,观察有无渗出物。

(五)健康教育

(1)告知患者植皮虽然成活,尚未恢复感觉时,应注意避免烫伤和损伤。在四肢、供皮区或植皮区边缘出现瘢痕增生时,可用局部压迫法防治,如弹力绷带捆绑或穿弹力裤(袖)等,要坚持半年以上才能达到防治效果。

(2)心理康复指导:帮助患者了解康复阶段可能持续数年,应保持良好的心理状态,树立正确的康复信念,以积极的心理状态面对康复治疗。积极主动地参与康复训练。

(3)功能康复指导:使患者了解皮肤移植手术的目的不仅是要恢复原来的外形,更重要的是恢复功能,因此,术后功能锻炼就显得尤为重要。术后1~2周保持功能位,术后2周是疤痕增生期,可采用热敷或弹性压迫,也可采用康复治疗仪行功能锻炼,防止肌肉萎缩或皮瓣收缩。康复锻炼从每次5min开始逐渐增加到每日1~2次,每次不超过30min,停止训练时间最好不超过2d。

第二章 内科疾病护理

第一节 急性呼吸道感染的护理

一、急性上呼吸道感染

急性上呼吸道感染是指鼻腔、咽或喉部的急性炎症,是呼吸道最常见的传染病。本病全年均可发病,多为散发,以冬、春季多见。本病大多数由病毒引起,常见的有流感病毒(甲、乙、丙)、副流感病毒、鼻病毒、腺病毒、呼吸道合胞病毒等;细菌可继发于病毒感染或直接感染,常见溶血性链球菌,其次为流感嗜血杆菌、肺炎链球菌和葡萄球菌等。病原体常通过飞沫或被污染的用具传播。

(一)病因与诱因

1.病因

急性上呼吸道感染有70%~80%由病毒引起。其中主要包括流感病毒、副流感病毒、呼吸道合胞病毒、腺病毒、鼻病毒、埃克病毒、柯萨奇病毒、麻疹病毒、风疹病毒等。细菌感染占20%~30%,可直接或继发于病毒感染之后发生,以溶血性链球菌最为多见,其次为流感嗜血杆菌、肺炎链球菌和葡萄球菌等,偶见革兰氏阴性杆菌。

2.诱因

各种可导致全身或呼吸道局部防御功能降低的原因,如受凉、淋雨、过度紧张或疲劳等均可诱发本病。

(二)发病机制

当机体或呼吸道局部防御功能降低时,原先存在于上呼吸道或外界侵入的病毒和细菌迅速繁殖,引起本病。年老体弱者、儿童和有慢性呼吸道疾病者易患本病。

(三)临床表现

1.症状与体征

根据病因和临床表现不同,分为不同的类型。

(1)普通感冒:又称上呼吸道卡他,俗称伤风或上感。以鼻咽部卡他症状为主。起病急,初期出现咽痒、咽干或咽痛,或伴有鼻塞、喷嚏,流清水样鼻涕,2~3天后变稠。可有流泪、声嘶、干咳或少量黏液痰。全身症状较轻或无,可仅有低热、轻度畏寒、头痛、食欲差等。可见鼻腔黏膜充血、水肿、有分泌物、咽部轻度充血等体征。如无并发症,经5~7天后痊愈。

(2)咽炎和喉炎:常由病毒引起。急性咽炎表现为咽部发痒和有灼热感,有轻而短暂的咽痛,当有吞咽疼痛时,常提示有链球菌感染,咳嗽少见。急性喉炎表现为声嘶、说话困难、咳嗽时疼痛,常伴有发热或咽炎,可见喉部充血、水肿,局部淋巴结肿大伴触痛,可闻及喘息声。

(3)疱疹性咽峡炎:主要由柯萨奇病毒A所致。好发于夏季,多见于儿童。表现为咽痛明显,常伴有发热,可见咽充血,软腭、腭垂、咽和扁桃体表面有灰白色疱疹及浅表溃疡,周围有红晕。病程约1周。

(4)细菌性咽-扁桃体炎:多由溶血性链球菌引起。起病急,咽痛明显,伴畏寒、发热,体温可达39℃以上。可见咽部明显充血,扁桃体肿大、充血,表面有黄色点状渗出物,颌下淋巴结肿大、有压痛。

2.并发症

本病如不及时治疗,可并发急性鼻窦炎、中耳炎、气管-支气管炎。部分患者可继发心肌炎、肾炎、风湿性疾病等。

(四)实验室和其他检查

1.血常规

病毒感染者,白细胞计数正常或偏低,淋巴细胞比例升高。细菌感染者,可见白细胞计数和中性粒细胞增多,并有核左移现象。

2.病原学检查

病毒分离、病毒抗原的血清学检查等,有利于判断病毒类型。细菌培养可判断细菌类型和药物敏感试验。

(五)诊断要点

根据咽部的症状、体征和流行情况,血常规以及胸部X线检查无异常表现,可作出临床诊断。通过病毒分离、血清学检查和细菌培养等,可明确病因诊断。

(六)治疗要点

1.对症治疗

重点是减轻症状、缩短病程和预防并发症。

2.抗感染治疗

目前尚无特异性抗病毒药物。由于常并发细菌感染,临床可根据病原菌和药敏试验选用抗生素。常用青霉素、头孢菌素、氨基糖苷类抗生素,也可口服大环内酯类或喹诺酮类及磺胺类抗菌药物。

3.中医治疗

常用中成药有板蓝根冲剂、感冒清热冲剂、银翘解毒片等。

(七)常用护理诊断/问题

1.舒适的改变

与鼻塞、流涕、咽痛,与病毒和(或)细菌感染有关。

2.体温升高

与感染有关。

(八)护理措施

1.一般护理

保持室内适宜的温度、湿度和空气流通;患者应注意休息,减少消耗;给予高热量、丰富维生素、易消化的食物,鼓励患者每天保持足够的饮水量,避免刺激性食物,限烟酒。

2.病情观察

观察鼻塞是双侧还是单侧、是清涕还是脓涕,咽痛是否伴声嘶;注意观察体温变化,有无咳嗽、咳痰及痰液的特点等。监测体温,体温超过38.5℃时给予物理降温,或按医嘱给予解热药,预防高热惊厥,并观察记录用药效果。

3.对症护理

进食后漱口或口腔护理,防止口腔感染;高热时可行物理降温或遵医嘱选用解热镇痛药物;咽痛、声嘶时给予雾化吸入。出汗后及时给患者用温水擦净汗液,更换衣服。加强口腔护理。

4.观察并发症的早期表现

如高热持续不退或退而复升、淋巴结肿大、耳痛或外耳道流脓、咳嗽加重、呼吸困难等。

(九)健康指导

1.避免诱发因素

帮助患者及家属掌握上呼吸道感染的常见诱因,避免受凉、过度疲劳,注意保暖;保持室内空气新鲜、阳光充足;在高发季节少去人群密集的公共场所;戒烟;防止交叉感染。

2.增强免疫力

注意劳逸结合,加强体育活动,提高机体抵抗力及抗寒能力。必要时注射疫苗预防,如流感疫苗。

3.识别并发症并及时就诊

药物治疗后,症状不缓解,或出现耳鸣、耳痛、外耳道流脓等中耳炎症状,或恢复期出现胸闷、心悸、眼睑浮肿、腰酸或关节痛者,应及时就诊。

二、急性气管-支气管炎

急性气管-支气管炎是指感染、物理、化学、过敏等因素引起的气管-支气管黏膜的急性炎症。临床主要表现为咳嗽和咳痰,多见于寒冷季节或气候突变时。

(一)病因

1.感染

由病毒、细菌直接感染或上感迁延而来。病原体常为流感嗜血杆菌、肺炎链球菌、腺病毒、流感病毒等,奴卡菌感染有所上升。

2.理化因素

寒冷空气、粉尘、刺激性气体或烟雾(氨气、氯气、二氧化硫、二氧化碳等)可刺激气管、支气管黏膜而引起本病。

3.变态反应

花粉、有机粉尘、真菌孢子等的吸入以及对细菌蛋白质过敏等,均可引起气管-支气管的变态反应。寄生虫(如钩虫、蛔虫的幼虫)移行至肺,也可致病。

(二)临床表现

1.症状

起病较急,常先有鼻塞、流涕、咽痛、声嘶等上感症状,继之出现咳嗽、咳痰,先为干咳,胸骨下有闷痛感,1~2天后咳少量黏液性痰,以后转为黏液脓性痰,痰量增多,咳嗽加剧,偶可见痰中带血;气管受累时,可在深呼吸和咳嗽时感到胸骨后疼痛;伴支气管痉挛时,可有气促、胸部紧缩感。全身症状较轻,可伴低热、乏力等,一般3~5天后消退。咳嗽、咳痰可持续2~3周,吸烟者则更长。

2.体征

胸部听诊呼吸音正常或增粗,并有散在干、湿啰音。咳嗽后,啰音部位、性质改变或消失。支气管痉挛时可闻及哮鸣音。

(三)实验室及其他检查

病毒感染时,血常规白细胞计数多正常;细菌感染较重时,白细胞计数和中性粒细胞增高。痰涂片或培养发现致病菌。胸部X线检查多无异常改变,或仅有肺纹理增粗。

(四)诊断要点

根据病史咳嗽、咳痰等呼吸道症状,肺部啰音随咳嗽改变等体征,以及血象和胸部X线检查,可做出临床诊断。痰涂片和培养有助于病因诊断。

(五)治疗要点

主要是控制感染和止咳、化痰、平喘等对症治疗。

1.对症治疗

(1)止咳:剧烈干咳者,可选用喷托维林、氢溴酸右美沙芬等止咳药;对于有痰患者,不宜给予可待因等强力镇咳药;兼有镇咳和祛痰作用的复方制剂,如复方甘草合剂在临床中应用较广泛。

(2)祛痰:咳嗽伴痰难咳出者,可用溴己新(必嗽平)、复方氯化铵合剂或盐酸氨溴索等祛痰药,也可用雾化吸入法祛痰,也可行超声雾化吸入。一般不用镇咳剂或镇静剂,以免抑制咳嗽反射,影响痰液咳出。

(3)平喘:如有支气管痉挛,可选用支气管舒张药,如茶碱类、β受体激动剂等。

2.抗菌治疗

及时应用抗菌药物控制气管、支气管内炎症,一般选用青霉素、头孢菌素、大环内酯类、喹诺酮类抗菌药物,或根据细菌培养和药敏试验结果选择药物。以口服为主,必要时可静滴。

(六)常用护理诊断/问题

1.清理呼吸道无效

与呼吸道感染、痰液黏稠有关。

2.气体交换受损

与过敏引起支气管痉挛有关。

(七)护理措施

1.一般护理

(1)病室环境要保持舒适、洁净,室温维持在18℃~20℃,湿度为50%~60%为宜。保持空气新鲜,冬季注意保暖,防止受凉。

(2)给予高蛋白、高维生素、足够热量、易消化饮食;少量多餐,避免油腻,刺激性强、易于产气的食物,防止便秘、腹胀影响呼吸。张口呼吸、痰液黏稠者,应补充足够水分,一般每天饮水1500mL以上,以保证呼吸道黏膜的湿润和病变黏膜的修复。做好口腔护理。

(3)要适当多休息,体位要保持舒适。

2.病情观察

密切观察患者咳、痰、喘的发作,痰液的性质和量,详细记录痰液的颜色、量和性质,正确收集痰标本并及时送检。

3.对症护理

主要为指导、协助患者有效排痰。

4.老年人群

高度重视老年人群患病者,因为随着年龄的增长,老年人各器官的生理功能逐渐发生衰老和变化。其肺泡数量减少,且泡壁变薄,泡腔增大,弹性降低,呼吸功能也不断下降,对缺氧和呼吸系统的调节功能也随之减低,咳嗽反射减弱,免疫力低下,使老年人容易出现呼吸道感染,加之老年人常患有其他慢性病变,如脑血管病等,一旦卧床,并发合并症,常可危及生命。其护理要点如下:

(1)保持呼吸道通畅:鼓励咳嗽、咳痰,多应用化痰药物治疗以稀释痰液,便于咳出,禁用或慎用镇咳药,以防抑制呼吸中枢,引起呼吸抑制甚至昏迷。加强体位护理,勤翻身、叩背或使用其他物理排痰法。当出现症状时,应尽量取侧卧位。一般健侧卧位利于引痰,可左右交替卧位。

(2)观察生命体征:注意呼吸、脉搏及节律的改变,注意痰的颜色、性质和量的变化,如发现患者精神不振或嗜睡、懒言、不喜活动或呼吸困难及发绀等出现,应高度重视,急查血气分析。

(3)正确指导老年人用药:按时服药,正确使用吸入药物或雾化吸入器,定时留取痰标本,及时检查痰细菌培养,及时调整抗生素的应用。

(八)健康指导

1.增强体质

积极参加体育锻炼,根据患者情况选择合适的体育活动,如健身操、太极拳、慢跑等;可增加耐寒训练,如凉水洗脸、冬泳等。

2.避免复发

患者咳嗽、咳痰明显时注意休息,避免劳累;多饮水,进食清淡、富有营养的饮食;保持适当的温、湿度;改善劳动生活环境,防止有害气体污染,避免烟雾、化学物质等有害理化因素的刺激,避免吸入环境中的变应原。

第二节 支气管扩张的护理

支气管扩张症是指直径大于2mm的支气管由于管壁的肌肉和弹性组织破坏引起的慢性异常扩张。临床特点为慢性咳嗽、咳大量脓痰和(或)反复咯血。患者多有童年麻疹、百日咳或支气管肺炎等病史。由于生活条件的改善、麻疹和百日咳疫苗的预防接种及抗生素的应用等,本病的发病率已明显降低。

一、病因与发病机制

(1)支气管扩张的主要病因是支气管-肺组织感染和支气管阻塞。两者相互影响,促使支气管扩张的发生和发展。

(2)支气管扩张也可能是由先天发育障碍及遗传因素引起的,但较少见。

(3)另有约30%的支气管扩张患者病因未明。

细菌反复感染可使支气管黏膜充血、水肿,分泌物阻塞管腔,引流不畅又加重感染。肺结核纤维组织增生、异物、感染、肿瘤均可引起支气管管腔内阻塞,支气管周围淋巴结肿大或肿瘤压迫等引起管腔狭窄、阻塞。

二、临床表现

1.症状

(1)慢性咳嗽、大量脓痰:与体位改变有关,这是由于支气管扩张部位分泌物积聚,改变体位时,分泌物刺激支气管黏膜引起咳嗽和排痰。其严重程度可用痰量估计:轻度<10mL/d,中度10~150mL/d,重度>150mL/d。急性感染发作时,黄绿色脓痰量每日可达数百毫升。感染时,痰液收集于玻璃瓶中静置后出现分层的特征:上层为泡沫,下悬脓性成分,中层为混浊黏液,下层为坏死组织沉淀物。引起感染的常见病原体为铜绿假单胞菌、金黄色葡萄球菌、流感嗜血杆菌、肺炎链球菌和卡他莫拉菌。

(2)反复咯血:50%~70%的患者有程度不等的咯血,从痰中带血至大量咯血,咯血量与病情严重程度、病变范围有时不一致。部分患者以反复咯血为唯一症状,临床上称为干性支气管扩张,其病变多位于引流良好的上叶支气管。

(3)反复肺部感染:其特点是同一肺段反复发生肺炎并迁延不愈。这是由于扩张的支气管清除分泌物的功能丧失,引流差,易于反复发生感染。

(4)慢性感染中毒症状:如反复感染,可出现发热、乏力、食欲减退、消瘦、贫血等,儿童可影响发育。

(5)并发症:可并发慢性呼吸衰竭和慢性肺源性心脏病,是支气管扩张的主要死因。大咯血不能控制者易发生失血性休克或发生窒息。

2.体征

早期或干性支气管扩张可无异常肺部体征,病变重或继发感染时常可闻及下胸部、背部固定而持久的局限性粗湿啰音,有时可闻及哮鸣音,部分慢性患者伴有杵状指(趾)。出现肺气肿、肺心病等并发症时有相应体征。

三、实验室及其他检查

1.影像学检查

胸部 X 线平片检查时,囊状支气管扩张的气道表现为显著的囊腔,腔内可存在气液平面。CT 检查显示管壁增厚的柱状或成串成簇的囊状扩张。支气管造影可以明确支气管扩张的部位、形态、范围和病变严重的程度,主要用于准备外科手术的患者。

2.纤维支气管镜检查

有助于发现患者的出血部位或阻塞原因。还可局部灌洗,取灌洗液进行细菌学和细胞学检查。

四、诊断要点

根据慢性咳嗽、大量脓痰、反复咯血和肺部反复感染等病史,肺部闻及固定而持久的局限性湿粗啰音,童年有诱发支气管扩张的疾病史(如麻疹、百日咳等),可作出初步诊断,结合影像学检查,可明确诊断。

五、治疗要点

1.保持呼吸道通畅

可应用祛痰药及支气管舒张药稀释脓液和促进排痰,再经体位引流清除痰液,痰液引流和抗生素治疗同样重要。

2.控制感染

这是急性期的主要治疗措施。可依据临床表现和痰培养选用有效的抗生素。存在铜绿假单胞菌感染时,可选择口服喹诺酮类,静脉给予氨基糖苷类或第三代头孢菌素。对于慢性咯脓痰的患者,除使用短程抗生素外,还可考虑使用疗程更长的抗生素,如口服阿莫西林或吸入氨基糖苷类,或间断并规则使用单一抗生素以及轮换使用抗生素。

3.手术治疗

反复呼吸道急性感染或大咯血,病变局限在一叶或一侧肺组织,经内科治疗仍顽固反复发作,且全身状况良好者,可考虑外科手术切除病变肺组织。

六、常用护理诊断/问题

1.清理呼吸道无效

与痰量多、无效咳嗽引起痰液不易排出有关。

2.有窒息的危险

与痰多、黏稠、大咯血而不能及时排出有关。

七、护理措施

1.病情观察

密切观察患者咳、痰、喘的发作,痰液的性质和量,详细记录痰液的颜色、量和性质,正确收集痰标本并及时送检。

2.一般护理

病室环境要保持舒适、洁净,室温维持在18℃～20℃,湿度为50%～60%为宜。保持空气新鲜,冬季注意保暖,防止受凉。给予高蛋白、高维生素、足够热量、易消化饮食;少量多餐,避免油腻、刺激性强、易于产气的食物,防止便秘、腹胀影响呼吸。张口呼吸、痰液黏稠者,应补充足够水分,一般每天饮水1500mL以上,以保证呼吸道黏膜的湿润和病变黏膜的修复。做好口腔护理。要适当多休息,体位要保持舒适。

3.对症护理

主要为指导、协助患者有效排痰,保持气道清洁。对长期卧床的患者,应经常帮助其变换体位及叩拍背部,应指导患者深吸气后用力咳痰。对咳大量脓痰的患者,应指导患者采取体位引流,其方法:

(1)引流前向患者解释治疗目的、操作过程,消除顾虑,取得患者合作。

(2)依病变部位不同、患者经验(自觉有利于咳痰的体位),采取相应的引流体位,原则上,病肺处于高处,引流支气管开口向下,以利于痰液流入大支气管排出。病变位于右肺上叶者,取坐位或健侧卧位;病变位于右肺中叶者,取仰卧位稍向左侧;病变位于左肺上叶舌者,取仰卧位稍向右侧;病变位于左肺下叶者,取俯卧位。对于以上3种体位,床脚均抬高30～50cm。对于病变位于下叶各底段者,床脚抬高30～50cm。

(3)引流时间为每次15～30分钟,每天2～3次,宜在饭前进行,以免饭后引流引起呕吐。

(4)引流时鼓励患者咳嗽,若痰液黏稠,可先用生理盐水超声雾化吸入或用化痰药(如氯化铵、溴己新)稀化痰液,提高引流效率。引流时辅以胸部叩击等措施,指导患者进行有效咳嗽,以提高引流效果。

(5)引流过程中,注意观察患者,如有咯血、面色青紫、呼吸困难、胸闷、出汗、疲劳等情况,应立即终止体位引流。

(6)引流完毕,给予漱口,并记录排出的痰量及性质,必要时送检。复查生命体征与肺部呼吸音和啰音变化,评价治疗效果。

八、健康指导

(1)指导患者和家属了解疾病的发生、发展与治疗、护理过程,防止病情进一步恶化。与患者及家属共同制订长期防治的计划。

(2)指导患者建立良好的生活习惯,劳逸结合,培养业余兴趣爱好,消除紧张心理,防止病情进一步加重。补充足够的营养,以增强机体抵抗力。多饮水稀释痰液,有利于排痰。戒烟。

(3)告知患者避免烟雾、灰尘刺激,注意保暖,预防感冒,防止呼吸道感染。

(4)指导患者和家属掌握有效咳嗽、雾化吸入、体位引流方法,以及抗生素的作用、用法、不良反应等。

(5)指导患者和家属学会感染、咯血等症状的监测,定期门诊复查,症状加重时应及时就诊。

第三节 支气管哮喘的护理

支气管哮喘(简称哮喘)是由多种细胞(如肥大细胞、嗜酸性粒细胞和T淋巴细胞等)和细胞组分参与的气道慢性炎症,这种炎症导致气道高反应性和广泛多变的可逆性气流受阻。典型特点是反复发作性喘息和伴有哮鸣音的呼气性呼吸困难。

一、病因与发病机制

(一)病因

哮喘的病因尚未完全清楚,一般认为是多基因遗传病,同时受遗传因素和环境因素的双重影响,环境因素起着激发作用。常见的环境激发因素有:吸入物,如尘螨、花粉、真菌、动物毛屑、氨气等;感染,如细菌、病毒、病原虫、寄生虫等;食物,如鱼、虾、蟹、蛋类、牛奶等;药物,如普萘洛尔、阿司匹林等;气候变化、运动、妊娠等。

(二)发病机制

哮喘与变态反应(Ⅰ型最多,其次是Ⅳ型等)、气道炎症、气道高反应性及神经因素有关。目前认为某些激发因素作用于遗传易感个体,通过体液和细胞免疫反应,调控免疫介质释放,引起气道产生炎症及气道高反应性,使支气管平滑肌痉挛、气道黏膜水肿、腺体分泌增多。

二、临床表现

(一)症状

先兆:哮喘发作前可有干咳、打喷嚏、流泪等。典型表现:发作性呼气性呼吸困难伴有哮鸣音。严重时被迫坐位或端坐呼吸。夜间或清晨发作和加重是哮喘的特征之一。用支气管舒张剂或自行缓解。

(二)体征

发作时双肺呈过度充气状态,哮鸣音广泛,呼气音延长。当哮喘非常严重时或轻度哮喘时,哮鸣音可不出现。严重哮喘患者可有发绀、心率增快、奇脉、胸腹反常运动等,发作缓解后可无任何症状及体征。

(三)临床类型与病情分度

支气管哮喘可分为急性发作期、非急性发作期。

1. 急性发作期

指气促、咳嗽、胸闷等症状突然发生或加重,病情加重可在数小时或数天内出血,偶可在数分钟内危及生命。

2. 非急性发作期(慢性持续期)

哮喘患者在相当长时间内仍有不同程度的喘息、咳嗽或胸闷,肺通气功能下降。

(四)并发症

哮喘发作时可并发气胸、纵隔气肿、肺不张,长期反复发作和感染可并发慢性支气管炎、肺气肿、支气管扩张和慢性肺源性心脏病。

三、实验室及其他检查

1. 血象及痰液检查

可有嗜酸性粒细胞增高,痰涂片可见嗜酸性粒细胞。

2. 呼吸功能检查

与呼气流速有关的指标,第一秒用力呼气容量(FEV_1)、第一秒用力呼气容量占用力肺活量比值(FEV_1/FVC)、呼气流速峰值(PEFR)等均显著下降。而残气量(RV)、功能残气量(FRV)和肺总量(TLC)均增加;残气量占肺总量(RV/TLC)百分比增高。

3. 血气分析

哮喘发作时可有不同程度低氧血症。在 PaO_2 下降的同时有 $PaCO_2$ 升高则提示气道堵塞、病情危重。重症哮喘有呼吸性酸中毒或合并代谢性酸中毒。

4. 胸部 X 线检查

哮喘发作时两肺透亮度增加,缓解期无异常。

5.过敏原检测

用放射性过敏原吸附试验(RAST)测定特异性 IgE,可较正常人高 2～6 倍。在缓解期检查可判断过敏原,应防止发生过敏反应。

四、诊断要点

(1)反复发作性的喘息、呼吸困难、胸闷或咳嗽,多与接触变应原、呼吸道感染等有关。
(2)发作时两肺可闻及广泛性哮鸣音,呼气时相明显延长。
(3)气道阻塞症状经治疗缓解或自行缓解。
(4)结合临床特征和有关实验检查,判断哮喘发作的严重程度。

五、治疗要点

治疗原则包括消除病因、控制急性发作、巩固治疗、改善肺功能、防止复发。

(一)消除病因——脱离变应原

应避免或消除引起哮喘发作的变应原和其他非特异性刺激,去除各种诱发因素。

(二)控制急性发作

1.气管舒张剂

(1)β_2 肾上腺素受体激动剂(简称 β_2 受体激动剂):该类药物主要通过兴奋 β_2 受体,舒张支气管平滑肌,是控制哮喘急性发作的首选药物。短效 β_2 受体激动剂有沙丁胺醇(舒喘灵、喘乐宁)、特布他林(博利康尼)、非诺特罗(备劳特)等,新一代长效 β_2 受体激动剂有丙卡特罗、沙美特罗、班布特罗等,作用时间长达 12～24 小时,夜间哮喘适用。给药途径首选吸入法。

(2)茶碱类:茶碱类除能抑制磷酸二酯酶,提高平滑肌细胞内环磷酸腺苷(cAMP)外,同时具有腺苷受体拮抗作用;刺激肾上腺分泌肾上腺素,增强呼吸肌的收缩,增强气道纤毛清除功能和抗炎作用,是目前治疗哮喘的有效药物。常用氨茶碱。

(3)抗胆碱能类药物:可抑制分布于气道平滑肌的迷走神经释放乙酰胆碱,松弛气道平滑肌。异丙托溴铵雾化吸入见效快,约 5 分钟起效,可维持 4～6 小时。尤其适用于夜间哮喘和痰多者。

2.糖皮质激素

由于哮喘的病理基础是慢性非特异性炎症,糖皮质激素是目前防治哮喘最有效的药物。主要机制是增强平滑肌细胞 β_2 受体的反应性。可采用吸入、口服或静脉用药,吸入治疗仍是目前推荐长期抗炎治疗哮喘的最常用方法。重度或严重哮喘发作时应及早使用琥珀酸氢化可的松。

3.其他处理

促进痰液引流、氧疗、控制感染,危重患者应注意水、电解质和酸碱平衡失调,并及时纠正,必要时给予机械通气。

4.重度哮喘的处理原则

重度哮喘病情危重、病情复杂,必须及时合理抢救。予以补液,糖皮质激素、氨茶碱静脉注射或静脉滴注,$β_2$受体兴奋剂雾化吸入,纠正酸中毒,吸氧,注意纠正电解质紊乱及抗感染等。

(三)预防发作

避免接触过敏原,参加体育锻炼,增强体质,预防感冒。除此之外,还可以采用以下措施:

1.色甘酸二钠

能稳定肥大细胞膜,阻止其脱颗粒和释放介质;降低呼吸道末梢感受器的兴奋性或抑制迷走神经反射弧的传入支;降低气道高反应性。对预防运动或过敏原诱发的哮喘最为有效。多用雾化吸入或干粉吸入。

2.酮替芬

能抑制炎性介质的释放,降低气道高反应性,增强$β_2$受体激动剂舒张气道的作用。

3.倍氯米松雾化吸入

控制气道反应性炎症。

4.脱敏疗法

针对过敏原作脱敏治疗可以减轻或减少哮喘发作,但要注意制剂的标准化和可能出现的严重全身过敏反应和哮喘的严重发作。

六、常用护理诊断/问题

1.焦虑/恐惧

与哮喘发作时伴濒死感有关。

2.低效性呼吸形态

与支气管平滑肌痉挛、气道炎症和高反应性有关。

3.清理呼吸道无效

与支气管平滑肌痉挛、痰液黏稠、无效咳嗽有关。

4.气体交换受损

与支气管痉挛致低氧血症有关。

5.活动无耐力

与发作时呼吸困难有关。

七、护理措施

1.一般护理

提供安静、舒适的休息环境。保持空气流通,室温维持在18℃～22℃,保持病室湿度在50%～70%,定期空气加湿;室内避免放置花草、地毯、皮毛,整理床铺时避免尘埃飞扬等。根据病情提供舒适体位,如为端坐呼吸者提供床旁桌以作支撑,减少体力消耗。提供清淡、易消化、足够热量的饮食,避免进食硬、冷、油煎食物,不宜食用鱼、虾、蟹、蛋类、牛奶等易过敏食物。鼓励患者多饮水,饮水量>2500mL/d,以补充丢失的水分,稀释痰液,防止便秘。

2.氧疗

急性期给氧,有二氧化碳潴留的,应低流量氧气吸入,保持呼吸道湿化。重症哮喘患者鼻导管、面罩吸氧无效时,尽快给予人工呼吸机辅助呼吸。

3.病情观察

观察患者神志、面容、出汗、发绀、呼吸困难程度、血气分析、血电解质、肺功能等,监测呼吸音、哮鸣音变化,了解病情和治疗效果。加强对急性发作患者的监护,及时发现危重症状或并发症,如自发性气胸、肺不张、酸碱失衡、电解质紊乱、呼吸衰竭、肺性脑病等。

4.协助排痰

使用蒸汽吸入,遵医嘱给予祛痰药物,并定期为患者翻身、拍背,促使痰液排出。

哮喘患者不宜用超声雾化吸入,因雾液刺激可使支气管痉挛,使哮喘症状加重。禁用吗啡和大量镇静剂,以免抑制呼吸。

5.按医嘱使用支气管解痉药物和抗炎药物应用

(1)β_2受体激动剂的不良反应是心悸、肌颤,停药或坚持用药一段时间后症状可消失。久用可能会产生耐药性,停药1~2周可恢复敏感性。

(2)静点氨茶碱时,速度不宜过快,防止出现不良反应,主要有恶心、呕吐、腹泻,药量过大时会出现心律失常和癫痫样发作。

(3)糖皮质激素,静脉用药应注意全身副作用。激素吸入的主要不良反应是口咽部真菌感染和咽部不适,吸药后漱口可减轻或避免发生。

八、健康指导

1.发作时指导

告诉患者哮喘发作前的先兆,发现有先兆,立即吸入短效、速效β_2受体激动剂。应随身携带药物。气雾剂的使用方法为:

(1)移去套口的盖,使用前轻摇贮药罐使之混匀。

(2)头略后仰并缓慢地呼气,尽可能呼出肺内空气。

(3)将吸入器吸口紧紧含在口中,并屏住呼吸,以食指和拇指紧按吸入器,使药物释出,并同时做与喷药同步的缓慢深吸气,最好大于5秒钟(有的装置带笛声,没有听到笛声则表示未将药物吸入)。

(4)尽量屏住呼吸5~10秒钟,使药物充分分布到下气道,以达到良好的治疗效果。若要再次吸入,应至少间隔1分钟,使吸入的药物扩张狭窄的气道,利于再次吸入的药物达到更远的气管。

(5)将盖子套回喷口上。

(6)用清水漱口,去除上咽部残留的药物。

2.调整环境

避免接触过敏原和刺激因素,避免吸入花粉、烟尘、异味气体等,必要时采用脱敏疗法或迁移治疗。对日常生活中存在的诱发因素,如情绪紧张、温度突变、煤气、油烟、室内地毯、油漆、家庭中饲养的宠物等,均应尽量避免。不宜摄入能诱发哮喘的食物,如鱼虾、胡椒、生姜等。指导患者摄入营养丰富的清淡饮食,鼓励多饮水,积极参与适当的体育锻炼,增强体质,预防上呼吸道感染。

3.记录哮喘日记

通过记录哮喘日记,观察每日病情变化、峰流速变化以及服药情况。峰流速通过袖珍式峰速仪来测定,便于携带,适用于患者在家每日客观监测气流受限情况。峰流速仪的使用方法为:

(1)取站立位,手拿峰流速仪,注意不要妨碍游标移动,并确认游标位于标尺的基底部。

(2)深吸气后将峰流速仪放入口中,用嘴唇包住吹气口,尽可能快而用力地呼气,注意不要将舌头放在吹气口内。

(3)再重复检查两次,选择 3 次的最高数值。如果在 2～3 周内结果不能达到 PEF 预计值(正常值)的 80%,则需要及时就诊。

第四节 肺结核的护理

肺结核是结核杆菌引起的慢性呼吸道传染病。20 世纪 50 年代以来,我国结核病的流行趋势虽有下降,但各地区疫情的控制尚不平衡,仍是当前一个突出的公共卫生问题,现有肺结核患者 600 万,占世界结核患者的 1/4。

一、病因与发病机制

(一)结核菌

结核菌属于分枝杆菌,涂片染色具有抗酸性,亦称抗酸杆菌。结核菌分为人型、牛型及鼠型等种类。前两型为人类结核病的主要病原菌。结核菌为需氧菌,对外界抵抗力较强,在阴湿处能生存 5 个月以上;但在烈日暴晒 2 小时,紫外线照射 10～20 分钟,5%～12% 来苏接触 2～12 小时,70% 乙醇接触 2 分钟,均能被杀灭,煮沸 1 分钟也能被杀死。所以煮沸消毒与高压蒸汽消毒是最有效的消毒法,将痰吐在纸上直接烧掉是最简易的灭菌方法。

(二)感染途径

本病主要通过呼吸道传播,其次是消化道。传染源主要是排菌的肺结核患者(尤其是痰涂片阳性、未经治疗者)。

(三)人体的反应性

1.免疫与变态反应

人体对结核菌免疫力有两种,一种是非特异的自然免疫力(先天免疫力),另一种是接种卡介苗或经过结核菌感染后所获得的特异性免疫力(后天性免疫力)。各种原因削弱人体免疫力时,可能感染而发病,或引起原已稳定的病灶重新活动。结核菌侵入人体后4～8周,身体组织对结核菌及其代谢产物所发生的敏感反应称为变态反应,结核病主要是细胞免疫,免疫与变态反应常同时存在。

2.初感染与再感染

初次感染结核菌后,细菌被吞噬细胞携带至肺门淋巴结(淋巴结肿大),并可全身播散(隐性菌血症),此时若正值免疫力低下,可以发展成为原发性肺结核。再感染的患者,因经过轻微结核感染或已接种卡介苗,机体有特异的免疫力,多不引起局部淋巴结肿大,也不易发生全身性播散,而是在感染局部发生剧烈组织反应,病灶为渗出性,甚至出现干酪样坏死、液化而形成空洞。

二、临床表现

(一)症状

1.呼吸系统症状

(1)咳嗽、咳痰:最常见症状。咳嗽较轻,干咳或少量黏液痰。有空洞形成时,痰量增多。若合并其他细菌感染,痰可呈脓性。若合并支气管结核,表现为刺激性咳嗽。

(2)咯血:1/3～1/2有咯血。咯血量多少不定,多数患者为少量咯血,少数为大咯血。

(3)胸痛:结核累及胸膜时可表现胸痛,为胸膜性胸痛,随呼吸运动和咳嗽加重。

(4)呼吸困难:多见于干酪样肺炎和大量胸腔积液患者。

2.全身症状

发热最常见,午后低热,即下午或傍晚开始升高,翌晨降至正常。部分有倦怠乏力、盗汗、食欲减退和体重减轻等结核毒性症状。育龄女性患者可以有月经不调。

(二)体征

渗出性病变范围较大或干酪样坏死时,可有触觉语颤增强、叩诊浊音等肺实变体征,听诊闻及支气管呼吸音和细湿啰音。大范围的纤维条索形成时,气管向病侧移位,病侧胸廓塌陷。结核性胸膜炎伴有胸腔积液时,气管移向健侧,病侧胸廓饱满,触觉语颤减弱,叩诊实音,听诊呼吸音消失。

(三)临床类型

1.原发性肺结核

儿童及边远山区、农村初次进入城市的成人多见,病灶多位于上叶底部、中叶或下叶上部(肺通气较大部位),引起淋巴管炎和淋巴结炎。肺部原发病灶、淋巴管炎和肺门淋巴结炎,统称为原发综合征。症状多轻微而短暂,可类似感冒,有微热、咳嗽、食欲不振、体重减轻,数周好转。X线典型征象为哑铃型阴影。绝大多数病灶逐渐自行吸收或钙化。

2.血行播散型肺结核

多由原发性肺结核发展而来,但成人更多见的是继发于肺或肺外结核病灶(如泌尿生殖道的干酪样病灶)溃破到血管引起。急性血行播散型肺结核,起病急,有全身毒血症状,常可伴发结核性脑膜炎。X线检查显示肺内细小如粟粒、等大、均匀地播散于两肺。人体免疫力较高时,少量结核菌分批经血行进入肺部时,血行播散灶大小不均、新旧不等,较对称地分布在两肺上中部,称为亚急性或慢性血行播散型肺结核。临床上可无明显中毒症状,病情发展也较缓慢,患者常无自觉不适,而于X线检查时才发现。此时病灶多较稳定或已硬结愈合。

3.浸润性肺结核

它为最常见的继发性肺结核,成年人多见。免疫力低下时,潜伏在病灶内的结核菌重新繁殖,引起以渗出和细胞浸润为主、伴有不同程度的干酪样病灶(内源性感染)。病灶多在锁骨上下,X线检查显示为片状、絮状阴影,边缘模糊。浸润型肺结核伴大片干酪样坏死灶时,呈急性进展,具有高度毒性症状,临床上称为干酪性(或结核性)肺炎。干酪样坏死灶部分消散后,周围形成纤维包膜,或空洞的引流支气管阻塞,空洞内干酪物不能排出,凝成球状病灶,称为结核球。

4.慢性纤维空洞型肺结核

肺结核未及时发现或者治疗不当,空洞长期不愈,空洞壁逐渐变厚,病灶出现广泛纤维化,形成慢性纤维空洞型肺结核。痰中带有结核菌,为结核病的重要传染源。X线检查显示一侧或两侧单个或多个厚壁空洞。由于肺组织纤维收缩,肺门向上牵拉,肺纹理呈垂柳状阴影;纵隔向病侧牵引,邻近或对侧肺组织常发生代偿性肺气肿,常继发感染和并发肺源性心脏病。肺组织被广泛破坏,纤维组织大量增生,可导致肺叶或全肺收缩,形成毁损肺。

5.结核性胸膜炎

结核杆菌侵入胸膜腔可引起渗出性胸膜炎。除全身中毒症状外,,有胸痛和呼吸困难。X线少量积液时,仅见肋膈角变钝;中等量积液时,中、下肺野呈现一片均匀致密影,积液可随体位变动。结核性胸水为渗出液,呈草黄色或血性。

6.其他肺外结核

按部位和脏器命名,如骨关节结核、肾结核、肠结核等。

7.菌阴肺结核

菌阴肺结核为三次痰涂片及一次培养阴性的肺结核。

8.肺结核类型的记录

血行播散性肺结核注明"急性"或"慢性",继发性肺结核应注明"浸润型"或"纤维空洞"。

三、实验室和其他检查

1.结核菌检查

痰中找到结核菌是确诊肺结核的主要依据。痰菌阳性说明病灶是开放性的(有传染性)。痰培养则更精确。对于记录方式,痰菌阳性或阴性分别以(+)或(-)表示,以"涂、集、培"字代表痰菌检查方法。无痰或未查痰时,注明"无痰"或"未查"。

2.影像学检查

胸部X线检查可早期发现,对病灶部位、范围、性质、发展情况和治疗效果也可作出判断;

CT有助于发现微小或隐蔽性病变。病变范围描述:病变范围按右、左侧,分上、中、下肺野记述。右侧病变记在横线上方,左侧病变记在横线下方,若一侧无病变,应以"(一)"表示。以第二和第四前肋下缘内侧水平将两肺各分为上、中、下三个肺野,有空洞者在相应肺野部位加"O"号。

3.结核菌素试验

旧结素(OT)是结核菌代谢产物,主要含有结核蛋白,因抗原不纯可引起非特异反应,目前多采用旧结素的纯蛋白衍化物(PPD),不产生非特异性反应。通常取 0.1mL PPD 稀释液(5IU),在左前臂屈侧中部作皮内注射,经 2~3,天后测量皮肤硬结直径(不是红晕直径),如<5mm 为阴性,5~9mm 为弱阳性,10~19mm 为阳性,≥20mm 或局部发生水疱、坏死者为强阳性反应。阳性说明有结核杆菌感染,但不一定患病。1IUPPD 皮试强阳性提示体内有活动性结核病灶。PPD 试验(一)的意义:①未感染结核菌;②免疫力下降和变态反应受抑制的结核患者,如应用糖皮质激素或免疫抑制剂、结核病严重、危重患者等,老年人也多阴性。

4.其他检查

严重病例可有贫血,急性粟粒型肺结核可有白细胞总数减低或类白血病反应,活动性肺结核的血沉可增快。

四、诊断要点

根据病史、症状和体征、痰结核菌检查和胸部 X 线检查结果,可作出诊断。

五、治疗要点

(一)抗结核化学药物治疗(简称化疗)

1.化疗原则

早期、联用、适量、规律和全程治疗是抗结核化疗原则。早期是指一旦发现和确诊结核后应立即给药治疗;联用是指根据病情及抗结核药的作用特点,联用两种或两种以上药物,以增强和确保疗效,减少或防止耐药性产生;适量是指根据不同病情及不同个体,用药剂量要适当,量小达不到疗效,量大会加重药物中毒;规律即患者必须严格按照化疗方案规定的用药方法,定时定量服药,不可无故停药或随意间断用药,亦不可自行变更方案;全程是指患者必须按治疗方案坚持治满疗程,以减少或防止复发。活动性肺结核是化疗的适应证。

2.化疗方法

(1)两阶段疗法:开始 1~3 个月为强化阶段,常同时用 2 种或 2 种以上的杀菌剂,以迅速控制结核菌繁殖,防止或减少耐药菌株的产生。以后为维持或巩固阶段,直至疗程结束,以彻底杀死并消灭结核菌,预防复发。

(2)间歇疗法:有规律地采用每周 3 次用药的方法,能达到每天用药同样的效果。在开始化疗的 1~3 个月内,每天用药(强化阶段),其后每周 3 次间歇用药(巩固阶段),也可全程间歇用药。间歇用药减少投药次数而使毒性反应和药费都降低,也方便患者,有利于监督用药,保证全程化疗。

3.治疗状况记录

(1)初治。有下列情况之一者谓初治:①尚未开始抗结核治疗者;②正进行标准化疗方案用药而未满疗程者;③不规则化疗未满1个月者。

(2)复治。有下列情况之一者为复治:①初治失败者;②规则用药满疗程后痰菌又复阳者;③不规律化疗超过1个月者;④慢性排菌者。

4.化疗方案

化疗方案应根据病情轻重、有无痰菌和细菌耐药情况以及经济状况和药源供应等进行选择。化疗方案必须采用全程督导化疗管理,保证患者不间断规律服药。

(1)初治涂阳(包括初治涂阴有空洞形成或粟粒型肺结核):①每日用药:2HRZE/4HR。②间歇用药:$2H_3R_3Z_3E_3/4H_3R_3$。

(2)复治涂阳:①每日用药:2HRZSE/4~6HRE。②间歇用药:$2H_3R_3Z_3S_3E_3/6H_3R_3E_3$。

(3)初治涂阴:①每日用药:2HR2/4HR。②间歇用药:$2H_3R_3Z_3/4H_3R_3$。

符号的意义:药物简写前面的数字代表强化期/巩固期的月数,药物后面的下标代表每周服药的次数,无下标者代表每日服用。

(二)对症治疗

1.毒性症状

结核的毒性症状在有效抗结核治疗1~2周内多可消退,不需特殊处理。若毒性症状过于严重或胸腔积液不能很快吸收,可在使用有效抗结核药物的同时,加用糖皮质激素,以减轻炎症和过敏反应,促使渗出液吸收,减少纤维组织形成和胸膜粘连的发生。

2.咯血

小量咯血自行停止,必要时可用小量镇静剂、止咳剂、脑垂体后叶素。大量咯血不止者,可经纤维支气管镜等方法止血。

六、常用护理诊断/问题

(1)缺乏配合结核病药物治疗的知识。

(2)营养失调,低于机体需要量与机体消耗量增加和食欲减退有关。

(3)潜在并发症咯血。

七、护理措施

1.休息与活动

休息可以减少体力消耗,减少肺脏的活动,有利于延长药物在病变部位存留的时间。当疾病处于急性进展阶段,结核中毒症状明显,甚至合并咯血,以及伴大量胸腔积液时,应绝对卧床休息至病情好转;病情轻、症状不典型的患者,也应注意休息,每日不得少于 10 小时睡眠,生活规律,避免劳累和重体力劳动,否则易引起病情加重或复发;恢复期可适当增加户外活动,充分调动人体内在的自身康复能力,增强机体免疫功能,提高机体的抗病能力。

2.饮食

肺结核是一种慢性消耗性疾病,应加强营养,给予高热量、高蛋白、高维生素的饮食,如牛奶、豆浆、鸡蛋、鱼、肉、豆腐、水果、蔬菜等食物,合理搭配,鼓励患者进食,以增强机体抗病能力及机体修复能力。少食刺激性的食物如辛辣或过咸食物,以免引起咳嗽加重。结核患者应忌酒,因酒能加重药物对肝脏的损伤,结核患者饮酒后还有引起咯血的可能。

3.病情观察

重点观察咯血的发生情况,观察咯血的量、颜色、性质及出血的速度,严密观察有无突然呼吸困难、发绀、意识障碍等。

4.药物护理

(1)化疗药物:加强对患者及其家属的卫生宣传,使之了解结核病是一种慢性呼吸道传染病,只有坚持合理、全程化疗,患者才可完全康复。在介绍药物不良反应时,重视强调药物的治疗效果,让患者认识到发生不良反应的可能性较小,只要及时发现并处理,大部分不良反应可以完全消失,以激励患者坚持全程化疗,防止治疗失败而产生耐药结核菌,增加治疗的困难和经济负担。督促患者按医嘱服药,鼓励患者建立按时服药的习惯,嘱患者一旦出现药物不良反应,如巩膜黄染、肝区疼痛、胃肠道不适、眩晕、耳鸣等,应及时与医生沟通,不要自行停药。反复向患者强调坚持规则、合理化疗的重要性,不规则服药或过早停药是治疗失败的主要原因。取得患者合作,使患者树立治愈疾病的信心,保证治疗计划完成。

(2)其他药物:告知患者结核的毒性症状一般在有效抗结核治疗 1~3 周内可消退,不需特殊处理。当有高热等严重毒性症状时,可在使用有效抗结核药的基础上遵医嘱加用糖皮质激素口服。告知患者服用糖皮质激素时,一定不能停用化疗药物,否则可能引起结核病变扩散。

5.准确记录肺结核患者的诊治结果

记录内容包括肺结核类型、范围、痰菌检查结果、治疗史、并发症。诊断举例:

浸润型肺结核 $\frac{上 O 下}{(-)}$ 涂(+) 支气管扩张 慢性肺源性心脏病

6.预防知识宣教

排菌患者可将结核病传染给密切接触者。控制传染源是预防结核传染的最主要措施。因此应向患者及家属宣传结核病的传播途径及消毒、隔离措施的重要性,指导其采取积极的预防措施。

(1)有条件者,患者单居一室,进行呼吸道隔离,室内保持良好通风,每日用紫外线消毒。

(2)注意个人卫生,严禁随地吐痰,不可面对他人打喷嚏或咳嗽,以防飞沫传播。在打喷嚏或咳嗽时用双层纸巾遮住口鼻,纸巾用后焚烧,痰液须经灭菌处理。

(3)餐具、痰杯煮沸消毒或用消毒液浸泡消毒,同桌共餐时使用公筷,以预防传染。

(4)被褥、书籍在烈日下暴晒 6 小时以上。

(5)患者外出时应戴口罩。

(6)密切接触者应到医院体检。

八、健康指导

(1)有饮酒、吸烟嗜好的患者应戒酒、戒烟。康复期注意保证营养的补充,避免过劳,合理安排休息,增强抵抗疾病能力。

(2)督导患者坚持规则、合理化疗,并指导患者定期随诊。向患者说明用药过程中可能出现的副反应,一旦出现严重副反应,须随时就医。

(3)做好结核病的预防工作。

(4)健康者接种卡介苗。卡介苗是一种无致病力的牛型结核分枝杆菌活菌疫苗,接种后可获得特异免疫力。已患肺结核或急性传染病痊愈未满 1 个月者,禁忌接种卡介苗。

第五节 心力衰竭的护理

心力衰竭是各种心血管疾病的最严重阶段。据国内 50 家住院病例调查,心力衰竭住院率只占同期心血管病的 20%,但病死率却高达 40%,根据病变部位可分为左心衰竭、右心衰竭和全心衰竭;根据发病情况可分为急性心力衰竭和慢性心力衰竭。

一、慢性心力衰竭

慢性心力衰竭是各种心脏结构或功能性疾病导致心室充盈和(或)射血能力受损而引起的一组综合征。由于心室收缩功能下降,射血功能受损,心排血量不能满足机体代谢的需要,器官、组织血液灌注不足,同时出现肺循环和(或)体循环淤血,主要表现是呼吸困难和无力而致体力活动受限和水肿;由于心肌舒张功能障碍左心室充盈压异常增高,使肺静脉回流受阻,而导致肺循环淤血。

(一)病因与诱发因素

1.病因

(1)原发性心肌损害:缺血性心肌损害,如冠心病心肌缺血和心肌梗死,心肌炎和心肌病;心肌代谢障碍性疾病,如糖尿病心肌病,其他维生素 B_1 缺乏及心肌淀粉样变性。

(2)压力负荷过重:左心室压力负荷过重,常见于高血压、主动脉瓣狭窄;右心室压力负荷过重,常见于肺动脉高压、肺动脉瓣狭窄、肺栓塞。

(3)容量负荷过重:如二尖瓣、主动脉瓣关闭不全;先天性心脏病,如房室间隔缺损、动脉导管未闭。此外,伴有全身血容量增多或循环血量增多的疾病有慢性贫血、甲状腺功能亢进症。

2.诱发因素

包括感染、心律失常、生理或心理压力过大、过度疲劳、情绪激动、精神过于紧张、妊娠和分娩、血容量增加,其他原因有疾病治疗不当,如风湿性心脏瓣膜病出现了风湿活动;合并甲状腺功能亢进或贫血;不恰当停用洋地黄制剂。

(二)临床表现

1.左心衰竭

(1)症状。①呼吸困难:是左侧心力衰竭的主要症状,可表现为劳力性呼吸困难、夜间阵发性呼吸困难或端坐卧位。②咳嗽、咳痰和咯血:开始常发生于夜间,由于肺泡和支气管黏膜淤血导致咳嗽和咳痰,坐位或立位时可减轻或消失;慢性肺淤血、肺静脉压力升高,导致肺循环和支气管血液循环之间形成侧支,支气管黏膜下形成扩张的血管,一旦破裂可引起大咯血。③疲倦、乏力、头晕、心悸:心排血量减低,器官、组织血液灌注不足以及代偿性心率加快所致。④少尿及肾功能损害症状:可出现少尿,长期慢性肾血流量减少进一步导致血尿素氮、肌酐升高,并可伴有肾功能不全的全身症状。

(2)体征。①肺部湿性啰音:随着病情加重,肺部啰音从局限性肺底部到全肺,双肺底可闻及细湿啰音,并伴有单侧或双侧胸腔积液和双下肢水肿。②心脏体征:心脏扩大、心率快≥100次/分,第一心音减弱心尖部可闻及S_3奔马律,肺动脉瓣区第二心音亢进,若有瓣膜病在各听诊区可闻及杂音。

(3)辅助检查。①心电图:窦性心动过速,可见二尖瓣P波,V_1导联反映左心房、左心室肥厚、扩大,可有左、右束支传导阻滞和室内传导阻滞,急性、陈旧性梗死或心肌缺血,以及多种室性或室上性心律失常。②胸部X线检查:心影增大,心胸比例增加,左心房、左心室或全心扩大,肺淤血,间质性肺水肿和肺泡性肺水肿,上、下腔静脉影增宽,胸腔积液。③超声心动图:可见左心房、左心室扩大或全心扩大,或有室壁瘤存在;左心室整体或节段性收缩运动严重低下,左室射血分数<40%,重度心力衰竭时,反映每搏量的主动脉瓣区血流频谱降低;二尖瓣或主动脉瓣严重狭窄或反流,大量心包积液,严重肺动脉高压。④血气分析:低氧血症伴呼吸性碱中毒,少数可伴有呼吸性酸中毒。

2.右心衰竭

(1)症状:①消化道症状:胃肠道及肝淤血引起恶心、呕吐、腹胀、食欲缺乏。②劳力性呼吸困难。

(2)体征:①水肿首先出现在身体最低部位,如卧床患者背骶部、会阴或阴囊部,非卧床患者的足踝部、胫前部,为对称性压陷性水肿;重者可延及全身,出现胸、腹腔积液,同时伴有尿量减少和体重增加。②颈静脉征:颈静脉怒张、充盈,肝颈静脉反流征阳性。③肝脏体征:肝大伴压痛,肝硬化、黄疸,腹水。④心脏体征:右心室显著扩大出现三尖瓣关闭不全的反流性杂音。

(3)检查:①心电图:P波高尖,电轴右偏、AVR导联R波为主,V_1导联R/S>1,右束支阻滞等右心房、左心室肥厚扩大。②胸部X线:右心房、右心室扩大和肺动脉段凸(有肺动脉高压)或凹;上、下腔静脉增宽和胸腔积液症。③超声心动图:右心房、右心室扩大或增厚,肺动脉增宽和高压,二尖瓣和肺动脉狭窄或关闭不全以及心包积液等。

3.全心衰竭

(1)症状。先有左侧心力衰竭症状,随后出现右侧心力衰竭症状,由于右心排血量下降能减轻肺淤血或肺水肿,故左侧心力衰竭症状可随右侧心力衰竭症状出现而减轻。

(2)体征。既有左侧心力衰竭体征又有右侧心力衰竭体征,全心衰竭时,由于右侧心力衰竭的存在,左侧心力衰竭的体征可因肺淤血或水肿的减轻而减轻。

(3)辅助检查。①心电图:反映左心房、左心室肥厚扩大为主,或左、右心房,左、右心室均肥厚扩大及房、室性心律失常,房室传导阻滞、束支传导阻滞和室内阻滞图形,QRS 波群低电压。②胸部 X 线检查:心影增大或以左心房、左心室增大为主;可见肺淤血、肺水肿,上、下腔静脉增宽和胸腔积液。③超声心动图:左、右心房,左、右心室均增大或以左心房、左心室扩大为主,左心室整体和节段收缩功能低下,左室射血分数(LVEF)降低(<40%)。④心导管检查:肺毛细血管楔压(PCWP)和中心静脉压(CVP)均增高,分别大于 18mmHg 和 15cmH$_2$O。

(三)常见并发症

1.心律失常

左心室扩大和左心室射血分数降低的患者常伴有室性心动过速,而所有的快速室性心律失常患者的猝死率很高。

2.急性左心功能不全。

(四)治疗原则

提高运动耐量,改善生活质量;阻止或延缓心室重构;防止心肌损害进一步加重;降低病死率。

1.基本病因治疗

控制高血压,使用药物、介入或手术改善冠心病心肌缺血,心瓣膜病换瓣手术以及先天畸形的纠治手术。

2.消除诱因

控制感染;纠正心房颤动,房颤不能及时复律应尽快控制心室率;甲状腺功能亢进症、贫血的患者注意检查并予以纠正。

3.一般治疗

①休息:控制体力活动,避免精神刺激,降低心脏的负荷;②控制钠盐摄入:但应注意在应用强效排钠利尿药时,过分严格限盐可导致低钠血症。

4.药物治疗

(1)利尿药的应用:利尿药是心力衰竭治疗中最常用的药物,常用的利尿药如下。①噻嗪类利尿药:注意补充钾盐,否则可因低血钾导致各种心律失常。②襻利尿药:以呋塞米(速尿)为代表,在排钠的同时也排钾,为强效利尿药。低血钾是这类利尿药的主要不良反应,必须注意补钾。③保钾利尿药:常用的有:螺内酯(安体舒通)、氨苯蝶啶、阿米洛利

(2)肾素-血管紧张素-醛固酮系统抑制药:有三类。①血管紧张素转化酶抑制药;②血管紧张素受体阻滞药;③醛固酮受体拮抗药。

(3)β受体阻滞药。

(4)正性肌力药:①洋地黄类药物,如地高辛、洋地黄毒苷等;②非洋地黄类正性肌力药,肾上腺素能受体兴奋药。

5.左心室射血分数降低的治疗

(1)药物治疗:常规合用利尿药、血管紧张素转化酶抑制药或血管紧张素受体拮抗药、β受体阻滞药、洋地黄。

(2)运动:运动锻炼可以减少神经激素系统的激活和减慢心室重塑的进程,因此建议锻炼与药物治疗相结合。

(3)心脏再同步化治疗:置入双心腔起搏装置,用同步化方式刺激右心室和左心室,从而治疗心脏的非同步收缩,缓解症状。

(4)室性心律失常与猝死的预防:采用减缓疾病进展的有效治疗方法,β受体阻滞药、醛固酮拮抗药、胺碘酮,可降低猝死和总病死率,致命性的快速心律失常患者应置入心脏复律除颤器。

(5)其他治疗方法:重组人脑利钠肽、置入性血流动力学监测装置和体内心脏支持装置、体外反搏、心肌生长因子、干细胞移植等治疗方法仍在观察和实验阶段。

6.左心室射血分数正常的治疗

心力衰竭但是左心室射血分数相对或接近正常的患者多达20%~60%。无瓣膜病时,认为心室顺应性降低是这种综合征的主要原因,主要是控制对心室舒张产生重要影响的生理学因素,如血压、心率、血容量和心肌缺血,通过降低静息和运动状态心脏充盈来减轻症状。

7.难治性心力衰竭的治疗

纠正引起难治性心力衰竭的原因,加强治疗措施,严格控制液体入量,给予合理足量的血管扩张药,可考虑静脉应用非洋地黄类正性肌力药物和扩血管药物以减轻症状。

(五)护理

1.评估

(1)健康史和相关因素。①一般状况:患者的年龄、性别、职业、婚姻状态、营养状况,尤其注意与现患疾病相关疾病史和药物使用情况、过敏史、手术史、家族史。②发病特点:患者有无呼吸困难、水肿、尿少,夜间阵发性呼吸困难表现。③相关因素:包括既往史,心力衰竭病因和诱因、病情病程发展、精神状态,初步判断心功能分级以及对生活质量的影响。

(2)身体状况

①病情:a.体温、心律、心率、有无交替脉、血压的高低、神志、精神、营养、皮肤色泽以及缺氧程度。b.水肿部位及程度。轻度水肿:距小腿关节以下;中度水肿:膝关节以下;重度水肿:膝关节以上,和(或)伴胸腔积液、腹水。c.体位。是否平卧、半卧还是端坐。d.心肺。心脏扩大,心尖冲动的位置和范围,有无心尖部舒张期奔马律,病理性杂音,双肺有无湿啰音或哮鸣音。e.其他。有无颈静脉怒张、肝颈静脉回流征阳性,肝脏大小、质地,有无胸腹水,此外还要特别关注电解质、血气分析。

②病情发展:有无劳力性呼吸困难,有无夜间憋醒、阵发性呼吸困难或端坐卧位,有无咳

嗽、咳粉红色泡沫痰,有无疲乏、头晕、失眠等左心衰竭的表现;有无恶心、呕吐、食欲缺乏、腹胀、体重增加、身体低垂部位水肿等右心衰竭表现。

③辅助检查

a.X 线检查:心影大小及外形为心脏病的病因诊断提供重要的参考资料。

b.超声心动图:比 X 线更准确地提供各心腔大小变化及心瓣膜结构及功能情况以及估计心脏功能。

c.放射性核素检查。放射性核素心血池显影,除有助于判断心室腔大小外,以收缩末期和舒张末期的心室影像的差别计算 EF 值。

d.有创性血流动力学检查:对急性重症心力衰竭患者必要时采用漂浮导管,经静脉插管直至肺小动脉,测定各部位的压力及血液含氧量,计算心脏指数(CI)及肺小动脉楔压(PCWP),直接反映左心功能,正常时每分钟 CI>2.5L/mo;PCWP<12mmHg。

e.美国(NHYA)心脏病学会心功能分级评估,根据患者自觉症状分级,可大体上反映病情的严重程度。

Ⅰ级:患者患有心脏病,但日常活动量不受限,一般活动后不引起乏力、心悸、呼吸困难和心绞痛。

Ⅱ级:心脏病患者的体力活动受到轻度限制,静息时无不适,但低于日常活动量即感乏力、心悸、气促和心绞痛。

Ⅲ级:心脏病患者的体力活动明显受限,但低于日常活动量即感乏力、心悸、气促和心绞痛。

Ⅳ级:不能进行任何体力活动,休息时可有心力衰竭或心绞痛症状,任何体力活动都加重不适。

f.6 分钟步行运动试验:6 分钟步行距离<150m,表明重度心力衰竭;150~425m 为中度心力衰竭;426~550m 为轻度心力衰竭。其是一项简单易行、安全方便的用以评定慢性心力衰竭患者运动耐力的方法,同时也用来评价心力衰竭治疗的疗效。

2.护理要点及措施

(1)病情观察:①观察生命体征,心率、心律、血压、呼吸频率、节律、氧饱和度。②观察水肿的部位和程度并做好护理记录。③观察有无下肢肿胀、疼痛。④观察电解质平衡状况。⑤观察患者情绪,有无焦虑、抑郁和自杀等异常心理。⑥观察药物反应:地高辛和利尿药。

(2)并发症的观察与护理

①下肢静脉血栓的护理。a.评估发生下肢静脉血栓的危险因素:慢性心功能不全患者长期卧床、全身水肿、活动受限是导致下肢静脉血栓的直接因素。b.协助患者床上翻身,被动活动四肢、抬高下肢。c.原发病无使用抗凝药禁忌证的疾病,可预防性地口服抗凝血药或皮下注射低分子肝素。d.密切观察下肢血液循环,天气寒冷时注意保暖。e.避免在下肢输液。

②洋地黄中毒的治疗护理。a.评估发生洋地黄中毒的危险因素,老年人、心肌缺血缺氧、重度心力衰竭、低钾低镁血症、肾功能减退的患者对洋地黄较敏感。b.洋地黄与奎宁丁、胺碘

酮、维拉帕米、阿司匹林等药物合用可增加中毒机会,避免合用。c.地高辛治疗起始和维持剂量是每日0.125~0.25mg,血浆药物浓度0.5~1.0ng/mL。d.发药前数脉搏,当心率<60次/分或节律不规则,应暂停服药,报告医生并注意血压、心电图的变化。e.观察洋地黄中毒的临床表现;常见的胃肠道反应有恶性、呕吐、食欲缺乏;神经系统表现有头痛、倦怠、视物模糊、黄视、绿视和复视。最重要的心电图表现是各类的心律失常,最常见的有室性期前收缩,多呈二联或三联。f.发生洋地黄中毒时应立即停药,低钾患者可口服或静脉补钾,停用利尿药。g.快速纠正心律失常可用利多卡因或苯妥英钠。h.有传导阻滞或缓慢型心律失常患者静脉注射阿托品或安装临时起搏器治疗。

(3)一般护理

①保持室内空气新鲜,温度、湿度适宜,防止感冒受凉加重心力衰竭。

②做好心理护理,鼓励患者表达内心感受,多与患者和家属沟通交流,使患者和家属共同参与治疗护理。

③休息与卧位:卧床休息视病情而定,对呼吸困难、咳嗽、咳痰明显的者采取半卧位,持续或低流量吸氧,护士要督促患者翻身,变换体位。

④准确记录出入量,保持出入量平衡,每日下午观察尿量,如尿量少于500mL,尽早使用利尿药。

⑤饮食饮水;遵医嘱低盐低脂饮食,给予高维生素、低热量、少盐、少油,富有钾、镁及适量纤维素的食物,宜少量多餐避免刺激性食物,对少尿患者应根据血钾水平决定食物中含钾量,每日钠盐控制在每日4~5g,水肿和心功能Ⅲ~Ⅳ级的患者饮水量严格控制在500~600mL。

⑥应用利尿药后注意有无低血钾症状。

⑦保持排便通畅,切忌排便用力,必要时服用缓泻药。

(4)使用利尿药的护理:①利尿药从小剂量开始,然后剂量逐渐增加直至尿量增加,体重减轻,一般每日减轻体重0.5~1kg。利尿药配合中度限制钠盐摄入(3~4g)。②每日记录患者体重,根据体重增加或减少情况调整用药量。

3.健康教育

(1)用药指导:慢性心功能不全的治疗是一个持久的过程,要向患者及家属讲解诱发心力衰竭的危险因素。遵医嘱按时服用药物,对于服用地高辛药物患者密切观察消化道、神经系统、心脏毒性反应,警惕地高辛中毒的前驱症状。

(2)活动与休息:根据心功能受损的程度决定活动与休息。心功能Ⅰ级的患者应适当休息,保证睡眠,注意劳逸结合;心功能Ⅱ级的患者应增加休息,但能从事日常家务工作;心功能Ⅲ级的患者要限制活动,增加卧床休息时间。心功能Ⅳ级的患者要绝对卧床休息,原则上以不出现症状为限。家人要协助患者沐浴、更衣。

(3)饮食指导:给予高维生素、低热量、少盐、少油,富有钾、镁及适量纤维素的食物,宜少量多餐避免刺激性食物,对少尿患者应根据血钾水平决定食物中含钾量,每日钠盐控制在4g。

(4)保持出入量平衡:准确记录尿量,每日测量体重,若发现体重有隐匿性增加时,应警惕心力衰竭的复发。

(5)保持排便通畅,多食含纤维素的蔬菜和食物,每日排便1次,排便时切勿用力。

(6)重度水肿患者,应定时变换体位,保持床单位整洁、干燥,防止发生压疮。

(7)室内温度和湿度要适宜,空气新鲜,防止受凉感冒。有感染迹象时及时就医。

二、急性左侧心力衰竭

急性左侧心力衰竭是由于急性心脏病变引起心排血量显著、急骤降低导致的组织器官灌注不足和急性淤血综合征,以急性肺水肿或心源性休克为主要表现。

(一)病因与发病机制

导致急性左侧心力衰竭的病因是与冠心病有关的急性广泛前壁心肌梗死、乳头肌梗死断裂、室间隔破裂穿孔,感染性心内膜炎引起的瓣膜穿孔、腱锁断裂所致的瓣膜性急性反流,还有其他高血压心脏病血压急剧增高,原有心脏病的基础上快速心律失常或严重缓慢性心律失常,输液过多、过快,上述各种病因导致心脏解剖或功能的突发异常,使心排血量急剧降低和肺静脉压突然升高均可发生急性左侧心力衰竭。

(二)临床表现

根据心脏排血功能减退的程度、速度和持续时间的不同,以及代偿功能的差别有4种不同表现。

1.心源性昏厥

心脏本身排血功能减退,心排血量减少引起脑部缺血、发生短暂的意识丧失,发作持续时间数秒钟时可有四肢抽搐、呼吸暂停、发绀等表现,称为阿-斯综合征。

2.休克

由于心排血功能低下,导致心排血量不足而引起的休克。临床上除一般休克的表现外,多伴有心功能不全、颈静脉怒张等表现。

3.急性肺水肿

典型发作是突然、严重气急,伴严重呼吸困难,呼吸频率>30~40次,端坐呼吸,阵阵咳嗽,口唇青紫、大汗,咳出泡沫样痰,心率增快,血压在起始时增高,以后降至正常或降低,肺啰音和端坐呼吸,血脉氧饱和度<90%。

4.心搏骤停

严重心功能不全的表现。

(三)辅助检查

1.急性肺水肿

典型X线示蝴蝶形状大片阴影由肺门向周围扩散。

2.心电图

帮助确诊急性左侧心力衰竭的病因以及了解心室负荷情况。

3.动脉血气

评估氧合情况、通气情况、酸碱平衡和碱缺失。

4.NT-pro血浆B型利钠肽

其>300pg/mL和BNP为100pg/mL作为诊断分界线。

(四)治疗原则

1.一般治疗

(1)抗感染:有针对性选择抗生素治疗。

(2)控制血糖:根据血糖监测结果控制血糖。

(3)分解代谢产物:保证能量和氮平衡。

(4)保护肾功能:在合理治疗措施的情况下,实时监测肾功能。

2.氧气和通气支持

开放气道,急性左心功能不全伴有低氧血症给予高流量吸氧,将氧饱和度维持在>95%~98%;无创性通气支持有2种,持续气道正压通气和(或)无创性正压机械通气,在这些措施无效的情况下,予以气管插管。

3.药物治疗

(1)吗啡:静脉注射3~5mg,必要时可重复1次,用药后注意观察有无呼吸抑制。

(2)血管扩张药:使用多功能重症监护设备,严密观察血压、心率、心律变化。

(3)利尿:静脉注射呋塞米后15~30分钟观察尿量。

(4)洋地黄制剂:毛花苷C(西地兰)静脉注射需缓慢。

(五)护理

1.评估

(1)健康史和相关因素。①一般情况:患者的年龄、性别、职业、婚姻状态、营养状况,尤其注意与现患疾病相关疾病史和药物使用情况、过敏史、手术史、家族史。②发病特点:患者有无导致急性左侧心力衰竭的病因和诱因,病情严重性以及心功能分级。③相关因素:是否合并其他脏器官功能不全的表现。

(2)身体状况。①生命体征。体温、心律、心率、血压、神志、精神、营养、皮肤色泽、尿量以及缺氧程度。②水肿部位及程度。轻度水肿:距小腿关节以下;中度水肿:膝关节以下;重度水肿:膝关节以上和(或)伴胸腔积液、腹水。③体位:半卧位或端坐卧位,减轻呼吸困难。

2.护理要点及措施

(1)心理护理:由于交感神经系统兴奋性增高,呼吸困难进行性加重,患者易产生恐惧心理。医护人员在抢救患者时应保持镇静、操作熟练、忙而不乱;注意保护性医疗措施,不在患者床旁谈论病情,做好护理记录。

(2)保持环境整洁、安静,室内温度适宜,避免增加感染的可能,限制探视人员出入。

(3)病情观察:患者劳力性或夜间阵发性呼吸困难,心率增快、乏力、尿量减少、心尖部闻及舒张期奔马律时,应及时与医师联系。出现急性肺水肿征兆,应立即救治,协助患者取端坐位,双腿下垂,肺水肿伴严重低氧血症和二氧化碳潴留,药物不能纠正者应考虑气管插管和呼吸机辅助呼吸。

(4)密切观察记录患者神志、面色、心率、心律、呼吸频率、血压、尿量、药物反应情况,检查血电解质、血气分析以及缺氧程度,持续高流量高浓度吸氧,每分钟6~8L,氧气湿化罐内加入20%~30%乙醇,病情严重者采用无气管插管通气支持,包括持续气道正压或无创正压机械通气,必要时行气管插管呼吸机辅助呼吸,通过氧疗将氧饱和度维持在95%~98%。

(5)使用静脉留置针穿刺:迅速建立两条静脉通道,遵医嘱使用药物并观察药物不良反应。①吗啡:静脉注射3~5mg,用药后注意观察有无呼吸抑制。②快速利尿:静脉注射呋塞米20~40mg,4小时后可重复1次,用后注意协助患者排尿。③血管扩张药:应用可采用微量输液泵控制药物速度。④洋地黄制剂:用于快速心房颤动的患者或已知有心脏扩大伴左心室收缩功能不全者,毛花苷C静脉注射,首次剂量是0.4~0.8mg。氨茶碱对解除气管痉挛有效,注意缓慢注射。

3.健康教育

(1)应向患者讲解各种诱因,嘱患者避免诱发因素,发生急性肺水肿时不要恐慌,保持情绪稳定极为重要。

(2)饮食指导。控制钠盐的摄入,给予低胆固醇、低动物脂肪、高蛋白质、高热量、富含高维生素、清淡易消化的饮食。

(3)强心药物:最常见洋地黄毒性反应是恶心、呕吐、黄视、心率加快或减慢等。应用洋地黄期间,应严密观察心率、心律、尿量变化及胃肠道症状。

(4)应用血管扩张药:如硝普钠、硝酸酯类等,输液过程中不能突然坐起或站立,以防出现低血压而晕倒。如果出现低血压表现时,应立即平卧,减慢或停止输液。

(5)教会患者控制饮水量,每天保持出入量平衡,切忌暴饮、暴食,以免加重心脏负担,诱发急性心功能不全。静脉输液时,速度不能超过40滴/分。

(6)告知患者和家属在静脉注射呋塞米后15~30分钟排尿,准确记录尿量。

(7)保持排便通常,必要时服用缓泻药,切忌用力。

第三章 外科疾病护理

第一节 颅内压增高的护理

颅内压增高指各种疾病如颅脑损伤、脑出血、脑肿瘤、脑积水等使颅腔内容物体积增加或颅腔容积减少超过颅腔可代偿的容量,导致颅内压持续在 1.96kPa(200mmH$_2$O)以上,并出现头痛、呕吐和视乳头水肿等临床表现的综合征。持续颅内压增高可导致部分脑组织被挤嵌入颅腔裂隙或孔道,形成脑疝,是颅脑疾病致死的重要原因。

一、病因和分类

1.病因

(1)颅腔内容物体积或量增加

①脑体积增加:脑组织损伤、炎症、缺血缺氧、中毒导致脑水肿。

②脑脊液增多:脑脊液分泌增加、吸收障碍或脑脊液循环受阻导致脑积水。

③脑血流量增加:如恶性高血压、颅内动静脉畸形、体内二氧化碳潴留、高碳酸血症,脑血管扩张导致脑血流量增加。

(2)颅内空间或颅腔容积缩小

①先天因素:如狭颅症、颅底凹陷症等先天性畸形使颅腔容积变小。

②后天因素:颅内占位性病变如颅内血肿、脑肿瘤、脑脓肿等,或大片凹陷性骨折,导致颅内空间相对变小。

2.分类

(1)根据病因分类

①弥漫性颅内压增高:如颅腔狭窄或脑实质体积增大,颅腔内各部分及分腔内压力增高,无压力差,脑组织无明显移位。如弥漫性脑水肿、弥漫脑膜炎等。

②局灶性颅内压增高:局部病变导致病变部位压力首先增高,周围脑组织受压移位,颅内各个腔隙出现压力差,导致脑组织移位,局部受压。局部受压过久导致该处血管的张力消失,血管壁肌群失去正常的舒缩力,当颅内压下降脑血管扩张,血管壁的通透性增加出现渗出,脑实质出现出血性水肿。

(2)根据病情进展速度分类

①急性颅内压增高:病情进展快,生命体征变化明显,颅内压增高引起的症状和体征严重。

如高血压性脑出血、急性硬膜下血肿等。

②亚急性颅内压增高:病情进展较快,颅内压增高反应较轻或不明显。如颅内恶性肿瘤、颅内炎症等。

③慢性颅内压增高:病情进展缓慢,时好时坏。如慢性硬膜下血肿、颅内良性肿瘤等。

二、病理生理

1.颅内压的形成

颅内压(ICP)是指颅腔内容物对颅腔壁所产生的压力,颅腔是由颅骨组成的半封闭,成年后总体积固定不变的体腔。颅腔内容物包括脑组织、脑脊液及供应脑的血液,它们的总体积和颅腔容积是相适应的,通过生理调节来维持动态的平衡。通常以脑脊液的静水压代表颅内压力。成人正常值为 0.69～1.96kPa(70～200mmH$_2$O),儿童为 0.49～0.98kPa(50～100mmH$_2$O)。

2.颅内压的调节

正常颅内压有一定的波动范围,随心脏搏动、血压、呼吸有细微波动,咳嗽、喷嚏、憋气、用力等均可引起 ICP 明显的波动。颅内压调节主要依靠脑脊液量的增减来实现。当颅内压增高时,脑脊液被挤入蛛网膜下腔并被吸收,同时脑脊液的分泌减少,吸收增加;当颅内压降低时,脑脊液分泌增加,吸收减少,以维持颅内压。

3.颅内压增高的后果

引发一系列中枢神经系统功能紊乱和病理生理改变。主要导致脑血流量减少,脑组织缺血、缺氧加剧颅内压的增高,导致脑灌注压下降,当脑灌注压低于 40mmHg,脑血流调节作用消失,当颅内压接近平均动脉压脑灌注几乎停止。组织缺血、缺氧,加重脑水肿和颅内压增高,脑疝形成,导致脑组织移位,压迫脑干、抑制循环和呼吸中枢。

三、临床表现

头痛、呕吐、视乳头水肿是 ICP 的"三主征",但出现的时间有所不同。

1.头痛

常见症状,是脑膜、血管或神经受牵扯或挤压所致。初始较轻,呈持续性疼痛,进行性加重。头痛的部位及特性与颅内原发病变的部位和性质有一定关系,多在前额及双颞,后颅窝占位性病变的后枕部疼痛。常呈搏动性,改变体位时、咳嗽、喷嚏、用力、弯腰、低头、清晨或傍晚时分头痛程度加重。

2.呕吐

常在头痛剧烈时出现,多呈喷射性呕吐,与进食无关,但常在饭后发生,因迷走神经受激惹所致,呕吐后头痛可有所缓解。

3.视乳头水肿

为颅内压增高的客观征象。因神经受压、眼底静脉回流受阻导致。出现视盘充血、边缘模糊、中央凹陷变浅或消失,视网膜静脉怒张、迂曲、搏动消失。严重可致视乳头周围火焰状出血。早期无明显视力障碍,仅有视野缩小。持续视乳头水肿,可致视神经萎缩,甚至失明。

4.意识障碍及生命体征变化

慢性颅内压增高的患者会出现神志淡漠、反应迟钝;急性颅内压增高者常有进行性意识障碍甚至昏迷。患者可伴有典型的生命体征改变,出现 Cushing 综合征,即血压升高、心跳和脉搏缓慢、呼吸减慢(两慢一高)。后期失代偿出现血压下降,脉搏细速,呼吸浅而不规则,甚至呼吸停止。

5.脑疝

脑疝是颅内压增高的严重后果,当颅腔内某一分腔存在占位性病变,该分腔压力就高于邻近分腔,脑组织从高压区向低压区移位,其中部分脑组织被挤入颅内生理空间或裂隙,出现相应的受压症状和体征,称为脑疝。常见的有小脑幕切迹疝、枕骨大孔疝及大脑镰下疝。

(1)小脑幕切迹疝:又称颞叶沟回疝,经小脑幕切迹缘颞叶的海马回和沟回疝入小脑幕裂孔下方。

①颅内压增高:进行性加剧的头疼,伴频繁呕吐;②进行性意识障碍:脑干内网的上行激活系统被阻断,随着脑疝的加重患者出现进行性意识障碍;③瞳孔变化:初期患侧动眼神经受刺激出现患侧瞳孔缩小,随着脑疝加重受压动眼神经麻痹,患侧瞳孔开始散大,直接及间接对光反射消失;晚期,对侧动眼神经受压,出现类似改变;④运动障碍:沟回压迫大脑脚,导致锥体束受累。出现病变对侧肢体肌力下降或麻痹,病理征阳性;⑤生命体征改变:如不及时解除脑疝,患者出现深昏迷,双侧瞳孔散大固定,去皮质强直,血压下降,脉搏细速,呼吸浅弱且不规则,相继出现呼吸、心跳停止而亡。

(2)枕骨大孔疝:又称小脑扁桃体疝,小脑扁桃体及延髓经枕骨大孔被挤入椎管内。脑脊液循环通路被堵塞,后颅窝体积较小,颅内压迅速增高,患者表现为后枕部剧烈头痛、频繁呕吐、颈项强直或强迫头位、肌张力减退、四肢呈弛缓性瘫痪。因脑干缺氧,瞳孔可忽大忽小。早期出现生命体征紊乱,意识障碍出现较晚。位于延髓的呼吸中枢严重受损,患者可早期突发呼吸骤停而亡。

(3)大脑镰下疝:又称扣带回疝,为一侧大脑半球扣带回经镰下孔被挤入对侧。出现对侧肢体轻瘫及排尿困难等。

6.其他症状

如头晕、复视、耳鸣、猝倒。婴儿头皮静脉怒张、囟门饱满及骨缝分离。

四、辅助检查

1.头颅 X 线

可发现骨缝分离、颅骨局部破坏或增生、颅骨内板变薄、蝶鞍扩大等。

2.CT 和 MRI

颅内占位性病变首选方法是 CT,能显示病变的部位和范围。当 CT 不能确诊时采用

MRI,有助确诊。

3.脑血管造影

主要用于动脉瘤和脑血管畸形的诊断。

4.腰椎穿刺

可测量颅内压和治疗,同时取脑脊液检查。但颅内压增高症状体征明显者应禁做腰穿,以免发生脑疝。

五、治疗要点

原则是首先处理原发病,抢救生命。若发生急性脑疝应该立即手术。

1.非手术治疗

(1)脱水治疗:适用于暂不明原因的或明确病因但目前不能手术的患者。临床常用高渗性和利尿性脱水剂,通过渗透作用使脑组织水分进入血液循环经肾脏排出体外。首选的高渗性脱水剂为20%甘露醇,15~30min 快速静脉滴注,2~4 次/天。利尿剂有速尿(呋塞米)20~40mg,口服、肌注或静脉注射。2~4 次/天。目前临床对降颅压、减轻脑水肿还使用20%白蛋白 20~40mL 静脉注射。

(2)糖皮质激素治疗:糖皮质激素可改善毛细血管通透性缓解脑水肿。地塞米松5~10mg 静脉或肌注;氢化可的松100mg 静脉注射;泼尼松5~10mg 口服。注意观察有无消化性溃疡出血。

(3)抗感染:根据药敏试验选用合适的抗生素,伴颅内感染患者应早期使用抗生素控制感染。

(4)冬眠低温治疗:通过药物和物理降温来降低机体的温度,从而降低脑组织的代谢率、耗氧量和血流量,增加脑组织对缺氧的耐受力,防治脑水肿,降低颅内压。

(5)对症治疗:疼痛者可遵医嘱给予镇痛剂,但忌用吗啡和哌替啶等,防止呼吸中枢受抑制,导致患者死亡;抽搐患者,可给予抗癫痫药物;躁动患者可给予镇静剂。

2.手术治疗

对于颅内占位性病变应尽早手术切除;对暂时不能确诊的患者可采用脑脊液分流术、脑室穿刺外引流、颞肌下减压术等手术方式降颅压争取时间,暂缓病情。

六、护理评估

1.术前评估

(1)健康史:通过收集资料,评估以下内容。

①基本资料。

②颅内压增高的相关因素,如评估患者有无脑外伤、高血压、动脉硬化等。

③诱发颅内压骤升的因素,评估患者有无便秘、咳嗽等。

(2)身体状况

①局部:评估患者头痛的性质、程度、持续时间。

②全身表现:评估患者是否因头痛出现喷射状呕吐,患者进食情况和水、电解质情况,有无视力减退和意识障碍等。

(3)辅助检查:CT、MRI可证实颅内占位性病变;血生化可反映是否存在电解质紊乱等。

(4)心理-社会支持状况

①头痛、呕吐等不适会引发患者焦虑、烦躁的心情。

②亲属对患者的疾病的认知程度,对患者的关心程度、支持力度,家庭对手术的经济承受能力。

2.术后评估

(1)术中情况:了解手术、麻醉方式与效果、术中出血、补液、输血情况和术后诊断。

(2)全身情况:着重了解患者的生命体征是否平稳、意识状况以及瞳孔变化。

(3)术后恢复情况:了解患者术后颅内压的变化,恢复是否顺利,有无并发症发生。

(4)预后判断:根据患者的临床症状、手术情况、辅助检查及术后恢复情况,评估预后情况。

七、常见护理诊断/问题

1.头疼

与颅内压增高引起的脑膜、血管或神经受牵扯,挤压有关。

2.脑组织灌注异常

与颅内高压有关。

3.有体液不足的危险

与频繁呕吐有关。

4.有受伤的危险

与意识障碍有关。

5.潜在并发症

脑疝、误吸、感染等。

八、护理措施

1.术前护理

(1)一般护理

①体位:抬高床头15°～30°,促进颅内静脉的回流,头颈不可过伸或过屈。昏迷患者取侧卧位,有利于呼吸道分泌物排出,防止呕吐物导致窒息。

②给氧:持续或间断给氧,改善脑缺氧,促进血管收缩,降低脑血流量。

③饮食与补液:神志清醒者可给予清淡、低盐普食;意识障碍频繁呕吐者可通过胃肠外营

养补充,成人补液不超过2000mL/d,尿量不少于600mL/d,注意控制补液速度。

④安全防护:加强安全护理,防坠床、防跌伤、烦躁的患者应适当约束。

(2)防止颅内压升高

①休息:患者绝对卧床休息,保持病室的安静,避免情绪激动。

②保持呼吸道通畅:呼吸道梗阻,患者用力呼吸,胸腔压力增高、$PaCO_2$增高诱发脑血管扩张、脑血流量增多、颅内压增高。应及时清除分泌物及呕吐物,防误吸。舌后坠者可放置口咽通气管,必要时协助医生做气管插管或气管切开。翻身拍背,协助痰液排出,痰液黏稠者定时雾化吸入。

③避免剧烈咳嗽和便秘:避免胸腹腔压力骤然升高导致脑疝。注意保暖、防止着凉感冒;鼓励患者多摄入粗纤维食物有利于排便,便秘者可给缓泻剂或小剂量低压灌肠,禁止高压灌肠。

④及时控制癫痫发作:癫痫发作可加重脑水肿,遵医嘱给予抗癫痫药物,发作时做好安全护理。

⑤躁动的护理:患者躁动要寻找原因,不可盲目使用镇静剂或强制约束,躁动患者突然变安静或由安静变地躁动都提示病情变化。

(3)用药护理

①脱水剂治疗护理:20%～25%甘露醇125～250mL,15～30min滴完,注意输液的速度和脱水的效果。使用高渗液体后血容量突然增加,加重循环系统负担,可导致心力衰竭或肺水肿,特别注意儿童、老年人及心功能不良者。遵医嘱定时、反复使用,停药前逐步减量或延长给药物间隔时间,防止颅内压反跳现象。

②激素治疗护理:遵医嘱给药,注意有无应激性溃疡、感染等不良反应。

③冬眠低温疗法护理:室温18℃～20℃,抢救药品,专人护理。a.先冬眠后物理降温:冬眠药物可选用冬眠Ⅰ号(氯丙嗪、异丙嗪、哌替啶)或冬眠Ⅱ号(哌替啶、异丙嗪、双氯麦角碱)。待患者御寒反应消失进入昏睡状态后用物理降温,避免寒战影响。b.预防寒战:寒战发生机体代谢率升高、耗氧量增加、颅内压增高。为增强冬眠效果、减轻寒战,可遵医嘱使用苯巴比妥或水合氯醛。c.物理降温方式:可选择冰帽、冰敷大动脉、降低室温、减少被褥、温水浴或冰毯等。d.降温速度:下降1℃/h为宜。e.降温标准:体温过低诱发心律失常、低血压、凝血障碍等并发症,测量肛温32℃～34℃;腋温31℃～33℃停止降温。f.缓慢复温:冬眠低温疗法一般3～5日,复温时先停物理温度后逐步减少冬眠药剂量至停用。应自然复温,复温速度不可过快,以免颅内压反跳。

④病情观察:a.意识状态:可采用意识障碍传统分级法,或格拉斯哥(Glasgow)昏迷评分法进行评估。Glasgow评分满分15分,最低3分,低于8分为昏迷。b.瞳孔:观察瞳孔是否等大等圆、对光反射是否灵敏。c.生命体征:观察体温、脉搏、呼吸、血压,观察有无库欣反应。

⑤监测颅内压防治脑疝:a.监测颅内压:利用颅内压检测仪,将导管或微型压力感受器置于颅腔内,ICP检测仪屏幕会显示数值,观察颅内压的变化。检测仪使用前要调零,于外耳道

齐平,监测过程中注意无菌操作,预防逆行感染,一般监测时间不超过1周。观察患者是否存在烦躁、头痛剧烈、呕吐频繁、意识障碍进行性加重,瞳孔是否等大等圆,对光反射是否灵敏。b.脑疝急救:20%～25%甘露醇快速滴,保持呼吸道通畅给氧,严密监测生命体征,做好急诊术前准备。

⑥对症护理:a.高热:有效降温。b.头痛:禁用吗啡、杜冷丁。避免加重头痛的因素,如咳嗽、打喷嚏、低头弯腰及用力活动。c.呕吐:及时清理防止误吸,观察记录呕吐物的颜色性质和量。d.便秘:多吃蔬菜、水果,可给予缓泻剂但禁止高压灌肠。e.尿潴留:先诱导排尿,无效可留置导尿,注意会阴部护理。

2.术后护理

(1)脑室引流护理

①引流管位置:高于侧脑室平面10～15cm;搬动时应夹闭。

②控制引流速度及量:每日不超过500mL;有颅内感染者,可适当增加引流量。

③保持引流通畅:正常时管内液面随呼吸、脉搏上下波动。如不通畅,可能原因有:颅内压低于1.18～1.47kPa(120～150mmH$_2$O),可降低引流袋后观察;引流管过深过长、盘曲,可经造影证实后,抽出部分重新固定;引流管管口吸附于脑室壁,可轻轻旋转调整;小凝血块或脑组织阻塞,可于严格消毒后,用注射器向外抽吸,不可冲洗。处理无效,需更换引流管。

④观察记录:记录引流液的颜色、量、性状,术后1～2日脑脊液呈血性,以后逐渐转为淡黄色,若一直引流血性液提示颅内出血,若脑脊液呈毛玻璃样或絮状物提示感染,引流不宜超过5～7日。

⑤无菌原则:严格无菌操作,每日更换引流袋,更换前夹闭引流管。

⑥拔管护理:前1日试抬高引流袋或夹闭24h,若无症状可拔管。拔管后若伤口处有脑脊液漏,应及时通知医生处理,防止颅内感染。

(2)并发症护理

①肺部感染:保持呼吸道通畅,定时翻身拍背,雾化吸入。

②低血压:低温导致心排出量减少,周围血管阻力降低,可引起低血压,搬动患者或翻身时动作轻稳、缓慢,以防体位性低血压。

③冻伤:冰袋不可直接接触患者,注意观察肢端血运,定时按摩。

④其他:防止压疮、保护眼睛等。

(3)心理护理:多和患者及其家属沟通,鼓励其表达出内心的感受。向患者及其家属介绍疾病的相关知识和治疗方案,指导患者及家属参与到康复训练中来,尽早掌握康复训练的知识和技能。

3.健康教育

(1)指导患者保持情绪稳定,避免便秘、咳嗽、搬重物等突然导致颅内压升高。

(2)指导患者掌握康复训练,如肌力锻炼,步态平衡练习等。

(3)告知患者出现不适及时复查。

九、护理评价

通过治疗与护理,患者是否:①头痛得到缓解;②体液维持在正常范围,或及时得到纠正;③脑组织灌注量恢复到正常,神志恢复;④未发生并发症,防治措施恰当及时,术后恢复顺利。

第二节 颅脑损伤的护理

颅脑损伤多见于交通、工矿作业等事故,以及自然灾害、爆炸、火器伤、坠落、跌倒、锐器、钝器对头部的伤害等。占全身损伤的15%~20%,仅次于四肢损伤,复合伤多见,其致残率及致死率均高于其他部位损伤。颅脑损伤可分为头皮损伤、颅骨骨折和脑损伤,三者可单独也可合并存在,其核心问题是脑损伤。

一、头皮损伤

(一)头皮血肿

1.分类

按血肿出现在头皮中的位置可分为以下三类、皮下血肿、帽状腱膜下血肿和骨膜下血肿。

2.病因

皮下血肿多见于撞击或产伤。帽状腱膜下血肿多因头部受斜向暴力,头皮产生剧烈滑动,导致血管撕裂所致。骨膜下血肿常由颅骨骨折导致。

3.临床表现

(1)皮下血肿:血肿在皮肤表层与帽状腱膜之间。位于损伤部位中央,中心硬,周围软,无波动感。因皮下组织连接紧密,血肿体积小,张力高,有明显压痛。

(2)帽状腱膜下血肿:该处组织疏松,血肿易扩展,严重者血肿边界可蔓延整个帽状腱膜下,覆盖整个穹隆部,仿佛戴一顶有波动的帽子。儿童或年老体弱者,可导致休克或贫血。

(3)骨膜下血肿:血肿位于骨膜和颅骨外板间。血肿局限于颅缝,张力高,可有波动感。

4.辅助检查

X线检查,了解有无颅骨骨折。

5.治疗要点

为减轻疼痛,24h内进行冷敷,之后热敷。较小的头皮血肿伤后1~2周内可自行吸收,无须特殊处理;若血肿较大,应严格备皮和消毒,分次穿刺抽吸后加压包扎。骨膜下血肿,要注意是否并发颅内血肿。若血肿发生感染均需切开引流。

(二)头皮裂伤

1.病因

多由锐器或钝器伤所致。锐器伤伤口边缘整齐,钝器伤伤口边缘不规则,形态、大小、深浅不一。

2.临床表现

头皮血管丰富,头皮裂伤出血较多,不易止血,易导致休克。

3.辅助检查

X线检查是否合并颅骨骨折和脑损伤。

4.治疗要点

现场立即压迫止血,按开放性损伤原则处理,争取24h内清创缝合,在合理使用抗生素前提下,延迟至48~72h也可达到一期愈合。给予抗菌药药及破伤风抗毒素。头皮缺损者可进行减张缝合、皮下松解或植皮。

(三)头皮撕脱伤

1.病因

多因发辫卷入转动的机械中,使头皮部分或整块撕脱,往往自帽状腱膜下间隙全层撕脱,有时连同部分骨膜一并撕脱。

2.临床表现

受牵扯的发根面积大头皮撕脱的范围就大,有时可造成耳廓撕脱。患者剧烈疼痛及大量出血,可导致失血性或疼痛性休克。但较少合并颅骨骨折及脑损伤。

3.治疗原则

急救时加压包扎止血,抗休克。争取在伤后6~8h内清创做头皮皮瓣复位再植或自体皮移植。对于骨膜已撕脱不可再植者,需清洁创面,在颅骨外板钻孔达板障,待骨孔内肉芽生长后再二期植皮。

条件允许,可在显微外科技术下行小血管吻合术,头皮原位缝合,有望头发重生。

二、颅骨骨折

(一)病因和病理

颅骨骨折指受暴力因素所致颅骨结构的改变。颅盖骨外板厚,内板较薄,内、外板表面均有骨膜覆盖,在颅骨的穹隆部,内骨膜与颅骨板结合不紧密,颅顶部骨折容易形成硬脑膜外血肿。颅底部的硬脑膜与颅骨贴附紧密,当颅底骨折时易导致硬脑膜撕裂,产生脑脊液漏,形成开放性骨折。

颅骨骨折临床意义不在于骨折本身,而在于因骨折所引起的脑膜、脑、血管和神经损伤,可合并脑脊液漏、颅内血肿及颅内感染等。

(二)分类

1.按骨折的部位

分颅盖骨折和颅底骨折,发生比例为4:1。

2.按骨折线形态

分线性骨折和凹陷性骨折。

3.按骨折是否和外界相通

分闭合性骨折和开放性骨折。

(三)临床表现

1.颅盖骨折

(1)线性骨折:发生率最高。骨折线多为单发,若多条骨折线交错则可形成粉碎性骨折。局部有压痛、肿胀,患者多伴发局部骨膜下血肿。当骨折线跨越脑膜中动脉或静脉窦,应警惕形成硬膜外血肿。

(2)凹陷性骨折:多见于额、顶部。多为颅骨全层凹陷,局部可扪及局限性下陷区。少数患者出现内板凹陷。成人凹陷性骨折多为粉碎性骨折,婴幼儿多为"乒乓球"样凹陷。可能出现脑组织受压的症状,如失语、偏瘫、癫痫等神经系统定位病征。

2.颅底骨折

多因暴力直接作用于颅底所致,线性骨折多见。颅底骨折可因出现脑脊液漏而确诊。根据骨折的部位不同分颅前窝、颅中窝和颅后窝骨折,临床表现见表3-1。

表3-1 颅底骨折的临床表现比较

骨折部位	瘀斑部位	脑脊液漏	颅神经损伤
颅前窝骨折	眼眶青紫、球结膜下出血,呈熊猫眼征	鼻漏	嗅神经、视神经
颅中窝骨折	乳突部皮下淤血斑(Battle征)	鼻漏和耳漏	面神经、听神经
颅后窝骨折	出现Battle征或咽后壁、枕部皮下淤血	无	少见

(四)辅助检查

1.X线检查

颅盖骨骨折的诊断主要依靠的是X线检查确诊。凹陷性骨折X线可显示骨折碎片凹陷的深度。

2.CT检查

有助于了解骨折情况及是否合并脑损伤。

(五)治疗原则

1.颅盖骨折

(1)单纯线性骨折:无须特殊处理,患者卧床休息,对症止痛、镇静。关键在于积极处理因骨折引起的脑损伤或颅内出血,特别是硬膜外血肿。

(2)凹陷性骨折:出现下列情况立即手术取出骨折碎片。①合并脑损伤或骨折面积直径>5cm,骨折片陷入颅腔,导致颅内压升高;②骨折片压迫脑重要部位引起神经功能障碍;③非功能区部位的小面积凹陷骨折,无颅内压增高,但深度超过1cm可考虑择期手术;④开放性粉碎性凹陷骨折。

2.颅底骨折

本身无须特殊治疗,重点处理合并的脑损伤、脑脊液漏。出现脑脊液漏时即属开放性损伤,应使用TAT及抗菌药物预防感染,患者取头高位休息,避免填塞或冲洗耳道及鼻腔,避免用力咳嗽、打喷嚏或擤鼻涕。大部分脑脊液漏在伤后1~2周可自愈。若超过4周仍有脑脊液漏，可行手术修补硬脑膜。若骨折片压迫视神经，应尽早手术减压。

三、脑损伤

脑损伤是指脑膜、脑组织、脑血管以及脑神经受到外力作用后发生的损伤。

(一)病因及分类

1. 脑损伤根据脑损伤病理改变的先后分类

分为原发性和继发性脑损伤。

(1)原发性脑损伤：指暴力作用于头部后立刻出现的脑损伤，如脑震荡、脑挫裂伤等。

(2)继发性脑损伤：指头部受伤后一段时间出现的脑受损病变、脑水肿和颅内血肿。

2. 脑损伤根据伤后脑组织是否和外界相通分类

分为闭合性脑损伤和开放性脑损伤。

(1)闭合性损伤：颅脑与外界不相通。

(2)开放性损伤：头皮裂伤、颅骨骨折、硬脑膜破裂并存。

3. 脑损伤根据脑损伤机制分类

分直接损失、间接损失和旋转损伤。

(1)直接损伤：①加速性损伤：运动的物体敲击静止的头部，导致头部加速运动出现损伤，损伤多出现在受损部位。②减速性损伤：运动的头部撞击到静止的物体，使头部突然停止产生损伤，损伤多出现在受损的对侧。③挤压伤：两个相反方向的力同时作用在头部，导致颅骨变形颅内压骤升。

(2)间接损伤：①传递性损伤：足部或臀部着地，外力通过下肢或脊柱传至颅底发生的脑损伤。②挥鞭样损伤：外力导致躯干极速运动，头部运动落后于躯干，导致头部发生过屈过伸似挥鞭样运动，造成脑干和脊髓损伤。③创伤性窒息：胸腹部受猛烈撞击或挤压胸腹腔压力骤升，上腔静脉血逆流导致脑、头面部毛细血管破裂。

(3)旋转损伤：外力导致头颅沿着其某条轴线旋转运动出现的损伤。

(二)脑震荡

1. 临床表现

脑震荡是最轻微、最常见的原发性脑损伤。患者在伤后立即出现短暂的意识障碍，持续数秒或数分钟，一般不超过30min。同时可出现头痛、头晕、恶心、呕吐、皮肤苍白、出汗、血压下降、心动过缓、呼吸微弱、肌张力减低、各生理反射迟钝或消失等症状。清醒后大多不能回忆受伤前及当时的情况，称为逆行性遗忘。

2. 辅助检查

神经系统检查无阳性征，CT检查无异常，脑脊液无红细胞。

3. 治疗要点

无须特殊治疗，卧床休息1~2周，期间可给予镇静对症处理，患者一般2周后痊愈，不留后遗症。

(三)脑挫裂伤

常见的原发性脑损伤,分为脑挫伤和脑裂伤。脑挫伤脑组织受损轻,软脑膜完整;脑裂伤时软脑膜、脑血管、脑组织同时裂开并伴外伤性蛛网膜下隙出血。由于两者常同时存在,合称为脑挫裂伤。

1. 临床表现

(1)意识障碍:脑挫裂伤最突出的症状,伤后立即出现,多数患者超过半小时,严重者可出现长期昏迷。

(2)局灶症状和体征:伤及脑皮质功能区可出现相应的神经功能障碍或体征。如语言中枢受损出现失语,运动区损伤出现锥体束征、肢体抽搐、偏瘫等。

(3)蛛网膜下腔出血:出现脑膜刺激征,脑脊液检查有红细胞。

(4)颅内压增高:因继发脑水肿,患者恶心、呕吐,严重者可出现脑疝。

2. 辅助检查

CT 是首选,MRI 检查也有助于确诊。

3. 治疗要点

非手术治疗为主,防治脑水肿,促进脑复苏,预防并发症。

(1)非手术治疗:①一般处理:卧床休息,头部抬高 15°～30°。保持呼吸道通畅,必要时可做气管切开。营养支持,维持水、电解质、酸碱平衡。应用抗菌药物。对症处理,如镇静、止痛、抗癫痫等。②防治脑水肿:是关键措施。可给予脱水治疗、糖皮质激素治疗、冬眠低温疗法等降颅压。③促进脑功能恢复:可用神经营养药改善细胞代谢和促进脑细胞功能恢复。如辅酶A、细胞色素 C、三磷酸腺苷等。

(2)手术治疗:非手术治疗无效,出现脑疝迹象时,应做脑减压或局部病灶清除术。

(四)颅内血肿

颅内血肿是颅脑损伤中最危险、最多见却又是可逆的继发性病变。由于血肿直接压迫脑组织,常引起局部脑功能障碍的占位性病变症状和体征以及颅内压增高的病理生理改变,若未及时处理,可导致脑疝危及生命,早期发现和及时处理可在很大程度上改善预后。

1. 分类

(1)根据血肿来源和部位:分为硬膜外血肿、硬膜下血肿、脑内血肿。

(2)根据血肿引起颅内压增高及早期脑疝所需时间:分为急性(3天内)、亚急性(3天至3周)、慢性(3周以上)血肿。

2. 临床表现

(1)硬膜外血肿:发生在颅骨与硬脑膜之间,发生率占外伤性颅内血肿的30%。

①意识障碍:伤后当时有短暂的意识障碍,随即清醒或好转,继之因颅内出血导致颅内压增高,再度出现意识障碍,并进行性加重。两次昏迷之间称为中间清醒期。若原发性脑损伤较

严重或血肿形成较迅速,可能不出现中间清醒期。

②颅内压增高及脑疝:头痛、恶心、呕吐剧烈。一般成人幕上血肿超过20mL、幕下血肿超过10mL,可引发颅内压增高症状。幕上血肿者大多先经历小脑幕切迹疝,后合并枕骨大孔疝,故先有意识障碍和瞳孔改变继而出现严重的呼吸循环障碍。幕下血肿者可直接发生枕骨大孔疝,早期发生呼吸骤停。

(2)硬膜下血肿:最常见,占颅内血肿的50%,血肿位于硬脑膜下腔。表现为意识障碍进行性加重,多不存在中间清醒期。较早出现颅内压增高和脑疝的症状。急性亚急性硬膜下血肿常继发于对冲性脑挫裂伤。慢性硬膜下血肿多见于老年人,大多有轻微头部外伤史,与脑萎缩及桥静脉撕裂有关。

(3)脑内血肿:发生率较低,占颅内血肿的5%。血肿位于脑实质内。以进行性意识障碍为主,若血肿累及重要脑功能区,可出现偏瘫、失语、癫痫等症状。

3.辅助检查

CT、MRI可协助诊断。

4.治疗要点

一经确诊,尽早通过手术清除血肿。如钻孔引流术、开颅血肿清除术、血肿碎吸或脑室外引流术等。

四、颅脑损伤患者的护理

(一)护理评估

1.健康史

了解患者的受伤过程,包括受伤的部位、时间、因素、伤后的处理情况。了解患者一般资料和既往病史。

2.身体状况

①呼吸系统:呼吸道是否出现梗阻,有无血液、呕吐物、分泌物或异物阻塞呼吸道或出现舌后坠。②生命体征:监测患者的体温、脉搏、呼吸、血压,注意病情变化。③意识状况:评估患者意识障碍程度和持续时间。有无逆行性遗忘或中间清醒期。④神经系统:检查双侧瞳孔的大小及对光反射,双侧肢体的肌力和肌张力以及自主运动、感觉、生理反射和病理反射。⑤头皮及五官:检查患者是否存在头皮损伤,伤口的大小、位置、波动感,有无口鼻腔漏出脑脊液或血液。⑥其他:检查是否合并其他部位损伤。如四肢或脊柱骨折、胸腹部损伤等。

3.辅助检查

评估CT、X线、MRI检查的结果。

4.心理-社会支持状况

了解意识清醒的患者是否存在焦虑、恐惧;评估患者家属对疾病的认知及治疗的信心。

(二)常见护理诊断/问题

1.意识障碍

与颅脑损伤、颅内压增高有关。

2.感知觉的改变

与脑神经损伤有关。

3.清理呼吸道无效

与意识障碍有关。

4.恐惧/焦虑

与颅脑损伤及担心预后有关。

5.营养失调:低于机体需要量

与颅脑损伤机体处于高代谢状态、中枢性高热、呕吐有关。

6.有感染的危险

与头皮损伤、开放性颅骨骨折、误吸有关。

7.有受伤的危险

与意识障碍、感知觉障碍、癫痫发作等有关。

8.潜在并发症

应激性溃疡、颅内出血、脑疝、癫痫等。

(三)护理措施

1.现场急救

(1)保持呼吸道通畅:是现场急救的首要措施,颅脑损伤的患者发生意识障碍,正常的咳嗽和吞咽功能受抑制,呼吸道内分泌物不能有效排出。患者口咽部的血液、漏出的脑脊液或呕吐物等可能导致误吸引发窒息。现场应将患者摆侧卧或平卧头偏向一侧,头后仰托下颌,尽快清除口鼻腔分泌物、呕吐物、异物等。并立即给氧,必要时协助医生放置口咽通气管、气管插管或气管切口。呼吸减弱或潮气量不足者应该尽早使用呼吸机。

(2)妥善处理伤口:单纯头皮裂伤,予以加压包扎止血,头皮撕脱伤要妥善保管好撕脱的头皮,将头皮用无菌纱布包裹放入密闭的塑料袋中并扎紧袋口,放入冰水混合物的容器中和患者一起尽快转送医院。开放性的颅脑损伤,修剪伤口周围毛发,避免冲洗伤口,不用药,用无菌纱布卷保护外露脑组织,外加干纱布包扎,避免受压。不可随意将插入颅腔内的致伤物拔出,需手术清创取出。尽早使用抗生素和TAT。

(3)防治休克:尽快查明休克原因,立即平卧、补液、保暖。

(4)做好记录:记录受伤经过、现场急救处理并记录生命体征、意识、瞳孔、肢体活动等,以便发现病情变化,为进一步处理提供依据。

2.术前护理

(1)热情接待患者:对意识清醒的患者介绍病区的环境及主管的医生、护士。

(2)心理护理：了解患者及其家属对疾病的认识和治疗方案的想法，告知手术的方式、术后的康复过程及预后情况，缓解其恐惧、焦虑的情绪。

(3)病情观察：病情观察是伤后3天左右的护理的重点。

①意识：意识障碍是颅脑损伤患者最重要的观察内容。意识障碍出现的早晚、是否存在进行性加重是区别原发性和继发性脑损伤的重要依据。意识障碍的程度可以判断脑损伤的轻重。如采用Glasgow评分法或传统的方法观察。

②瞳孔：瞳孔变化是颅脑损伤患者的重要体征之一，应15～30min观察一次，观察瞳孔的大小、形态、对光反射。

a.伤后一侧瞳孔进行性散大，对侧肢体瘫痪、意识障碍，提示脑受压或脑疝。b.双侧瞳孔缩小，光反应迟钝伴有中枢性高热、深昏迷多为脑桥损伤。c.双侧瞳孔散大、对光反应消失、眼球固定伴深昏迷或去皮质强直，多为原发性脑干损伤或临终表现。d.双侧瞳孔大小形状多变、对光反应消失，多为中脑损伤。e.眼球不能外展，提示展神经损伤。f.有无间接对光反射可以鉴别视神经损伤与动眼神经损伤。g.眼球震颤常见于小脑或脑干损伤。

③生命体征：为避免患者烦躁引起测量不准，应先测呼吸和脉搏后测血压。出现"两慢一高"提示颅内压增高，应警惕脑疝发生。枕骨大孔疝的患者早期出现呼吸骤停。若损伤累及脑干或间脑，可出现体温调节紊乱，体温不升或中枢性高热。

④肢体活动：观察肢体是否存在自主运动，是否对称。有无瘫痪及瘫痪的程度。

⑤颅内压增高：观察患者有无剧烈头痛、喷射性呕吐、烦躁不安等。头痛可加重患者的烦躁，但禁用吗啡类药物。及时发现脑疝及时处理。

(4)对症护理高热、躁动、昏迷患者的护理，保持呼吸道通畅、预防尿路感染及皮肤压疮。

(5)术前准备对颅骨凹陷性骨折范围大于5cm、深度大于1cm、颅内血肿或出现脑疝迹象的应立即做好急诊术前准备。如备皮、配血、药物过敏试验等。

3.术后护理

(1)体位：麻醉未清醒或伴休克症状取平卧位，麻醉清醒后应抬高床头15°～30°，有利于颅内静脉回流，减轻脑水肿。对于深昏迷患者可采取侧卧位，注意定时翻身，防止压疮。

(2)加强营养：创伤后应激状态下人体的分解代谢增强，合成减少，导致血糖增高、乳酸堆积，加重脑水肿。因此补充能量和蛋白质十分必要。急性期72h内应给予肠外营养。肠蠕动恢复后，无消化道出血的患者，可尽早逐步过渡到肠内营养。但当患者癫痫发作或肌张力高时，应预防肠内营养液反流导致呕吐、误吸诱发肺部感染。

(3)病情观察：观察意识状况、瞳孔、生命体征、肢体活动、尿量等，及时发现病情变化，及时通知医生做出处理。

(4)治疗护理

①降颅压减轻脑水肿：20%甘露醇或25%山梨醇250mL静脉滴注，15～30min内滴完，观察尿量。血压过低、心力衰竭、肾功能障碍者禁用脱水疗法。

②保护脑组织促进脑苏醒：遵医嘱应用营养神经的药物，如神经节苷脂、胞磷胆碱等，有助

于促进脑苏醒。

(5)并发症的预防和护理

①肺部感染：加强呼吸道管理，保持呼吸道通畅，定期翻身拍背，防止呕吐物误吸引起窒息和呼吸道感染。

②尿路感染：昏迷患者常有排尿功能紊乱，长期留置导尿管是引起尿路感染的主要原因。必须导尿时，应严格无菌操作。留置尿管过程中，加强会阴部护理，拔尿管前夹闭导尿管并定时开放训练膀胱储尿功能。

③蛛网膜下腔出血：因脑裂伤所致。患者可有头痛、发热、颈强直表现。可遵医嘱给予解热镇痛药物对症处理。病情稳定、排除颅内血肿以及颅内压增高、脑疝后，为解除头痛可以协助医生行腰椎穿刺，放出血性脑脊液。

④消化道出血：可因创伤应激或大量使用激素类药物引起。遵医嘱补充血容量、停用激素类药物，并使用止血药和减少胃酸分泌的药物。避免消化道出血患者发生误吸，及时清理呕吐物。

⑤外伤性癫痫：任何部位的脑损伤均可能导致癫痫，患者发作时注意保护，避免受伤。遵医嘱用药预防发作及控制抽搐。

⑥废用综合征：脑损伤患者因意识不清或肢体功能障碍，可导致关节挛缩和肌萎缩。应保持患者肢体功能位，预防足下垂。做四肢关节被动活动及按摩肢体 2~3 次/天，防止肢体挛缩和畸形。

⑦压疮：保持皮肤清洁、干燥，定时翻身，注意保护骨隆突部位。

(6)恢复期护理等病情稳定后，应尽早进行语言训练和肢体功能锻炼。

4.健康指导

(1)功能锻炼：对存在失语、肢体功能障碍或生活不能自理的患者，病情好转后，要耐心指导患者进行功能锻炼，鼓励患者生活自理，树立信心，告知家属给予适当协助和心理支持。

(2)安全指导：对感知觉障碍的患者要防烫伤；对存在外伤性癫痫者外出应有人陪同，并按时服药，告知禁止从事危险工作或活动，如游泳、驾驶、攀高、带电作业等，防止发作时意外。

(3)心理指导：多与患者沟通，给予精神上的鼓励，鼓励其表达自己内心的感受，对于失语、感知觉障碍的患者可采用非语言方式沟通。并指导患者家属参与到患者的康复训练中，帮助其建立战胜疾病的信心。

(四)护理评价

通过治疗与护理，患者是否：①意识障碍减轻；感知觉障碍获得改善；②呼吸道分泌物能有效排出，呼吸道是否保持通畅；③恐惧、焦虑的情绪得到缓解，能否积极配合治疗；④营养充足，消除引起营养不良的因素；⑤发生并发症或发生并发症被及时发现并得到治疗。

第三节 脑脓肿的护理

脑脓肿是细菌入侵脑组织引起化脓性炎症,并形成局限性脓肿。可直接破坏脑组织,因而是一种严重的颅内感染性疾病。

一、病因及分类

1. 耳源性脑脓肿

最多见,约占脑脓肿的2/3。继发于慢性化脓性中耳炎、乳突炎。炎症多数位于同侧颞叶,少数发生在顶叶或枕叶。

2. 鼻源性脑脓肿

炎症经乳突小房顶部,岩骨后侧壁,穿过硬脑膜或侧窦血管侵入小脑。

3. 血源性脑脓肿

约占脑脓肿的1/4。多由于身体其他部位感染,细菌栓子经动脉血行播散到脑内而形成脑脓肿。原发感染灶常见于肺、胸膜、支气管化脓性感染、先天性心脏病、细菌性心内膜炎、皮肤疖痈、骨髓炎、腹腔及盆腔脏器感染等。

4. 外伤性脑脓肿

多继发于开放性脑损伤,致病菌经创口直接侵入或异物、碎骨片进入颅内而形成脑脓肿。

5. 隐源性脑脓肿

原发感染灶不明显或隐蔽,机体抵抗力弱时,脑实质内隐伏的细菌逐渐发展为脑脓肿。隐源性脑脓肿实质上是血源性脑脓肿的隐蔽型。

二、病理

(1)急性脑膜炎、脑炎期化脓菌侵入脑实质后,患者表现出明显全身感染反应和急性局限性脑膜炎、脑炎的病理变化。脑炎中心部逐渐软化、坏死,出现很多小液化区,周围脑组织水肿。病灶部位浅表时可有脑膜炎症反应。

(2)化脓期脑炎软化灶坏死、液化,融合形成脓肿,并逐渐增大。如融合的小脓腔有间隔,则成为多房性脑脓肿,周围脑组织水肿。患者全身感染征象有所好转和稳定。

(3)包膜形成期一般经1~2周,脓肿外围的肉芽组织由纤维组织及神经胶质细胞的增生而初步形成脓肿包膜,3~4周或更久脓肿包膜完全形成。包膜形成的快慢与致病菌种类和毒性及机体抵抗力与对抗生素治疗的反应有关。

三、临床表现

1. 脓肿早期

出现急性化脓性感染的局部和全身症状,如畏寒、发热、头痛、呕吐及颈项强直等。

2.脓肿形成期

脓肿作为颅内占位性病变,可出现颅内压增高及局部受压症状,可导致脑疝。脓肿靠近脑室或脑表面时,因脓肿壁薄弱,可突然破溃,造成急性化脓型脑膜炎或脑室炎,患者可突发高热、昏迷、全身抽搐、角弓反张,甚至导致患者死亡。

四、辅助检查

1.CT

可以确定脓肿位置、大小、数量及形态,是诊断脑脓肿的首选方法。

2.实验室检查

血常规提示白细胞计数及中性粒细胞比例增高;疾病早期,脑脊液查白细胞增多,糖及氯化物含量可在正常范围降低;脓肿形成后,脑脊液压力增高,白细胞计数可正常或略增高,糖及氯化物含量正常,蛋白含量增高;若脓肿破溃,脑脊液白细胞计数增多,甚至呈脓肿。

五、治疗要点

1.非手术治疗

急性脑炎期感染尚未局限化、脓肿包膜尚未形成的患者,应以非手术治疗为主。全身应用抗生素,因此时尚无法进行细菌学检查,无法确定病原菌及治疗敏感药物,因而应选用广谱抗生素并联合用药,剂量应用足;同时采取降颅压治疗。

2.手术治疗

脓肿局限化、已有包膜形成时应采用外科治疗。脓肿包膜形成约需3周,因而3周以前者宜采用内科治疗,但也并不绝对,如患者颅压很高,已有脑疝迹象者,应及时采用适当的外科治疗。对与脑深部或功能区的脓肿并已出现脑疝或全身衰竭者,应紧急行颅骨穿刺抽脓,待病情稳定后再行脓肿切除术。

六、护理评估

1.术前评估

(1)健康史:通过收集资料,评估以下内容。

①基本资料。

②既往史:如有无中耳炎、颅脑外伤,身体其他部位有无感染灶。

(2)身体状况

①早期:畏寒、发热、头痛、呕吐及颈项强直。

②晚期:评估患者有无意识障碍、是否发生脑疝、全身抽搐、角弓反张等。

(3)辅助检查:评估实验室检查和CT检查结果。

(4)心理-社会支持状况

①患者会因头痛、呕吐等不适及可能面临手术产生焦虑、恐惧。

②亲属对患者的关心程度、支持力度,家庭对手术的经济承受能力。

2.术后评估

(1)术中情况:了解手术、麻醉方式与效果、病变组织切除情况、术中出血、补液、输血情况和术后诊断。

(2)术后情况:着重了解患者的生命体征是否平稳、瞳孔大小、意识是否恢复;颅内压是否恢复到逐渐恢复到正常水平;评估脑室引流管是否通畅,引流液的情况。

七、常见护理诊断/问题

1.体温过高

与感染有关。

2.清理呼吸道无效

与意识障碍有关。

3.营养失调:低于机体需要量

与摄入不足及大量消耗有关。

4.语言沟通障碍

与颅内压增高有关。

5.潜在并发症

颅内压增高、脑疝等。

八、护理措施

1.术前护理

(1)维持正常体温:高热者按高热护理常规。

(2)饮食护理:给予高热量、高蛋白质、高维生素、易消化饮食,吞咽困难者予鼻饲饮食,以改善患者全身营养状况,增强机体抵抗力。

(3)病情观察:严密观察神志、瞳孔、生命体征变化,尤其是意识、体温的变化。

(4)按神经外科术前一般护理常规。

2.术后护理

(1)常规护理:按神经外科术后一般护理常规。

(2)降颅压:遵医嘱采取降低颅内压的措施。

(3)病情观察:严密观察意识、瞳孔、生命体征的变化,尤其是体温的变化,异常时及时通知医生。

(4)引流管护理

①妥善固定:保持头部引流管通畅,观察并记录引流液的颜色、性质、量。引流袋低于创腔平面30cm。在无菌操作下更换引流袋,防止脓液外流。

②冲洗：为避免感染扩散，术后24h创口周围初步形成粘连，此后可经行囊内冲洗，先用生理盐水缓缓冲洗；接着注入抗菌药物夹闭管道2~4h。

③拔管：待脓腔闭合时拔管。

3.健康教育

(1)心理指导：给予适当心理支持，使患者及家属能面对现实，接受疾病的挑战，减轻挫折感。根据患者及家属的具体情况提供正确的、通俗易懂的指导，告知疾病类型、可能采用的治疗计划及如何配合，帮助家属学会对患者的特殊照料方法和技巧。

(2)健康指导：加强个人清洁卫生，防止口腔疾病。积极彻底治疗邻近部位慢性感染病灶，如耳、鼻部慢性炎症。加强营养，饮食宜清淡，注意劳逸结合逐步提高活动耐受力。

(3)出院指导：遵医嘱按时服用抗生素及抗癫痫药物，出院后一个月门诊随访。

(4)健康促进：肢体活动障碍者坚持功能锻炼。

九、护理评价

通过治疗与护理，患者是否：①体温恢复到正常范围；②呼吸道保持通畅；③颅内压保持稳定，恢复到正常范围；④发生并发症或发生并发症被及时发现并得到治疗。

第四节 胸部损伤的护理

一、肋骨骨折患者的护理

肋骨骨折是指肋骨的完整性和连续性中断，是最常见的胸部损伤。肋骨骨折可分为单根或多根骨折，同一肋骨也可有一处或多处骨折。肋骨骨折多见于第4~7肋，因其长而薄，最易折断；第1~3肋因较粗短，且有锁骨、肩胛骨及胸肌保护而较少发生骨折，但一旦骨折，常提示致伤暴力巨大；第8~10肋虽然长，但其前端肋软骨形成肋弓，与胸骨相连，弹性大，不易骨折；第11~12肋前端不固定而且游离，弹性也较大，故也较少发生骨折。

(一)病因

1.外来暴力

多数肋骨骨折为外来暴力所致。外来暴力又分为直接和间接两种。直接暴力是打击力直接作用于骨折部位，间接暴力则是胸部前后受挤压而导致的骨折。

2.病理因素

多见于恶性肿瘤发生肋骨转移的患者或严重骨质疏松者。此类患者可因咳嗽、打喷嚏或病灶肋骨处轻度受力而发生骨折。

(二)病理生理

单根或数根肋骨单处骨折时，其上、下仍有完整肋骨支撑胸廓，对呼吸影响不大；但若尖锐的肋骨断端内移刺破壁胸膜和肺组织时，可导致气胸、血胸、皮下气肿、血痰、咯血等；若刺破肋间血管，尤其撕破动脉，可引起大量出血，致病情迅速恶化。

多根、多处肋骨骨折，尤其是前侧胸的肋骨骨折时，局部胸壁因失去完整肋骨的支撑而软化，可出现反常呼吸运动，又称为连枷胸，表现为吸气时软化区胸壁内陷，呼气时外凸。若软化区范围大，呼吸时双侧胸腔内压力不均衡，则可致纵隔左右扑动，影响换气和静脉血回流，导致体内缺氧和二氧化碳滞留，重者发生呼吸和循环衰竭。

（三）临床表现

1.症状

骨折部位疼痛，深呼吸、咳嗽或体位改变时加重；部分患者可有咯血。多根、多处肋骨骨折者可出现气促、呼吸困难、发绀或休克等。

2.体征

受伤胸壁肿胀，可有畸形；局部压痛；有时可触及骨折断端和骨摩擦感；多根多处肋骨骨折者，伤处可有反常呼吸运动；部分患者可有皮下气肿。

（四）辅助检查

1.实验室检查

肋骨骨折伴血管损伤致大量出血者的血常规检查可示血红蛋白容量和血细胞比容下降。

2.影像学检查

胸部 X 线检查可显示肋骨骨折的断裂线或断端错位、血气胸等，但不能显示前胸肋软骨折断征象。

（五）治疗要点

1.闭合性肋骨骨折

（1）固定胸廓：目的是限制肋骨断端活动，减轻疼痛。可用多条胸带、弹性胸带或宽胶布条叠瓦式固定。

（2）止痛：必要时给予口服吲哚美辛、布洛芬、地西泮、可待因、曲马朵、吗啡等镇痛镇静药，或中药三七片、云南白药等；也可用1％普鲁卡因做肋间神经阻滞或封闭骨折部位。

（3）处理合并症：处理反常呼吸。主要是牵引固定，即在伤侧胸壁放置牵引支架，或用厚棉垫加压包扎以减轻或消除胸壁的反常呼吸运动，促进患侧肺复张。

（4）建立人工气道：对有闭合性多根多处肋骨骨折、咳嗽无力、不能有效排痰或呼吸衰竭者，应实施气管插管或切开、呼吸机辅助呼吸。

（5）应用抗菌药物，预防感染。

2.开放性肋骨骨折

此类患者除经上述相关处理外，还需及时处理伤口。

（1）清创与固定：彻底清洁胸壁骨折处的伤口，缝合后包扎固定。多根多处肋骨骨折者，清创后可用不锈钢丝对肋骨断端行内固定术。

(2)胸膜腔闭式引流术:用于胸膜穿破者。
(3)预防感染:应用敏感的抗菌药物。

(六)护理评估

1.健康史

①一般情况:患者的性别、年龄、职业、文化背景等。②受伤史:了解患者受伤部位、时间、经过,暴力大小、方向,受伤后意识状况,是否接受过处理等。③既往史:包括手术史、过敏史、用药史等。

2.身体状况

(1)局部:评估受伤部位及性质;有无开放性伤口;有无活动性出血,是否有肿胀淤血;骨折端是否外露;有无反常呼吸运动和纵隔扑动。

(2)全身:评估生命体征是否平稳,是否有呼吸困难或发绀,有无意识障碍;是否有咳嗽、咳痰,痰量和性质;有无咯血,咯血次数和量等。

(3)辅助检查:根据胸部 X 线等检查结果,评估骨折的部位、类型、数量;评估有无气胸、血胸或胸腔内其他脏器损伤。

(七)常见护理诊断/问题

1.气体交换受损

与肋骨骨折导致的疼痛、胸廓运动受限、反常呼吸运动有关。

2.疼痛

与胸部组织损伤有关。

3.潜在并发症

肺部和胸腔感染。

(八)护理措施

1.维持有效气体交换

(1)现场急救:采取紧急措施对危及生命的患者给予急救。对于出现反常呼吸的患者,可用厚棉垫加压包扎以减轻或消除胸壁的反常呼吸运动,促进患侧肺复张。

(2)清理呼吸道分泌物,鼓励患者咳出分泌物和血性痰,对气管插管或切开者,应用呼吸机辅助呼吸者,加强呼吸道护理,包括吸痰和湿化。

(3)密切观察生命体征、神志、胸腹部活动以及气促、发绀、呼吸困难等情况,若有异常,及时报告医师并协助处理。

2.减轻疼痛

遵医嘱行胸带或宽胶布条固定,后者固定时必须由下向上叠瓦式固定,后起健侧脊柱旁,前方越过胸骨;遵医嘱应用镇痛、镇静剂或用1%普鲁卡因做肋间神经封闭;患者咳痰时,协助或指导其用双手按压患侧胸壁。

3.预防感染

(1)密切观察体温,若体温超过38.5℃,应通知医师及时处理。

(2)鼓励并协助患者有效咳痰。

(3)对开放性损伤者,及时更换创面敷料,保持敷料洁净、干燥和引流管通畅。

(4)遵医嘱合理使用抗菌药物。

二、气胸患者的护理

气胸即指胸膜腔内积气。多由于肺组织、气管、支气管、食管破裂,空气逸入胸膜腔,或因胸壁伤口穿破胸膜,外界空气进入胸膜腔所致。在胸部损伤中气胸的发生率仅次于肋骨骨折。

(一)分类

根据胸膜腔压力情况,一般分为闭合性气胸、开放性气胸和张力性气胸三类。

1.闭合性气胸

多并发于肋骨骨折,由于肋骨断端刺破肺,空气进入胸膜腔所致。

2.开放性气胸

多并发于因刀刃、锐器、弹片或火器等导致的胸部穿透伤。胸膜腔通过胸壁伤口与外界大气相通,外界空气可随呼吸自由出入胸膜腔。

3.张力性气胸

主要原因是较大的肺泡破裂、较深较大的肺裂伤或支气管破裂。

(二)病理生理

1.闭合性气胸

空气通过胸壁或肺的伤道进入胸膜腔后,伤道立即闭合,气体不再进入胸膜腔,胸腔内负压被抵消,但胸膜腔内压仍低于大气压,使患侧肺部分萎陷、有效气体交换面积减少,影响肺的通气和换气功能。

2.开放性气胸

患侧胸膜腔与大气直接相通后负压消失,胸膜腔内压几乎等于大气压,伤侧肺被压缩而萎陷致呼吸功能障碍;若双侧胸膜腔内压力不平衡,患侧显著高于健侧时可致纵隔向健侧移位,使健侧肺受压、扩张受限。表现为:吸气时,健侧负压增大,与患侧的压力差增加,纵隔进一步向健侧移位;呼气时,两侧胸腔内压力差减少,纵隔又移回患侧,导致其位置随呼吸而左右摆动,称为纵隔扑动,可影响静脉血回流,造成严重的循环功能障碍。同时,此类患者在吸气时健侧肺扩张,不仅吸入从气管进入的空气,而且吸入由患侧肺排出的含氧量低的气体;而呼气时健侧肺气体不仅排出体外,同时亦排至患侧支气管和肺内,使低氧气体在双侧肺内重复交换而致患者严重缺氧。

3.张力性气胸

气管、支气管或肺损伤裂口与胸膜腔相通,且形成活瓣,气体随每次吸气时从裂口进入胸腔,而呼气时活瓣关闭,气体只能入不能出,致使胸膜腔内积气不断增多,压力不断升高,导致胸膜腔压力高于大气压,又称为高压性气胸。胸腔内高压使患侧肺严重萎陷,纵隔显著向健侧移位,并挤压健侧肺组织,影响腔静脉回流,导致严重的呼吸和循环障碍。有些患者,由于高于大气压的胸膜腔内压,驱使气体经支气管、气管周围疏松结缔组织或壁层胸膜裂伤处进入纵隔或胸壁软组织,并向皮下扩散,导致纵隔气肿或颈、面、胸部等处的皮下气肿。

(三)临床表现

1. 闭合性气胸

(1)症状:胸闷、胸痛、气促和呼吸困难,其程度随胸膜腔积气量和肺萎陷程度而不同。肺萎陷在30%以下者为小量气胸,患者可无明显呼吸和循环功能紊乱的症状;肺萎陷在30%~50%者为中量气胸;肺萎陷在50%以上者为大量气胸。后两者均可出现明显的低氧血症的症状。

(2)体征:可见气管向健侧移位,患侧胸部饱满,叩诊呈鼓音,听诊呼吸音减弱甚至消失。

2. 开放性气胸

(1)症状:表现为气促、明显呼吸困难、鼻翼扇动、口唇发绀,重者伴有休克症状。

(2)体征:可见患侧胸壁的伤道,呼吸时可闻及空气进出胸腔伤口的吸吮样音;颈静脉怒张;患侧胸部叩诊呈鼓音,听诊呼吸音减弱甚至消失;气管向健侧移位。

3. 张力性气胸

(1)症状:患者表现为严重或极度呼吸困难、发绀、烦躁、意识障碍、大汗淋漓、昏迷、休克,甚至窒息。

(2)体征:气管明显向健侧偏移,颈静脉怒张,患侧胸部饱满,肋间隙增宽,呼吸幅度减低,多有皮下气肿;叩诊呈鼓音;听诊呼吸音消失。

(四)辅助检查

1. 影像学检查

主要通过胸部X线检查显示肺压缩和胸膜腔积气及纵隔移位情况,并可反映伴随的肋骨骨折、血胸等情况。

2. 诊断性胸腔穿刺

既能明确有无气胸的存在,又能抽出气体降低胸膜腔内压力,缓解症状。

(五)处理原则

以抢救生命为首要原则。处理包括封闭胸壁开放性伤口,通过胸膜腔闭式引流排除胸腔内积气和防治感染。

1. 不同类型气胸的处理

(1)闭合性气胸:①小量气胸者的积气一般可在1~2周内自行吸收,无须处理;②中量或大量气胸者,可先行胸腔穿刺抽尽积气减轻肺萎陷,必要时行胸腔闭式引流术,排出积气,促使肺尽早膨胀;③应用抗菌药物防治感染。

(2)开放性气胸:①紧急封闭伤口:使开放性气胸立即转变为闭合性气胸,赢得抢救生命的时间。可用无菌敷料如凡士林纱布、纱布、棉垫或其他清洁器材封盖伤口,再用胶布或绷带包扎固定,然后迅速转送至医院。②行胸膜腔穿刺抽气减压,暂时解除呼吸困难。③清创、缝合胸壁伤口,并做胸膜腔闭式引流。④开胸探查:对疑有胸腔内器官损伤或进行性出血者,经手术止血、修复损伤或清除异物。⑤预防和处理并发症:吸氧,补充血容量,纠正休克,应用抗菌药物预防感染。

(3)张力性气胸:是可迅速致死的危急重症,需紧急抢救处理。①迅速排气减压:危急者可在患侧锁骨中线第2肋间,用粗针头穿刺胸膜腔排气减压,并外接单向活瓣装置。②胸膜腔闭式引流:目的是排出气体,促使肺膨胀。放置胸腔引流管的位置是在积气最高部位(通常于锁骨中线第2肋间)。③开胸探查:若胸腔引流管内持续不断逸出大量气体,呼吸困难未改善,提示可能有肺和支气管的严重损伤,应手术探查并修补裂口。④应用抗菌药物防治感染。

2.胸膜腔闭式引流目的

①引流胸腔内积气、积血和积液;②重建负压,保持纵隔的正常位置;③促进肺膨胀。

(1)适应证外伤性或自发性气胸、血胸、脓胸或心胸外科手术后引流。

(2)置管和置管位置通常在手术室置管,紧急情况下可在急诊室或患者床旁进行。可根据体征和胸部X线检查结果决定置管位置:①积气:由于积气多向上聚集,宜在前胸膜腔上部引流,因此常选锁骨中线第2肋间置管引流。②低位积液:一般于腋中线和腋后线之间第6~7肋间插管引流。③脓胸:常选择脓液积聚的最低位置置管。

(3)胸管种类

①用于排气:引流管应选择质地较软,既能引流,又可减少局部刺激和疼痛的、管径为1cm的塑胶管。

②用于排液:引流管应选择质地较硬,不易折叠和堵塞,且利于通畅引流的、管径为1.5~2cm的橡皮管。

(4)胸膜腔引流的装置:传统的胸膜腔闭式引流装置有单瓶、双瓶和三瓶三种,目前临床广泛应用的是各种一次性使用的胸膜引流装置。

①单瓶水封闭式引流:集液瓶的橡胶瓶塞上有两个孔,分别插入长、短塑料管。瓶中盛有无菌生理盐水约500mL,长管的下口插至液面下3~4cm,短管下口则远离液面,使瓶内空气与外界大气相通。使用时,将长管上的橡皮管与患者的胸膜腔引流管相连接,接通后即可见长管内水柱升高,高出液平面8~10cm,并随着患者呼吸上下波动;若无波动,则提示引流管道不通畅,有阻塞。

②双瓶水封闭式引流:包括上述收集瓶和一个水封瓶,在引流胸膜腔内液体时,水封下的密闭系统不会受到引流量的影响。

③三瓶水封闭式引流:在双瓶式基础上增加一个施加抽吸力的测压瓶。抽吸力通常取决于通气管没入液面的深度。若没入液面的深度是15~20cm,则对该患者所施加的负压抽吸力为1.47~1.96kPa(15~20cmH$_2$O)。若抽吸力超过没入液面的通气管的高度时,就会将外界空气吸入此引流系统中,所以压力控制瓶中必须始终有水泡产生方表示其具有功能并处于工作状态。

(六)护理评估

1.术前评估

(1)健康史和相关因素:①一般情况:患者的年龄、性别、婚姻、职业、经济状况、社会、文化背景等。②受伤史:受伤时间和经过、暴力大小、受伤部位,有无昏迷、恶心、呕吐等;接受过何种处理。③有无胸部手术史、服药史和过敏史等。

(2)身体状况

①局部:a.受伤部位及性质、有无肋骨骨折;是否有开放性伤口,伤口是否肿胀,有无活动性出血。b.有无反常呼吸运动,气管位置有否偏移。c.有无颈静脉怒张或皮下气肿。d.有无肢体活动障碍。

②全身:a.生命体征是否平稳,是否有呼吸困难或发绀,为何种呼吸形态,有无休克或意识障碍。b.是否有咳嗽、咳痰,痰量和性质;有无咯血、咯血次数和量等。

(3)辅助检查:根据胸部 X 线等检查结果,评估气胸的程度、性质以及有无胸内器官损伤等。

(4)心理-社会支持状况:患者有无恐惧或焦虑,程度如何。患者及家属对损伤及其预后的认知、心理承受程度及期望。

2.术后评估

(1)术中情况:了解手术、麻醉方式和效果、术中出血、补液、输血情况和术后诊断。

(2)生命体征:生命体征是否平稳,麻醉是否清醒,末梢循环和呼吸状态,有无胸闷、呼吸浅快和发绀。

(3)心理状态与认知程度:有无紧张,能否配合进行术后早期活动和康复锻炼,对出院后的继续治疗是否清楚。

(七)常见护理诊断/问题

1.气体交换受损

与疼痛、胸部损伤、胸廓活动受限或肺萎陷有关。

2.疼痛

与组织损伤有关。

3.潜在并发症

肺或胸腔感染。

(八)护理措施

1.维持有效气体交换

(1)现场急救:胸部损伤患者若出现危及生命的征象时,护士应协同医师施以急救。

(2)维持呼吸功能:①对开放性气胸者,立即用敷料(最好是凡士林纱布)封闭胸壁伤口,使之成为闭合性气胸,阻止气体继续进入胸腔。②闭合性或张力性气胸积气量多者,应立即行胸膜腔穿刺抽气或闭式引流。③供氧:及时给予气促、呼吸困难和发绀患者吸氧。④体位:病情稳定者取半坐卧位,以使膈肌下降,有利呼吸。⑤人工呼吸机辅助呼吸:密切观察呼吸机工作状态和各项参数,根据病情及时调整参数。

(3)加强观察:密切观察、记录生命体征。观察患者有无气促、呼吸困难、发绀和缺氧等症状;呼吸的频率、节律和幅度等;气管移位或皮下气肿有无改善。

2.减轻疼痛与不适

(1)当患者咳嗽咳痰时,协助或指导患者及其家属用双手按压患侧胸壁,以减轻咳嗽时疼痛。

(2)遵医嘱给予止痛剂。

3.预防肺部和胸腔感染

(1)密切监测体温:每4h测量1次,若有异常,及时通知医师并配合处理。

(2)严格无菌操作:①及时更换引流瓶,避免胸腔引流管受压、扭曲,保持胸腔闭式引流通畅;②及时更换和保持胸壁伤口敷料清洁、干燥。

(3)协助患者咳嗽咳痰:帮助患者翻身、坐起、拍背、咳嗽,指导其做深呼吸运动,以促进肺扩张,减少肺不张或肺部感染等并发症。

(4)遵医嘱合理使用抗菌药物。

(5)加强对气管插管或切开的护理:对于做气管插管或气管切开、人工呼吸机辅助呼吸的患者做好呼吸道护理,包括清洁、湿化和保持通畅,以维持有效气体交换。

4.做好胸膜腔闭式引流的护理

(1)保持管道密闭:①随时检查引流装置是否密闭、引流管有无脱落;②保持水封瓶长管没入水中3~4cm并直立;③用油纱布严密包盖胸膜腔引流管周围;④搬动患者或更换引流瓶时,应双重夹闭引流管,防止空气进入;⑤若引流管连接处脱落或引流瓶损坏,应立即用双钳夹闭胸壁引流导管,并更换引流装置;⑥若引流管从胸腔滑脱,应立即用手捏闭伤口处皮肤,消毒处理后,用凡士林纱布封闭伤口,并协助医师进一步处理。

(2)严格无菌技术操作,防止逆行感染:①保持引流装置无菌;②保持胸壁引流口处敷料清洁、干燥,一旦渗湿应及时更换;③引流瓶应低于胸壁引流口平面60~100cm,防止瓶内液体逆入胸膜腔;④按时更换引流瓶,更换时严格遵守无菌技术操作规程。

(3)保持引流通畅:①体位:患者取半坐卧位和经常改变体位,依靠重力引流。②定时挤压胸膜腔引流管,防止其阻塞、扭曲和受压。③鼓励患者咳嗽和深呼吸,以便胸腔内气体和液体排出,促进肺扩张。

(4)观察和记录:①密切观察长管中水柱随呼吸上下波动的情况,有无波动是提示引流管是否通畅的重要标志。水柱波动幅度反映无效腔的大小和胸膜腔内负压的情况。一般情况下,水柱上下波动的范围为4~6cm。若水柱波动过大,提示可能存在肺不张;若无波动,提示引流管不通畅或肺已经完全扩张;若患者表现为气促、胸闷、气管向健侧偏移等肺受压症状,则提示血块阻塞引流管,应积极采取措施,捏挤或用负压间断抽吸引流瓶中的短管,促使其通畅,并及时通知医师处理。②观察并准确记录引流液的颜色、性质和量。

(5)拔管:①拔管指征:置管引流48~72h后,临床观察引流瓶中无气体溢出且颜色变浅、24h引流液量少于50mL、脓液少于10mL、胸部X线摄片显示肺膨胀良好无漏气、患者无呼吸困难或气促时,即可终止引流,考虑拔管。②协助医师拔管:嘱患者先深吸一口气,在其吸气末迅速拔管,并立即用凡士林纱布和厚敷料封闭胸壁伤口并包扎固定。③拔管后观察:拔管后24h内应密切观察患者是否有胸闷、呼吸困难、发绀、切口漏气、渗液、出血和皮下气肿等,若发现异常及时通知医师处理。

5.健康教育

(1)急救知识

①变开放性气胸为闭合性气胸:即在发生胸腔开放性损伤的危急情况下,立即用无菌或清洁的敷料或棉织物加压包扎,阻止外界空气通过伤口不断进入胸腔内而压迫心肺和大血管、危及生命。

②采取合适体位:当胸部损伤患者合并昏迷或休克时取平卧位。

(2)出院指导

①注意安全,防止发生意外事故。

②肋骨骨折患者在3个月后应复查胸部X检查,以了解骨折愈合情况。

③合理休息,加强营养的摄入。

(九)护理评价

(1)患者呼吸功能是否恢复正常,有无气促、呼吸困难或发绀等。

(2)患者疼痛是否减轻或消失。

(3)患者的病情变化是否被及时发现和处理,并发症是否得到有效预防或控制。

三、血胸患者的护理

血胸指胸部损伤导致的胸膜腔积血。血胸可与气胸同时存在,称为血气胸。

(一)病因

多数因胸部损伤所致。肋骨断端或利器损伤部均可能刺破肺、心脏、血管而导致胸膜腔积血。大量持续出血所导致的胸膜腔积血称为进行性血胸。

(二)病理生理

随损伤部位、程度和范围而有不同的病理生理变化。肺裂伤出血时,常因循环压力低,出血量少而缓慢,多能自行停止;肋间血管、胸廓内血管或压力较高的动脉损伤出血时,常不易自行停止;心脏和大血管受损破裂,出血量多且急,易造成有效循环血量减少而致循环障碍或衰竭,甚至短期内死于失血性休克。

随着胸膜腔内血液积聚和压力的增高,使伤侧肺受压萎陷,纵隔被推向健侧,致健侧肺也受压,从而阻碍胸腔静脉血回流,严重影响呼吸和循环。由于心包、肺和膈肌的运动具有去纤维蛋白作用,故积血不易凝固。但短期内胸腔内迅速积聚大量血液时,去纤维蛋白作用不完善,即可凝固成血块,形成凝固性血胸。凝血块机化后形成的纤维组织束缚肺和胸廓,并影响呼吸运动和功能。由于血液是良好的培养基,细菌可通过伤口或肺破裂口进入,在积血中迅速滋生繁殖,并发感染,引起感染性血胸,最终形成脓胸。

(三)临床表现

血胸的临床表现与出血速度和出血量有关。

(1)小量血胸胸腔内积血量≤500mL,症状不明显。

(2)中量血胸(胸腔内积血量500~1000mL)和大量血胸(胸腔内积血量>1000mL),特别是急性出血时,可出现以下两种症状。

①低血容量性休克表现,表现为面色苍白、脉搏快弱、血压下降、四肢湿冷、末梢血管充盈不良等。

②伴有胸水表现,如呼吸急促、肋间隙饱满、气管移向健侧、患侧胸部叩诊呈浊音、心界向健侧移位、呼吸音减低或消失等。

(3)感染症状:血胸患者多可并发感染,表现为高热、寒战、出汗和疲乏。

(四)辅助检查

1.实验室检查

血常规检查显示血红蛋白含量和血细胞比容下降。继发感染者,血白细胞计数和中性粒细胞比例增高。

2.影像学检查

(1)胸部X线检查:小量血胸者,胸部X线检查仅显示肋膈角消失;大量血胸时,显示胸膜腔内大片阴影,纵隔移向健侧;合并气胸者可见液平面。

(2)胸部B型超声检查:可明确胸部积液的位置和量。

3.胸膜腔穿刺

抽得血性液体时即可确诊。

(五)治疗要点

包括非手术和手术处理。

1.非进行性血胸

小量积血可自行吸收;积血量多者,应早期行胸腹腔穿刺抽除积血,必要时行胸腹腔闭式引流,以促进肺膨胀,改善呼吸。

2.进行性血胸

及时补充血容量,防治低血容量性休克;立即开胸探查、止血。

3.凝固性血胸

为预防感染或血块机化,于出血停止后数日内经手术清除积血和血块;对于已机化血块,于病情稳定后早期行血块和胸膜表面纤维组织剥除术;血胸已感染应按脓胸处理,及时做胸腔引流。

4.抗感染

合理有效应用抗菌药物防治感染。

(六)常见护理诊断/问题

1.组织灌注量改变

与失血引起的血容量不足有关。

2.气体交换受损

与肺组织受压有关。

3.潜在并发症

感染。

(七)护理措施

1.维持有效的心排出量和组织灌注量

(1)建立静脉通路并保持其通畅,积极补充血容量和抗休克;遵医嘱合理安排和输注晶体和胶体溶液,根据血压和心肺功能状态等控制补液速度。

(2)密切监测生命体征:重点监测生命体征和观察胸腹腔引流液的量、色和性质,若每小时引流量超过200mL并持续3h以上,引流出的血液很快凝固,胸部X线显示胸腔大片阴影,说明有活动性出血的可能,应积极做好开胸手术的术前准备。

2.促进气体交换,维持呼吸功能

(1)观察:密切观察呼吸形态、频率、呼吸音变化和有无反常呼吸运动。

(2)吸氧:根据病情给予鼻导管或面罩吸氧,观察血氧饱和度。

(3)体位:若生命体征平稳,可取半坐卧位,以利呼吸。

(4)排痰:协助患者拍背、咳痰,有效清除呼吸道分泌物;指导患者有效呼吸和深呼吸。

(5)镇痛:对因胸部伤口疼痛影响呼吸者,按医嘱予以镇痛。

3.预防并发症

(1)合理足量使用抗菌药物,并保持药物的有效浓度。

(2)指导和协助患者咳嗽、咳痰,排除呼吸道分泌物,保持呼吸道通畅,预防肺部并发症。

(3)密切观察体温、局部伤口和全身情况的变化。

(4)在进行胸腹腔闭式引流护理过程中,严格无菌操作,保持引流通畅,以防胸部继发感染。

第五节 胃、十二指肠溃疡的护理

胃、十二指肠溃疡患者经内科治疗可以痊愈,外科手术治疗主要针对胃、十二指肠溃疡的严重并发症进行治疗。

一、概述

消化性溃疡的严重并发症有以下几种。

(一)急性穿孔

胃、十二指肠溃疡急性穿孔是溃疡病的常见并发症。穿孔部位多位于幽门附近的胃或十二指肠前壁。溃疡穿孔是活动期胃、十二指肠溃疡向深部侵蚀并穿破浆膜的结果。溃疡急性穿孔后,具有强烈刺激性的胃液、十二指肠液及食物等进入腹腔,刺激腹膜,立即引起化学性腹膜炎。数小时后由于细菌繁殖可逐渐发展为细菌性腹膜炎。

(二)急性大出血

胃、十二指肠溃疡大出血是溃疡侵蚀基底血管并导致其破裂的结果。胃溃疡出血多来自胃左、右动脉的分支,十二指肠溃疡出血则多来自胰十二指肠上动脉或者胃十二指肠动脉及其分支。

(三)瘢痕性幽门梗阻

瘢痕性幽门梗阻是由于十二指肠溃疡和幽门附近的胃溃疡在愈合过程中发生瘢痕性挛缩所致。瘢痕性幽门梗阻是永久性的,是外科手术治疗的绝对适应证。梗阻后,由于胃排空受阻,胃壁肌肉则产生代偿性增厚;胃内食物潴留而致呕吐,进而引起水、电解质和营养素的严重损失,由于大量氢离子和氯离子随胃液吐出而丢失,同时钾离子也随胃液吐出丢失,从而导致低氯低钾性碱中毒。

二、护理评估

(一)健康史

了解患者的年龄、性别、职业及饮食习惯等;了解患者发病过程、治疗及用药情况,特别是非甾体抗炎药如阿司匹林、吲哚美辛(消炎痛),以及肾上腺皮质激素、胆汁酸盐等。了解患者既往是否有溃疡病史及胃手术病史等。

(二)身体状况

1.急性穿孔

(1)症状:突然出现上腹部刀割样剧痛,并很快波及全腹,故常伴恶心、呕吐,甚至可发生休克。

(2)体征:全腹有明显压痛、反跳痛,但以上腹部最为显著,腹肌紧张呈板状强直。叩诊肝浊音界缩小或消失。

2.急性大出血

(1)症状:主要表现为突然发生的急性大呕血或解柏油样大便。出血后头晕、目眩、乏力、心悸甚至晕厥或休克。短期急性失血量超过400mL时,患者可出现面色苍白、口渴、脉搏快、脉压缩小等循环系统代偿征象;当失血量超过800mL时,可出现出冷汗、脉搏细速、呼吸浅快、血压降低等明显休克征象。血红蛋白、红细胞计数和血细胞比容下降,但在早期可因血液浓缩而下降不明显,反复多次测定可见进行性下降。

(2)体征:腹部体征不明显。腹部稍胀,上腹部可有轻度深压痛,肠鸣音亢进。

3.瘢痕性幽门梗阻

一般幽门梗阻的患者多有长期溃疡病史。

(1)症状:最为突出的症状是呕吐,多发生在下午或晚间,呕吐量大,一次量可达1000~2000mL。呕吐物为隔夜宿食,有酸臭味,不含胆汁。呕吐后自感胃部舒适,所以患者往往自行诱发呕吐,以减轻症状。梗阻严重者有营养不良、消瘦、脱水及代谢性碱中毒表现。

(2)体征:腹部检查可见上腹部膨隆,有时可见胃型及胃蠕动波,以手轻拍患者上腹部,可闻振水音。

(三)心理-社会状况

胃、十二指肠溃疡反复发作可能会对患者正常生活、学习、工作造成一定的影响。手术治疗的患者还会出现焦虑、恐惧,同时还需了解家属及亲友的心理状态;家庭经济承受能力等。

(四)辅助检查

1.实验室检查

急性穿孔患者白细胞计数及中性粒细胞比例会增高。大出血患者红细胞计数、血红蛋白值、血细胞比容均进行性下降。

2.影像学检查

急性穿孔患者腹部立位X线检查可见膈下游离气体。瘢痕性幽门梗阻患者X线显示胃扩张、胃潴留。

3.内镜检查

胃镜检查是确诊胃十二指肠溃疡的首选方法,可明确溃疡位置,并可在直视下取活组织进行病理学检查。若溃疡急性出血也可在胃镜下止血。

(五)治疗要点

1.非手术治疗

(1)胃、十二指肠急性穿孔:一般情况好的空腹小穿孔,可试行禁食、半卧位、胃肠减压、抗生素输液治疗等。

(2)胃、十二指肠溃疡大出血:绝大多数患者可经非手术治疗有效止血,包括镇静、输液输血、胃镜止血等。

2.手术治疗

胃大部切除术和胃迷走神经切断术是治疗胃、十二指肠溃疡的常用手术方法。

(1)胃大部切除术:是最常用的手术方法。切除范围是胃的远侧,包括胃体远侧大部分、胃窦部、幽门和十二指肠球部的近侧。常用的手术方式基本上分为两大类,即毕Ⅰ式和毕Ⅱ式。

毕Ⅰ式胃大部切除术：手术要点是切除胃远端大部分后，将残胃与十二指肠吻合。多适用于胃溃疡的治疗。

毕Ⅱ式胃大部切除术：手术要点是切除胃远端大部分后，将残胃与上段空肠吻合，缝闭十二指肠残端，适用于各种胃、十二指肠溃疡，尤其是十二指肠溃疡。

(2)胃迷走神经切断术：包括迷走神经干切断术、选择性胃迷走神经切断术和高选择性胃迷走神经切断术三种术式。

三、护理问题

1. 焦虑/恐惧

与惧怕手术、对疾病预后的顾虑等因素有关。

2. 体液不足

与呕吐、腹膜渗出及禁食等因素有关。

3. 营养失调：低于机体需要量

与摄入减少和丢失增多有关。

4. 疼痛

与溃疡对黏膜的侵蚀、穿孔后胃肠内容物对腹膜的刺激及手术切口等有关。

5. 潜在并发症

切口感染、出血、吻合口瘘、吻合口梗阻、倾倒综合征等。

6. 知识缺乏

缺乏对疾病原因及术后饮食和营养调理等康复知识的了解。

四、护理措施

(一)非手术治疗护理及手术前护理

1. 病情观察

监测生命体征、腹痛、腹膜刺激征及肠鸣音等变化，准确观察记录24小时出入液量。急性出血患者如经止血、输血等措施后仍有继续出血征象者，应急诊手术。

2. 一般护理

(1)卧位：患者卧床休息，宜取半卧位。

(2)饮食：饮食宜少食多餐，宜进高蛋白、高热量、高维生素、易消化、无刺激性的饮食。术前禁食、禁饮。术晨放置胃管，以防麻醉过程中呕吐而引起误吸。拟行迷走神经切断术的患者，术前应做基础胃酸分泌量和最大胃酸分泌量测定，以便手术前后对比，鉴定手术效果。幽门梗阻者，应纠正水、电解质代谢及酸碱平衡失调，术前2～3日每晚用温盐水洗胃。

(二)术后护理

1. 一般护理

(1)体位：术毕回病房后，先根据麻醉要求安置体位。麻醉解除、血压平稳后，取半卧位。

(2)禁食、胃肠减压：是溃疡病术后重要的护理措施之一，可减轻胃肠道张力，有利于胃肠吻合口的愈合。护理中应注意妥善固定胃肠减压管，防止松脱；应保持胃肠减压管通畅使其持续处于负压吸引状态，可用少量生理盐水冲洗胃肠减压管，防止堵塞。注意观察引流液的性状和量，一般术后24小时内可由胃肠减压管引流出100～300mL血性或咖啡样液体；如果引流出较多鲜血，则应警惕有吻合口出血，需及时与医生联系并尽快处理。禁食期间应注意口腔护理，咽痛或咳痰困难者可给予超声雾化吸入，每日2次，以减轻患者咽喉疼痛并有利于痰液咳出。术后3～4日，胃肠引流液量明显减少，肠蠕动恢复后即可拔管。

(3)输液、抗感染：禁食期间静脉补充液体，并详细记录24小时出入液量，必要时输血浆或全血，以提供患者需要的水、电解质和营养素，以利于改善患者的营养状况，有利于胃肠吻合口和腹壁切口的愈合。静脉输入抗生素以预防感染。

(4)饮食：拔除胃管后当日可给少量饮水或米汤，第2日进半量流质饮食，第3日进全量流质饮食，若进食后无腹痛、腹胀等不适，第4日可进半流质饮食，以稀饭为好，第10～14日可进软食，逐渐减少餐数并增加每次食量直至恢复普食。应注意避免生、冷、硬、辣等刺激性食物；尽量少食牛奶、豆类等产气食物。注意少食多餐，逐步恢复正常饮食。

(5)活动：术后鼓励患者早期活动，早期活动有利于肠蠕动的恢复，预防肠粘连，促进呼吸和血液循环，减少术后并发症。

2.术后并发症的观察和护理

(1)术后胃出血：术后从胃管中引流出暗红色或咖啡色胃液应属正常现象。如短时间内从胃管中流出大量鲜血，甚至呕血或黑便，且持续不止，则应视为术后出血。可采取禁食、止血、输血等措施控制出血。如果非手术疗法不能达到止血效果则应再次手术止血。

(2)十二指肠残端破裂：多发生在毕Ⅱ式术后3～6日。多为十二指肠残端缝合处愈合不良或因为胃肠吻合口输入段梗阻，使十二指肠肠腔内压力升高而导致残端破裂。表现为右上腹突发剧烈腹痛和局部明显压痛、腹肌紧张等急性弥漫性腹膜炎特征，需立即手术治疗。十二指肠残端破裂处应置管引流，残端周围置烟卷引流。术后应予持续负压吸引，并积极纠正水、电解质代谢失衡，给予胃肠外营养或行空肠造瘘术，术后置管行肠内营养。应用抗生素以控制感染，用氧化锌软膏保护引流处周围皮肤。

(3)胃肠吻合口破裂或瘘：较少见，多发生在术后3～7日，大多系缝合不良、吻合口处张力过大、低蛋白血症、组织水肿等导致组织愈合不良所致。早期发生者常引起明显的腹膜炎症状和体征，晚期发生者则因腹腔内局部形成粘连，可产生局限性脓肿或向外穿破而形成腹外瘘。出现腹膜炎者，应立即手术修补，局限性脓肿或外瘘者，除行局部引流外还应给予胃肠减压和营养支持疗法，促进瘘口自愈，若经久不愈，则应再次手术。

(4)术后梗阻：根据梗阻部位分为吻合口梗阻、输入段梗阻和输出段梗阻。后两者见于毕Ⅱ式胃大部切除术后。

①吻合口梗阻：患者表现为进食后上腹饱胀、不适，呕吐食物，不含胆汁。如不能自行缓解，需通过手术解除梗阻。

②输入段梗阻：可分为两类。a.急性完全性输入段梗阻：此类病情极为严重，典型表现为上腹部剧烈疼痛，频繁呕吐，量少，不含胆汁，呕吐后症状不缓解；上腹部偏右有压痛性包块，有时出现黄疸，血清淀粉酶升高，可出现休克症状，应紧急手术治疗。b.慢性不完全性输入段梗阻：表现为进食后15～30分钟，上腹部突然发生胀痛或绞痛，喷射状呕吐，呕吐物为大量含胆汁的液体，呕吐后症状缓解。多数患者非手术治疗可缓解，如经过数周或者数月症状仍不能缓解，亦需要手术治疗。

③输出段梗阻：多因粘连、大网膜水肿或坏死或者炎性肿块压迫等所致。患者表现为上腹饱胀，呕吐食物和胆汁。如不能自行缓解，也需要通过手术解除梗阻。

(5)倾倒综合征

①早期倾倒综合征：主要表现为进食（特别是进高浓度流质饮食）30分钟后出现剑突下不适、心悸、乏力、出汗、头晕、恶心、呕吐甚至虚脱。常伴有肠鸣及腹泻，症状持续60～90分钟后自行缓解。嘱患者术后少食多餐，并避免过甜过热的流质饮食，进餐后应平卧10～20分钟，大多数患者经饮食调理后1年内多可自愈，无效者则应手术治疗，方法是将毕Ⅱ式吻合改为毕Ⅰ式吻合。

②晚期倾倒综合征：又称为低血糖综合征，多发生在进食2～4小时后，患者表现为心慌、无力、眩晕、出汗、手颤、嗜睡，当出现症状时稍进饮食，特别是糖类饮食即可缓解。在饮食中减少糖类含量，增加蛋白质含量并少食多餐，可预防低血糖综合征的发生。

(三)心理护理

及时做好解释和安慰工作，讲解手术的必要性、术前准备和术后注意事项的相关知识，减轻患者的焦虑，使患者和家属积极配合治疗及护理。

五、健康教育

(1)向患者宣传饮食规律，少吃生冷、过热、辛辣及油炸的食物；严格戒烟、戒酒；同时应注意劳逸结合的健康生活方式；加强自我调节，稳定情绪，以减少溃疡病发生的客观因素。

(2)提醒患者注意服药时间、方式、剂量及药物的毒性反应；避免服用对胃黏膜有损害的药物，如阿司匹林、吲哚美辛、肾上腺皮质激素等。

第四章 妇产科疾病护理

第一节 女性生殖系统炎症的护理

一、前庭大腺囊肿

前庭大腺囊肿系因前庭大腺管阻塞,分泌物积聚所致。在急性炎症消退后腺管堵塞,分泌物不能排出,脓液逐渐转为清液而形成囊肿,有时腺腔内的黏液浓稠或先天性腺管狭窄排液不畅,也可形成囊肿。若有继发感染则形成脓肿反复发作。因前庭大腺解剖位置的特点,其位于两侧大阴唇后 1/3 深部,腺管开口于处女膜与小阴唇之间,在性交、流产、分娩或其他情况污染外阴部时,病原体容易侵入而引起炎症,因此发病以育龄妇女多见,幼女及绝经后妇女少见。主要病原体为葡萄球菌、链球菌、大肠埃希菌、肠球菌等。随着性传播疾病发病率的增加,淋病奈瑟菌及沙眼衣原体也为常见病原体。

(一)临床表现

(1)前庭大腺囊肿位于阴唇后部的前庭大腺所在处,多为单侧性,大小不定,在大阴唇外侧明显隆起。初起时局部肿胀、疼痛、烧灼感,行走不便,有时致排尿、排便困难。慢性期则形成囊肿,大小不等,多由小逐渐增大,生长缓慢,有些可持续数年不变。多为单发,一般不超过鸡蛋大小,极少双侧同时发生。若囊肿小且无感染,患者可无自觉症状,往往于妇科检查时方被发现。若囊肿大,患者可感到外阴有坠胀感和膨胀感,或有性交不适。

(2)检查见囊肿多为单侧,也可为双侧。检查表皮外观正常,囊肿位于阴唇后下方和阴唇系带之间的前庭大腺所在处,呈半月形、卵圆形或圆形,囊肿在大阴唇外侧明显隆起,患侧小阴唇被展平。囊肿有移动性,无明显触痛。性生活频繁时,囊肿迅速增大。继发感染时,局部红肿、疼痛明显,患者有发热等全身症状,囊肿可发展为脓肿。

(3)诊断检查:通过囊肿的所在位置、外观及局部触诊无炎症现象不难诊断,必要时可行局部穿刺,根据其内容物与脓肿鉴别。病理检查见囊内壁为被覆立方上皮、鳞状上皮或移动上皮。

(二)治疗原则

(1)较小的囊肿不必手术治疗,应定期随访。较大的囊肿,有明显的症状或反复发作疼痛、脓肿形成者应做切开引流手术,术后可保持腺体功能。现多行前庭大腺囊肿造口术,取代以往囊肿剥除法。此方法简单,损伤小,出血少,尚能保留腺体功能。但造口应足够大,造口之后最好放引流条,每天用过氧化氢(双氧水)溶液或2%碘伏冲洗囊腔1次,共3~4次,防止术后粘连闭合,再次形成囊肿。

(2)术后用1:5000高锰酸钾溶液坐浴,可预防性应用抗生素或应用2%碘伏液及0.5%甲硝唑液交替冲洗。用油纱条填塞,每2~3天更换1次。

(3)近年来采用二氧化碳激光做造口术治疗,治疗率高,无不良反应,操作简便,治疗时间短。患者可在门诊治疗,无须缝合创面,无须住院。由于激光的高热效应能使组织细胞迅速凝固、炭化,激光对血红蛋白有亲和力,故有较好的凝血作用,术中及术后出血少,能保留腺体的正常功能,对性生活质量无影响,术后无感染,无需用抗生素。但一旦继发感染,可反复发作。

(三)护理

1.护理评估

主要评估患者体征和心理反应。注意患者的全身状况,测量生命体征,观察局部是否有红、肿、热、痛。局部分泌物的颜色、性质、量、气味。由于个人的病程、症状和体征不同,对其工作、生活产生的影响不同,患者可出现不同的心理问题。通过与患者接触、交谈,观察其行为变化,以了解患者精神心理状况。多数患者在出现典型的临床症状后,出于无奈而被迫就医。尤其一些未婚或未育女性,常因害羞、焦虑、担心遭人耻笑等原因而未能及时到医院就诊,或自行寻找非正规部门处理,导致病情延误。

2.护理要点及措施

(1)急性期嘱患者卧床休息,暴露局部,以减轻刺激。

(2)遵医嘱给予抗生素及镇痛药。

(3)脓肿或囊肿切开造口术后,局部用引流条引流,需每日更换引流条。用0.05%苯扎氯铵棉球擦洗外阴,每日2次。切口愈合后,改用1:5000呋喃西林溶液坐浴,每日2次。

(4)积极治疗诱发因素,如阴道炎、宫颈炎、肠道蛲虫病、糖尿病等。

(5)保持外阴清洁干燥,排便后用清水冲洗,每日用1:5000高锰酸钾溶液坐浴2~3次。

(6)应穿宽松、柔软的纯棉内裤,每天更换。换下的内裤应用消毒液浸泡后再清洗。

3.健康教育

(1)指导患者每日更换内裤,清洗后在阳光下晾晒。保持外阴清洁,排便后清水冲洗。

(2)嘱患者患病期及术后1个月内不可进行性生活,减少局部刺激。

(3)指导患者饮食要清淡,营养均衡,保持排便通畅。

(4)告知患者术后出现分泌物增多、疼痛等异常现象及时就诊。在医生的指导下,服用抗生素进行抗感染治疗,用0.05%苯扎氯铵棉球擦洗外阴,每日2次。

(5)嘱患者多卧床休息,切忌劳累,不宜盆浴。

二、前庭大腺炎

前庭大腺位于两侧大阴唇的后1/3处深部,腺管开口于小阴唇内侧,邻近处女膜处。育龄妇女多见,幼女及绝经后妇女少见。主要病原体为内源性病原体,如葡萄球菌、大肠埃希菌、链球菌、肠球菌;性传播疾病的病原体主要为淋病奈瑟菌及沙眼衣原体等。前庭大腺可分泌黏液,滑润生殖器。在外阴受污染时易被细菌感染而发炎,称为前庭大腺炎。如腺管肿胀或渗出物凝聚而阻塞,脓液不能外流而形成脓肿,称为前庭大腺脓肿。

(一)病因

(1)前庭大腺因解剖部位的特点,在性交、分娩或其他情况污染外阴部时,病原体易侵入而引起感染。其病原体多为葡萄球菌、链球菌、大肠埃希菌或淋球菌等混合感染。

(2)前庭大腺导管因炎症堵塞,引起腺体扩张而形成前庭大腺囊肿。前庭大腺脓肿未经治疗,急性炎症消退后,脓液吸收也可形成前庭大腺囊肿,可反复急性发作或破溃排脓。

(二)诊断

1.临床表现

(1)症状:感染多为单侧,急性期局部疼痛、肿胀,甚至不能走路,形成脓肿时疼痛剧烈,常有发热,有时大小便困难。

(2)体征

①检查发现大阴唇后1/3处有红肿硬块,触痛明显。若形成脓肿,肿块可增至鸡蛋大小,皮肤发红、变薄,可触及波动感,周围组织水肿,相应区域的淋巴结增大。

②如囊肿未合并感染,则在前庭大腺部位有向外突出的无痛性肿物,多为单侧发生。肿物外形呈椭圆形或圆形,大小不定,有囊型感,无压痛,其内容物为清亮透明的黏液。

2.实验室检查

外周血中白细胞计数增高,尤其是中性粒细胞增高。取前庭大腺开口处或尿道口、尿道旁腺处的分泌物,做刮片染色或细菌培养,可获得致病菌。

3.鉴别诊断

(1)与大阴唇腹股沟斜疝相鉴别:斜疝与腹股沟相连,挤压后可复位,包块消失。用力屏气肿块胀大,质地较软,界限也不十分清楚。

(2)与中肾管囊肿相鉴别:中肾管囊肿一般体积较小,表浅,不易发生感染,切除后经病理学检查可确诊。

(三)治疗

(1)急性炎症时应卧床休息,保持外阴部清洁、干燥。经常更换内裤,避免局部摩擦。

(2)脓肿形成应立即引流并做造口术,局部热敷或坐浴,并给予抗生素消炎治疗。

(3)前庭大腺囊肿现多行造口术,CO_2激光囊肿造口术效果较好,术中出血少,不需缝合,局部无瘢痕形成并保留腺体功能。对于囊肿反复感染者可行前庭大腺囊肿切除术。

(四)护理评估

1.病史评估

评估患者本次发病的诱因,有无合并症状,目前的治疗及用药;评估既往病史、家族史、过敏史、手术史、输血史,有无糖尿病或粪瘘、尿瘘;了解患者有无烟酒嗜好、性格特征等。

2.身体评估

评估患者意识状态、神志与精神状况、生命体征、营养及饮食情况、BMI、排泄型态、睡眠型态、强迫体位、外阴皮肤情况,有无皮疹、破溃等。

3.风险评估

患者入院2小时内进行各项风险评估,包括患者压疮危险因素评估、患者跌倒/坠床危险因素评估、日常生活能力评定。

4.心理-社会评估

了解患者的文化程度、工作性质、患者家庭状况以及家属对患者的理解和支持情况。

5.其他评估

评估患者的个人卫生、生活习惯、对疾病认知以及自我保健知识掌握程度。

(五)护理措施

1.一般护理

(1)皮肤护理:保持皮肤清洁、床单位平整,内裤柔软洁净、每日更换,污染内裤单独清洗。

(2)饮食:禁酒,忌辛辣食物。

(3)休息与活动:急性期嘱患者卧床休息,活动时减少局部摩擦。

(4)生活护理:如患者因局部肿胀、疼痛、烧灼感而导致行动不便时,协助患者大小便,并将呼叫器置于患者易触及处;脓肿切开引流及造口术后,遵医嘱擦洗或协助患者坐浴;实施预防跌倒、坠床护理措施;及时更换清洁病号服、床单位及中单等。

2.病情观察

(1)皮肤:关注患者主诉,密切观察外阴部局部充血、肿胀或破溃情况(包括脓肿严重程度及消退情况)。

(2)行脓肿切开引流及造口术后,观察引流液的性质、气味及引流量,警惕感染加重。

(3)注意观察有无发热等全身症状。

3.用药护理

(1)遵医嘱给予抗生素及镇痛剂。

(2)脓肿切开引流及造口术后,外阴用0.5%碘伏棉球擦洗,每日2次。伤口愈合后改用1:5000高锰酸钾坐浴,每次坐浴15~30分钟,每日2次。

4.坐浴指导

实施坐浴时先将坐浴盆刷洗干净,并做到专人专用。盆内放入清洁的热水约八分满,温度41~43℃,注意不要过烫,以免烫伤。坐浴前清洁外阴及肛周,坐浴时将伤口完全浸入药液中,每次坐浴15~30分钟,中间可以加入热水以维持水温,每日坐浴1~2次。

5.心理护理

许多患有前庭大腺炎的患者普遍觉得羞于启齿,患者在医生为其检查、治疗等过程中易发生复杂的心理反应。倾听患者主诉,耐心解答患者的疑问,消除患者顾虑,使其积极配合治疗。

尽快使患者适应陌生的环境,护士应有针对性地实施有效的心理护理。

6.健康教育

(1)饮食:禁烟、酒,避免进食辛辣刺激性食物。应多食新鲜蔬菜和水果,以保持大便通畅;多饮水,防止合并泌尿系感染。

(2)休息与活动:急性期卧床休息;非急性期也要劳逸结合,避免骑自行车等骑跨类运动,以减少局部摩擦。

(3)用药指导:严格遵照医嘱用药,坚持每天坐浴直至痊愈,避免病情反复或产生耐药。

(4)卫生指导:指导患者注意个人卫生,勤换内裤,不穿化纤类及过紧内裤,保持外阴清洁干燥。局部严禁搔抓,勿用刺激性药物或肥皂擦洗。

(5)感染防控:局部严禁搔抓,勿用刺激性药物或肥皂擦洗,指导患者注意经期、孕期、分娩期及产褥期卫生,勤换内裤,保持外阴清洁干燥,预防继发感染。

三、非特异性外阴炎

各种病原体侵犯外阴均可引起外阴炎,以非特异性外阴炎多见。

(一)诊断标准

1.临床表现

(1)病史:糖尿病、尿瘘、粪瘘,阴道灌洗史等。

(2)症状:外阴部瘙痒、疼痛及灼热感,阴道分泌物增多。

(3)妇科检查:急性炎症时小阴唇内外侧红肿,可呈片状湿疹,严重时可见脓疱形成或浅小溃疡。慢性炎症时外阴皮肤粗糙增厚,可出现皲裂以及腹股沟淋巴结肿大。

2.辅助检查

需除外特异性外阴炎。

(1)阴道分泌物生理盐水悬液检查滴虫、真菌,除外特异性阴道炎引起的外阴炎。

(2)阴道分泌物检查清洁度、pH(一般清洁度多为Ⅲ度,pH>4.5);宫颈分泌物检查衣原体、淋病奈瑟菌。必要时行阴道分泌物细菌培养及药物敏感试验。

(3)外阴部溃疡必要时做活体组织病理检查及梅毒血清学检查。

(4)检查尿糖及血糖。

(二)治疗原则

1.一般治疗

(1)保持外阴干燥,避免搔抓。

(2)0.02%高锰酸钾溶液坐浴,每日2~3次;或3%~5%硼酸水坐浴,每日1~2次。

2.药物治疗

应针对病原体选择抗生素治疗。

(三)护理评估

1.病史评估

评估患者本次发病的诱因,有无合并症状,目前的治疗及用药;评估既往病史、家族史、过敏史、手术史、输血史,有无糖尿病或粪瘘、尿瘘;了解患者有无烟酒嗜好、性格特征等。

2.身体评估

评估患者意识状态、神志与精神状况、生命体征、营养及饮食情况、BMI、排泄型态、睡眠型态、强迫体位、外阴皮肤情况,有无皮疹、破溃等。

3.风险评估

患者入院2小时内进行各项风险评估,包括患者压疮危险因素评估、患者跌倒/坠床危险因素评估、日常生活能力评定。

4.心理-社会评估

了解患者的文化程度、工作性质、患者家庭状况以及家属对患者的理解和支持情况。

5.其他评估

评估患者的个人卫生、生活习惯、对疾病认知以及自我保健知识掌握程度。

(四)护理措施

1.一般护理

(1)皮肤护理:外阴皮肤出现皮疹破溃的患者,密切观察皮损大小、严重程度及消退情况,保持皮肤清洁,床单位平整。告知患者内裤应柔软洁净,需每日更换,污染的内裤单独清洗,避免交叉、重复感染。

(2)饮食:禁酒;优化膳食结构,避免进食油腻、辛辣刺激性食物。

(3)生活护理:如患者因局部皮肤破溃活动受到限制时,协助患者大小便,将呼叫器置于患者易触及处,并采取预防跌倒、坠床护理措施;保持会阴部清洁,遵医嘱给予会阴擦洗、冲洗、烤灯等;及时更换清洁病号服、床单位及中单等。

2.病情观察

(1)皮肤:关注患者主诉;密切观察外阴皮肤有无皮疹、破溃、局部充血、肿胀(包括皮损大小,严重程度及消退情况)。

(2)分泌物:观察患者外阴皮损及阴道分泌物的性质、气味、量,警惕异常情况预防感染。

3.应用高锰酸钾的护理

(1)药理作用:本品为强氧化剂,对各种细菌、真菌等病原体有杀灭作用。

(2)用法:取高锰酸钾加温水配成1:5000约40℃溶液,肉眼观为淡玫瑰红色进行坐浴,每次坐浴15~30分钟,每天2次。

(3)适应证:用于急性皮炎或急性湿疹,特别是伴继发感染时的湿敷及清洗小面积溃疡。

(4)禁忌证:月经期禁用、禁口服。

(5)注意事项

①本品仅供外用,因其腐蚀口腔和消化道,出现口内烧灼感、上腹痛、恶心、呕吐、口咽肿

胀等。

②本品水溶液易变质,故应临用前用温水配制,并立即使用。

③配制时不可用手直接接触本品,以免被腐蚀或染色,切勿将本品误入眼中。

④应严格在医生指导下使用,长期使用高锰酸钾,会引起阴道菌群紊乱。如浓度过高会刺激皮肤及黏膜。

⑤用药部位如有灼烧感、红肿等情况,应停药,并将局部药物洗净,必要时向医生咨询。

⑥不可与碘化物、有机物接触或并用。尤其是晶体,否则易发生爆炸。

(6)不良反应:高浓度反复多次使用可引起腐蚀性灼伤。

4.心理护理

倾听患者主诉,耐心解答患者的疑问,消除患者顾虑,使其积极配合治疗。许多患有非特异性外阴炎的患者普遍觉得羞于启齿,患者在医生为其检查、治疗等过程中易产生复杂的心理反应,为了尽快使患者适应陌生的环境,护士应有针对性地实施有效的心理护理。对患者的尊重与关爱是建立良好医患关系的关键,护士应给予患者安全感和信任感,在态度上应该和蔼可亲。通过身心护理使患者得到人性化的服务,提高医疗和护理服务的质量。

5.健康教育

(1)饮食

①禁烟酒。

②优化膳食结构,避免进食辛辣刺激性食物(辣椒、姜、葱、蒜等)。应多食新鲜蔬菜和水果,以保持大便通畅。

③多饮水,防止合并泌尿系感染。

(2)休息与活动:急性期应卧床休息。养成劳逸结合的生活习惯。避免骑自行车等骑跨类运动,减少摩擦。

(3)高锰酸钾坐浴指导:注意配制的浓度不宜过高,以免灼伤皮肤,每次坐浴15~30分钟,每天2次。坐浴时要使会阴部浸没于溶液中,月经期禁止坐浴。

(4)出院指导:指导患者注意个人卫生,勤换内裤,保持外阴清洁干燥。局部严禁搔抓,勿用刺激性药物或肥皂擦洗。做好经期、孕期、分娩期及产褥期卫生,不穿化纤类及过紧内裤。

(5)感染防控:外阴破溃者要预防继发感染,使用柔软无菌会阴垫,减少摩擦和混合感染的机会。外阴溃疡或烧灼感时,建议硼酸粉坐浴、VE霜外用。

四、细菌性阴道炎

细菌性阴道炎发病年龄多在15~44岁,多发生于生育年龄的妇女。但在不同人群中发病率也不同,多与性经历有关。细菌性阴道炎实际上是一种以Gardner菌、各种厌氧菌及支原体引起的混合感染,因本病与一般淋菌、滴虫、真菌引起的阴道炎不同,局部炎症不明显而且有10%~50%的患者无任何症状体征。细菌性阴道炎的致病原因是正常寄生在阴道内的细菌生态平衡(菌群)失调。

（一）临床表现

1.白带异常

多数患者主诉带有鱼腥臭味的灰白色白带。

2.阴道瘙痒

阴道有灼热感、瘙痒，在阴道壁上的分泌物易于擦掉。

3.体征

阴道黏膜无充血、无红肿，阴道分泌物 pH＞4.5，盐水涂片上见细菌性阴道炎（BV）特征的线索细胞，也可见活动的 Mobiluncus 菌。

（二）辅助检查

1.细胞学检查

在湿的生理盐水涂片尚见成熟的阴道上皮细胞表面，呈点状或颗粒状细胞边缘呈锯齿形的线索细胞。

2.分泌物呈碱性

阴道分泌物 pH＞4.5，多为 5~5.5。

3.细菌培养

阴道分泌物细菌培养，用血-琼脂混合特殊培养基培养。

4.氢氧化钾试验

阴道分泌物氢氧化钾试验阳性。

（三）治疗原则

治疗细菌性阴道炎以口服药为主，可口服甲硝唑、氯林可霉素、氨苄西林、匹氨西林等。亦可用1％过氧化氢液冲洗阴道。

（四）护理

1.护理评估

了解患者年龄、月经史、性生活史及生育史。了解白带性状、量、气味，有无外阴瘙痒及灼热。有无因外阴、阴道瘙痒致睡眠障碍，患者痛苦万分又因难以启齿而产生矛盾心理。

2.护理要点与措施

（1）口服药物护理：督促患者按时用药。甲硝唑，每次 0.2g，每日 3 次，连服 7d。也可用氨苄西林，每次 0.5g，每日 4 次，连服 7d。

（2）阴道用药护理：可用1％乳酸或醋酸溶液进行阴道灌洗，每日 1~2 次。口服甲硝唑，同时每晚睡前可用甲硝唑栓剂 0.2g 塞入阴道，以杀灭病菌。

（3）疾病健康知识宣传教育：指导夫妻共治疗，患病期间、未治愈之前，严禁性生活。

（4）心理护理：给予患者讲解治疗措施及预后情况，减轻患者心理压力。

3.健康教育

（1）指导患者增强自我保健知识，提高预防意识，注意及时检查。

(2)指导患者口服抗感染药物及其方法。
(3)指导患者保持个人卫生,注意每日清洗外阴,必要时行阴道灌洗和阴道置药。

五、念珠菌阴道炎

80%~90%的念珠菌性阴道炎是白色念珠菌引起的,约10%的健康妇女无症状而阴道带有念珠菌,一旦抵抗力降低或阴道局部环境改变时,念珠菌会大量繁殖危害人体健康,所以念珠菌是一种条件致病菌。

(一)致病原因

(1)阴道糖原增加、酸度升高时,或在机体抵抗力降低的情况下,便可成为致病的原因。
(2)长期应用广谱抗生素和肾上腺皮质激素,可使真菌感染大为增加。
(3)维生素缺乏(复合维生素B)、严重的传染性疾病,和其他消耗性疾病均可成为白色念珠菌繁殖的有利条件。
(4)妊娠期阴道上皮细胞糖原含量增加,阴道酸性增强,加之孕妇的肾糖阈降低,常有营养性糖尿,尿中糖含量升高而促进白色念珠菌的生长繁殖。

(二)临床表现

1.阴道瘙痒
外阴及阴道奇痒,坐卧不宁,痛苦异常。
2.泌尿系统症状
外阴唇肿胀,伴有烧灼感、尿痛、排尿困难。
3.体征
典型的白带为白色、凝乳块和豆渣样,略带臭味。小阴唇内侧面及阴道黏膜附有白色薄膜,擦去后,可见阴道黏膜红肿或糜烂面积表浅溃疡。

(三)辅助检查

1.涂片检查
一般采用悬滴法、染色法、培养法,可找到芽胞和假菌丝。
2.尿糖及血糖筛查
主要针对年老肥胖或久治不愈患者,应查尿糖及血糖值,并询问用药史,以寻找病因。

(四)治疗原则

可将制霉菌素片剂、克霉唑栓剂、达克宁栓剂至于阴道内,顽固者日服制霉菌素。积极改变阴道酸碱度,定时性阴道灌洗或坐浴。积极治疗糖尿病,长期应用广谱抗生素、雌激素者应停药。

(五)护理

1.护理评估
了解患者有无糖尿病,使用抗生素、雌激素的种类、时间是否在妊娠期。了解患者阴道分泌物的量、性状、气味。了解阴道黏膜受损程度,有无糜烂、溃疡及白色块状薄膜覆盖。分析判断悬滴法的结果,检验真菌动态变化情况。

2.护理要点与措施

(1)药物治疗护理:可根据医嘱给予患者口服药或阴道置药治疗。

(2)局部治疗护理:给予患者2%～4%碳酸氢钠阴道灌洗或坐浴,每日1次,10次为1个疗程。

(3)心理护理:阴道及外阴瘙痒致使患者痛苦万分,有些患者不愿表达,内心充满矛盾,护士应多与患者交流,解答疑惑,疏导患者情绪,减轻压力,使患者积极配合治疗。

3.健康教育

(1)指导患者积极治疗糖尿病,正确使用抗生素、雌激素,避免诱发念珠菌阴道炎。

(2)嘱患者养成良好的卫生习惯,每天清洗外阴、换内裤。切忌搔抓。

(3)指导患者如自行阴道灌洗应注意药液浓度和治疗时间,灌洗药物要充分融化,温度一般为40℃,切忌过烫,以免皮肤烫伤。

(4)指导孕妇要积极治疗,否则阴道分娩时新生儿易传染为鹅口疮。

六、滴虫性阴道炎

滴虫性阴道炎由阴道毛滴虫引起。是阴道炎症中最常见的一种疾病,pH为5.5～6.0的环境最适合滴虫生长,月经前后,隐藏在腺体及阴道皱襞中的滴虫常得以繁殖,造成滴虫阴道炎。

(一)致病原因

1.直接传染

经性交传播。

2.间接传染

经公共浴池、浴盆、浴中、游泳池、厕所、衣物、器械及敷料等途径。

(二)临床表现

1.外阴症状

外阴瘙痒、烧灼或疼痛。

2.白带异常

白带量增多,脓样、有泡沫、腥臭味。

3.体征

阴道宫颈黏膜充血,严重时有散在出血点。有时可见阴道后穹有液性泡沫状或脓性泡沫状分泌物。

(三)辅助检查

1.悬滴法

在玻片上加1滴盐水,自阴道穹处取少许分泌物在生理盐水中,低倍镜下,如有滴虫活动,阳性率可达80%～90%。

2.培养法

适于症状典型而悬滴法未见滴虫者,可用培养基培养,准确率达98%。

3.尿液检查

屡次复发者,需在尿液中查滴虫,必要时在男方前列腺液内查滴虫。

(四)治疗原则

杀灭阴道滴虫,恢复阴道正常状态,防止复发。此症常在月经期后复发,治疗后应在每次月经干净后复查1次,3次均为阴性称治愈。夫妻双方要同时治疗,切断直径传染途径。可行局部治疗,冲洗阴道后,在阴道内放置药片或栓剂;可行全身用药,口服相应的药物治疗。

(五)护理

1.护理评估

询问患者既往阴道炎病史,发作与月经周期的关系,治疗经过,了解个人卫生习惯,分析感染途径。要了解滴虫阴道炎的典型症状。了解是否有治疗效果不佳致反复发作造成的烦恼,接受盆腔检查的顾虑,丈夫同时治疗的障碍。

2.护理措施

(1)外阴卫生护理:在经期、孕期、产褥期,每天清洗外阴,保持外阴清洁、干燥,并更换内裤。

(2)治疗药物护理:口服相应药物治疗,注意不良反应。

(3)心理护理:由于反复治疗而复发产生的不良情绪,护士应给予患者心理疏导,调节好积极治疗的信心。

3.健康教育

(1)指导感染滴虫患者、不要进入游泳池,或洗浴场所。

(2)指导患者做好自我护理,保持外阴清洁、干燥,避免搔抓外阴以免皮肤破损,每天换内裤,擦洗外阴,擦洗外阴的毛巾用后应煮沸消毒5～10min,保证治疗效果。便盆和外阴用盆应隔离,用后要消毒。

(3)指导患者服药的方法,口服甲硝唑可有食欲缺乏、恶心、呕吐、头痛、皮疹、白细胞减少等不良反应,如自行阴道灌洗要注意温度、浓度、方法。

(4)嘱患者月经干净后要复查滴虫,连续3个月阴性为治愈标准。

七、老年性阴道炎

老年性阴道炎常见于绝经前、后的妇女。

(一)致病原因

(1)卵巢功能衰退,体内雌激素水平低落或缺乏,阴道上皮细胞糖原减少,阴道内pH呈碱性,杀灭病原菌能力降低。

(2)阴道黏膜萎缩,上皮菲薄,血循环不足,使阴道抵抗力降低,便于细菌侵入繁殖引起炎症病变。

(3)个人卫生习惯不良,营养缺乏,尤其是B族维生素缺乏,可能与发病有关。

(4)不注意外阴的清洁卫生,性生活频繁。

(二)临床表现

1.分泌物异常

绝经前、后阴道分泌物增多,分泌物常呈水样、脓性、泡沫状,也可带血性伴外阴瘙痒。

2.泌尿系统症状

若侵犯尿道会有尿频、排尿痛等泌尿系统的症状。

3.体征

阴道黏膜上有出血点或出血瘢,严重者可形成溃疡,分泌物异常,若不及早治疗,溃疡部可有瘢痕收缩致使阴道狭窄或部分阴道闭锁致分泌物引流不畅,形成阴道积脓。

(三)辅助检查

1.病理检查

妇科检查阴道红肿、溃烂者需与阴道癌鉴别,做刮片或活体组织检查,可确诊。

2.涂片鉴别

在涂片中找滴虫、真菌以作鉴别诊断,有针对性的治疗。

(四)治疗原则

原则上应是提高机体及阴道的抵抗力,抑制细菌的生长。可行阴道冲洗、阴道局部用药、口服用药治疗。此外应加强营养,有助于阴道炎的消退。

(五)护理

1.护理评估

了解患者年龄、月经史以及是否闭经、闭经时间、有无手术切除卵巢或盆腔治疗史。了解白带性状、量、气味,有无外阴瘙痒、灼热及膀胱刺激症状。观察阴道黏膜皱襞的弹性,有无出血点、溃疡或粘连。

2.护理要点与措施

(1)口服药物护理:指导患者口服雌激素制剂,剂量宜小,服用4周后应休息一阶段,患有静脉血栓、肝脏疾病或雌激素依赖性肿瘤病史者禁用。

(2)外阴护理:指导患者温水坐浴或给予外阴冲洗,不宜用热水烫洗外阴。

(3)阴道上药护理:给予患者每晚涂抹一次雌激素膏,连用3～4周。

(4)疾病健康知识宣教:指导患者保持卫生,勤换洗内裤,自己的清洗盆具、毛巾不要与他人混用。

3.健康教育

(1)指导更年期、老年妇女掌握老年性阴道炎的预防措施和技巧。

(2)指导患者和家属阴道灌洗、上药方法,注意操作前先洗净双手、消毒器具,以免感染。

(3)嘱患者保持外阴清洁,勤换内裤。穿棉织衣,减少刺激。

(4)护士给予卵巢切除、放疗患者雌激素替代治疗指导。

八、外阴阴道假丝酵母菌病

外阴阴道假丝酵母菌病(VVC)主要由假丝酵母菌感染引起的阴道炎症。VVC 分为:单纯性 VVC 和复杂性 VVC。单纯性 VVC 是指正常非孕宿主发生的散发由白色念珠菌所致的轻度 VVC。复杂性 VVC 包括:复发性 VVC、重度 VVC、妊娠期 VVC、非白念珠菌所致的 VVC 或宿主为未控制的糖尿病、免疫低下者。重度 VVC 是指临床症状严重,外阴或阴道皮肤黏膜有破损,按 VVC 评分标准(表 4-1),评分≥7 分为重度 VVC。复发性外阴阴道假丝酵母菌病(RVVC)是指一年内有症状性 VVC 发作≥4 次。

表 4-1 VVC 的评分标准

评分项目	0	1	2	3
瘙痒	无	偶有发作,可被忽略	能引起重视	持续发作,坐立不安
疼痛	无	轻	中	重
充血、水肿	无	<1/3 阴道充血	1/3~2/3 阴道壁充血	>2/3 阴道壁充血
抓痕、皲裂、糜烂	无			有
分泌物量	无	较正常稍多	量多,无溢出	量多,有溢出

(一)诊断标准

1.临床表现

(1)外阴痒,可伴外阴、阴道烧灼感。

(2)白带增多,呈白色豆渣样或凝乳样。

(3)妇科检查外阴局部充血、肿胀,小阴唇内侧及阴道黏膜表面有白色片状薄膜或凝乳状物覆盖。

2.辅助检查

(1)悬滴法:10% KOH 镜检,菌丝阳性率 70%~80%。生理盐水法阳性率低,不推荐。

(2)涂片法:革兰染色法镜检,菌丝阳性率 70%~80%。

(3)培养法:RVVC 或有症状但多次显微镜检查阴性者,应采用培养法,同时进行药物敏感试验。

(二)治疗原则

1.基本原则

(1)积极去除 VVC 的诱因。

(2)规范化应用抗真菌药物,首次发作或首次就诊是规范化治疗的关键时期。

(3)性伴侣无需常规治疗;RVVC 患者的性伴应同时检查,必要时给予治疗。

(4) 不常规进行阴道冲洗。

(5) VVC急性期间避免性生活或性交时使用安全套。

(6) 同时治疗其他性传播疾病。

(7) 强调治疗的个体化。

(8) 长期口服抗真菌药物要注意监测肝、肾功能及其他相关不良反应。

2.抗真菌治疗

(1) 治疗方法包括阴道用药和口服用药两种。

(2) 治疗方案

①单纯性VVC：下列方案任选一种，具体方案如下。

a.阴道用药

咪康唑软胶囊1200mg，单次用药。

咪康唑栓/软胶囊400mg，每晚1次，共3日。

咪康唑栓200mg，每晚1次，共7日。

克霉唑栓/片500mg，单次用药。

克霉唑栓100mg，每晚1次，共7日。

制霉菌素泡腾片10万U，每晚1次，共14日。

制霉菌素片50万U，每晚1次，共14日。

b.口服用药：氟康唑，150mg，顿服，共1次。

②重度VVC：应在治疗单纯性VVC方案基础上，延长疗程。症状严重者，局部应用低浓度糖皮质激素软膏或唑类霜剂。氟康唑：150mg，顿服，第1、4天应用。其他可以选择的药物还有伊曲康唑等，但在治疗重度VVC时，建议5~7天的疗程。

③妊娠期VVC：早孕期权衡利弊慎用药物。选择对胎儿无害的唑类阴道用药，而不选用口服抗真菌药物治疗。具体方案同单纯性VVC，但长疗程方案疗效会优于短疗程方案。

④复发性VVC：治疗原则包括强化治疗和巩固治疗。根据培养和药物敏感试验选择药物。在强化治疗达到真菌学治愈后，给予巩固治疗半年。

a.强化治疗：治疗至真菌学转阴。具体方案如下。

口服用药，氟康唑150mg，顿服，第1，4，7天应用。

阴道用药，咪康唑栓/软胶囊400mg，每晚1次，共6日。咪康唑栓1200mg，第1、4、7天应用。克霉唑栓/片500mg，第1、4、7天应用。克霉唑栓100mg，每晚1次，7~14日。

b.巩固治疗：目前国内、外没有较为成熟的方案，建议对每月规律性发作一次者，可在每次发作前预防用药一次，连续6个月。对无规律发作者，可采用每周用药一次，预防发作，连续6个月。对于长期应用抗真菌药物者，应监测肝肾功能。

3.随访

症状持续存在或2个月内再发作者应进行随访。对RVVC在治疗结束后7~14天、1个月、3个月和6个月各随访一次，3个月以及6个月时建议同时进行真菌培养。

(三)护理要点

(1)保持外阴清洁、干燥,避免搔抓。

(2)遵医嘱全身或局部给药,可采用2‰~4‰碳酸氢钠溶液坐浴或阴道冲洗。

(3)治疗期间禁止性生活、勤换内裤,内裤及坐浴用物煮沸消毒5~10分钟。

(4)观察用药后反应,如有异常应立即通知医师。

(5)向患者说明遵医嘱用药、规范治疗的必要性。

(6)妊娠期合并假丝酵母菌感染者,严格遵医嘱局部治疗至妊娠8个月。

(7)健康教育

①积极治疗糖尿病,正确使用抗生素、雌激素,避免诱发假丝酵母菌阴道炎。告知患者疾病原因,消除顾虑,积极就医。

②养成良好的卫生习惯,每日清洗外阴、更换内裤,内裤应煮沸消毒。

③选择穿着棉质内裤,不穿化纤衣物。

④因皮肤瘙痒而用手搔抓,可使手指带菌,传播至阴道,因此应注意手卫生。身体其他部位的假丝酵母菌病应积极治疗,防止感染阴道。

⑤孕妇应规范治疗,避免新生儿经过产道发生感染。

⑥对有症状的性伴侣应同时进行治疗。

九、子宫颈炎症

宫颈炎症是常见的女性下生殖道炎症。宫颈炎症包括宫颈阴道部及宫颈管黏膜炎症。因宫颈阴道部鳞状上皮与阴道鳞状上皮相延续,阴道炎症可引起宫颈阴道部炎症。临床多见的宫颈炎是宫颈管黏膜炎。若宫颈管黏膜炎症得不到及时彻底治疗,可引起上生殖道炎症。

(一)病因及病原体

病因包括:①机械性刺激或损伤长期慢性刺激是宫颈炎的主要诱因,如已婚妇女多发,与性生活有一定的关系。分娩、人工流产、诊断性刮宫等可引起宫颈裂伤或损伤而导致细菌感染引起炎症。加之宫颈内膜皱襞多,易藏细菌,感染后不易清除,且宫颈分泌物多而有利于细菌生长。②与化学药物刺激、腐蚀或对药物及男性精液的过敏反应有关。

宫颈炎的病原体有:①性传播疾病病原体,淋病奈瑟菌及沙眼衣原体,主要见于性传播疾病的高危人群;②内源性病原体,部分宫颈炎的病原体与细菌性阴道病、生殖支原体感染有关。

(二)临床表现

大部分患者无症状。有症状者主要表现为阴道分泌物增多,可为白色、淡黄或脓性或血性,有时有接触性出血,可伴有外阴瘙痒、下腹坠痛、腰骶部酸胀,经期劳累后加重。黏稠脓性白带不利于精子存活及穿过,可引起不孕症。此外,可出现经间期出血,性交后出血等症状。若合并尿路感染,可出现尿急、尿频、尿痛。妇科检查见宫颈充血、水肿、黏膜外翻,有黏液脓性分泌物附着,甚至从宫颈管流出,宫颈管黏膜质脆,容易诱发出血

(三)诊断

1.两个特征性体征

(1)宫颈管或宫颈管棉拭子标本上,肉眼见到脓性或黏液脓性分泌物。

(2)棉拭子擦拭宫颈管时,容易诱发宫颈管内出血。

2.检测宫颈管分泌物或阴道分泌物中的白细胞

(1)宫颈管脓性分泌物涂片作革兰染色,中性粒细胞>30/高倍视野。

(2)阴道分泌物湿片检查,白细胞>10/高倍视野。

出现两个特征性体征,显微镜检查阴道分泌物白细胞增多,即可作出宫颈炎症的初步诊断。宫颈炎症诊断后,需进一步做衣原体及淋病奈瑟菌的检测,以及有无细菌性阴道病及滴虫阴道炎。

(四)治疗

主要为针对病原体的抗生素药物治疗。

(1)单纯急性淋病奈瑟菌性宫颈炎,主张大剂量、单次给药,常用药物有第三代头孢菌素,如头孢曲松250mg,单次肌内注射,或头孢克肟400mg,单次口服;氨基苷类的大观霉素4g,单次肌内注射。

(2)沙眼衣原体感染所致宫颈炎:治疗药物主要有四环素炎,如多西环素100mg,每日2次,连服7日;红霉素类,主要有阿奇霉素1g单次顿服,也可红霉素500mg,每日4次,连服7日;喹诺酮类,主要有氧氟沙星300mg,每日2次,连服7日;左氧氟沙星500mg,每日1次,连服7日。

(3)对于合并细菌性阴道病者:同时治疗细菌性阴道病,否则将导致宫颈炎持续存在。

(4)由于淋病奈瑟菌感染常伴有衣原体感染,建议如为淋菌性宫颈炎,可不进行衣原体的检查而直接同时应用治疗淋病及衣原体感染的药物。

(五)护理评估

1.健康史

询问患者平时月经量及颜色,有无痛经,是否不孕,有无分娩、流产或手术损伤宫颈后的感染史,有无性传播疾病。

2.身体状况

患者的主要症状是白带增多,依据病原体的种类、炎症的程度不同,白带的性状可呈乳白色黏液状,也可呈淡黄色脓性或血性。当炎症沿宫骶韧带扩散到盆腔时,患者可有腰骶部疼痛,盆腔部下坠痛等表现。宫颈黏稠脓性分泌物不利于精子通过,可造成不孕。妇科检查可见宫颈呈不同程度糜烂、肥大、息肉、裂伤、外翻及宫颈腺囊肿等。

3.心理-社会状况

由于病程较长,治疗效果往往不明显或不理想,患者常对治疗缺乏信心。部分患者常因担心癌变而焦虑、抑郁、失眠等。

(六)护理诊断

1.组织完整性受损

与炎症及分泌物刺激有关。

2.焦虑

与局部不适、病程较长及担心恶变有关。

(七)护理目标

(1)经过治疗,病变组织修复,症状消失。

(2)患者焦虑减轻或消失,主动配合治疗。

(八)护理措施

1.心理护理

耐心了解患者的心理感受,向患者及家属解释疾病的危害及防治的必要性,讲解疾病过程及防治措施,帮患者树立治疗信心,使其积极配合治疗。

2.治疗配合

向患者解释治疗的方法和必要性,协助做宫颈刮片细胞学检查,以排除宫颈癌。根据医嘱配合医生进行治疗。

(1)药物治疗:局部药物治疗适用于糜烂面小、炎症浸润较浅的病例。可选用中药宫颈粉涂擦于宫颈上或用栓剂塞于阴道后穹隆。用药应于月经干净后进行,每月连用5~7天,3个月为一个疗程。宫颈黏膜炎可全身应用抗生素。

(2)物理治疗:物理疗法是宫颈糜烂最常用的治疗方法,其原理是将糜烂面单层柱状上皮破坏,使其坏死脱落,由新生的鳞状上皮覆盖。创面愈合需3~4周,病变较深者需6~8周。物理治疗应于月经干净后3~7日内进行。急性生殖器炎症者,禁忌物理治疗。

配合治疗时,应告知患者物理治疗的注意事项:①术后每天清洗外阴2次,保持外阴清洁,2个月内禁止性交和盆浴;②在宫颈创面痂皮脱落前,阴道可有大量黄水流出;③术后1~2周脱痂时可见少量血水或少许流血,此为正常,不需就诊,但出血量多者需及时就诊;④一般于术后两次月经干净后3~7天复查,未痊愈者可择期再作第二次治疗。

3.健康指导

指导患者定期做妇科检查,早期发现宫颈炎,并以积极治疗,阻断癌前病变;同时,做好月经期、妊娠期、分娩期、产褥期及人流后的卫生保健,保持良好的卫生习惯。

(九)护理评价

(1)经过治疗,病变组织是否修复,症状是否消失。

(2)患者焦虑是否减轻或消失,有无主动配合治疗。

十、盆腔炎

盆腔炎(PID)指女性上生殖道及其周围组织的炎症,主要包括子宫内膜炎、输卵管炎、输卵管卵巢脓肿(OA)、盆腔腹膜炎。炎症可局限于一个部位，也可同时累及几个部位，最常见的是输卵管炎、输卵管卵巢炎。盆腔炎大多发生在性活跃期、有月经的妇女，初潮前、绝经后或未婚者很少发生盆腔炎。若发生盆腔炎也往往是邻近器官炎症的扩散。盆腔炎有急性和慢性两类。急性盆腔炎发展可引起弥漫性腹膜炎，往往经久不愈，并可反复发作，导致不孕、输卵管妊娠、慢性盆腔痛，严重影响妇女健康，且增加家庭与社会经济负担。

(一)女性生殖道的自然防御功能

女性生殖道的解剖、生理、生化及免疫学特点具有比较完善的自然防御功能，增强了对感染的防御能力，在健康妇女阴道内虽有某些病原体存在，但并不引起炎症。

(1)两侧大阴唇自然合拢，遮掩阴道口、尿道口。

(2)由于盆底肌的作用，阴道口闭合，阴道前后壁紧贴，可防止外界污染。阴道正常菌群，尤其是乳杆菌可抑制其他细菌生长。此外，阴道分泌物可维持巨噬细胞的活性，防止细菌侵入阴道黏膜。

(3)宫颈内口紧闭，宫颈管黏膜为分泌黏液的高柱状上皮所覆盖，黏膜形成皱褶、峭突或陷窝，从而增加黏膜表面积；宫颈管分泌大量黏液形成胶冻状黏液栓，为上生殖道感染的机械屏障；黏液栓内含乳铁蛋白、溶菌酶，可抑制细菌侵入子宫内膜。

(4)育龄妇女子宫内膜周期性剥脱也是消除宫腔感染的有利条件。此外，子宫内膜分泌液也含有乳铁蛋白、溶菌酶，消除少量进入宫腔的病原体。

(5)输卵管黏膜上皮细胞的纤毛向宫腔方向摆动以及输卵管的蠕动，均有利于阻止病原体的侵入。输卵管液与子宫内膜分泌液一样，含有乳铁蛋白、溶菌酶，清除偶然进入上生殖道的病原体。

(6)生殖道的免疫系统：生殖道黏膜如宫颈和子宫聚集有不同数量的淋巴组织及散在淋巴细胞，包括T细胞、B细胞。此外，中性粒细胞、巨噬细胞、补体以及一些细胞因子均在局部有重要的免疫功能，发挥抗感染作用。

当自然防御功能遭到破坏，或机体免疫功能下降、内分泌发生变化或外源性致病菌侵入，均可导致炎症发生。

(二)病原体及其致病特点

盆腔炎的病原体有两个来源：①内源性病原体，来自原寄居于阴道内的菌群，包括需氧菌及厌氧菌，可以仅为需氧菌、仅为厌氧菌感染，但以需氧菌及厌氧菌混合感染多见。主要的需氧菌及兼性厌氧菌有金黄色葡萄球菌，溶血性链球菌，大肠埃希菌；厌氧菌有脆弱类杆菌，消化球菌，消化链球菌。厌氧菌感染的特点是容易形成盆腔脓肿、感染性血栓静脉炎，脓液有粪臭并有气泡。据文献报告，70%~80%盆腔脓肿可培养出厌氧菌。②外源性病原体，主要为性传播疾病的病原体，如衣原体、淋病奈瑟菌及支原体，其他有绿脓杆菌、结核杆菌等。据西方国家报道，盆腔炎的主要病原体是衣原体及淋病奈瑟菌，在美国，40%~50%盆腔炎是由淋病奈瑟菌引起，10%~40%盆腔炎可分离出沙眼衣原体，对下生殖道淋病奈瑟菌及衣原体的筛查及治疗已使盆腔炎发病率有所下降。在我国,淋病奈瑟菌、衣原体引起的盆腔炎的脓汁中分离出支原体,但支原体是否可单独引起生殖道炎症仍有争论。性传播疾病常同时伴有需氧菌及厌氧菌感染,可能是衣原体或淋病奈瑟菌感染造成输卵管损伤后,容易继发需氧菌及厌氧菌感染。

(三)感染途径

1. 沿生殖道黏膜上行蔓延

病原体侵入外阴、阴道后,或阴道内的菌群,沿宫颈黏膜、子宫内膜、输卵管黏膜蔓延至卵巢及腹腔,是非妊娠期、非产褥期盆腔炎的主要感染途径。淋病奈瑟菌、衣原体及葡萄球菌等常沿此途径扩散。

2. 经淋巴系统蔓延

病原体经外阴、阴道、宫颈及宫体创伤处的淋巴管侵入盆腔结缔组织及内生殖器其他部分,是产褥感染,流产后感染及放置宫内节育器后感染的主要感染途径。链球菌、大肠埃希菌、厌氧菌多沿此途径蔓延。

3. 经血循环传播

病原体先侵入人体的其他系统,再经血循环感染生殖器,为结核菌感染的主要途径。

4. 直接蔓延

腹腔其他脏器感染后,直接蔓延到内生殖器,如阑尾炎可引起右侧输卵管炎。

(四)高危因素

了解高危因素有利于盆腔炎的正确诊断及预防。

1. 宫腔内手术操作后感染

如刮宫术、输卵管通液术、子宫输卵管造影术、宫腔镜检查、人工流产、放置宫内节育器等,由于手术消毒不严格或术前适应证选择不当,导致下生殖道内源性菌群的病原体上行感染。生殖器原有慢性炎症经手术干扰也可引起急性发作并扩散。

2. 下生殖道感染

主要是下生殖道的性传播疾病,如淋病奈瑟菌性宫颈炎、衣原体性宫颈炎以及细菌性阴道病与PID密切相关。

3. 性活动

盆腔炎多发生在性活跃期妇女,尤其是早年性交、有多个性伴侣、性交过频、性伴侣有性传播疾病者。据美国资料,盆腔炎的高发年龄在15~25岁。年轻者容易发生盆腔炎可能与频繁的性活动、宫颈柱状上皮生理性移位(高雌激素影响)、宫颈黏液的机械防御功能较差有关。

4. 性卫生不良

使用不洁的月经垫、经期性交等,均可使病原体侵入而引起炎症。此外,低收入群体,不注意性卫生保健者,盆腔炎的发生率高。

5. 邻近器官炎症直接蔓延

例如阑尾炎、腹膜炎等蔓延至盆腔,病原体以大肠埃希菌为主。

6.慢性盆腔炎急性发作。

(五)急性盆腔炎症

1.病理及发病机制

(1)急性子宫内膜炎及急性子宫肌炎:多见于流产、分娩后。

(2)急性输卵管炎、输卵管积脓、输卵管卵巢脓肿:急性输卵管炎主要由化脓菌引起,轻者输卵管仅有轻度充血、肿胀、略增粗;重者输卵管明显增粗、弯曲,纤维素性脓性渗出物增多,造成与周围组织粘连。急性输卵管炎因传播途径不同而有不同的病变特点。

①炎症经子宫内膜向上蔓延,首先引起输卵管黏膜炎,输卵管黏膜肿胀、间质水肿、充血及大量中性粒细胞浸润,重者输卵管上皮发生退行性变或成片脱落,引起输卵管黏膜粘连,导致输卵管管腔及伞端闭锁,若有脓液积聚于管腔内则形成输卵管积脓。淋病奈瑟病菌及大肠埃希菌、类杆菌以及普雷沃菌除直接引起输卵管上皮损伤外,其细胞壁脂多糖等内毒素引起输卵管纤毛大量脱落,最后输卵管运输功能减退、丧失。因衣原体的热休克蛋白与输卵管热休克蛋白有相似性,感染后引起的交叉免疫反应可损伤输卵管,导致严重输卵管黏膜结构及功能破坏,并引起盆腔广泛粘连。

②病原菌通过宫颈的淋巴播散到宫旁结缔组织,首先侵及浆膜层,发生输卵管周围炎,然后累及肌层,而输卵管黏膜层可不受累或受累极轻。病变以输卵管间质炎为主,其管腔常可因肌壁增厚受压变窄,但仍能保持通畅。

卵巢很少单独发炎,白膜是良好的防御屏障,卵巢常与发炎的输卵管伞端粘连而发生卵巢周围炎,称输卵管卵巢炎,习称附件炎。炎症可通过卵巢排卵的破孔侵入卵巢实质形成卵巢脓肿,脓肿壁与输卵管积脓粘连并穿通,形成输卵管卵巢脓肿(TOA)。TOA可为一侧或两侧病变,约半数是在可识别的急性盆腔炎初次发病后形成,另一部分是在慢性盆腔炎屡次急性发作或重复感染而形成。脓肿多位于子宫后方或子宫、阔韧带后叶及肠管间粘连处,可破入直肠或阴道,若破入腹腔则引起弥漫性腹膜炎。

(3)急性盆腔腹膜炎:盆腔内器官发生严重感染时,往往蔓延到盆腔腹膜,发炎的腹膜充血、水肿,并有少量含纤维素的渗出液,形成盆腔脏器粘连。当有大量脓性渗出液积聚于粘连的间隙内,可形成散在小脓肿;积聚于直肠子宫陷凹处则形成盆腔脓肿,较多见。脓肿的前面为子宫,后方为直肠,顶部为粘连的肠管及大网膜,脓肿可破入直肠而使症状突然减轻,也可破入腹腔引起弥漫性腹膜炎。

(4)急性盆腔结缔组织:内生殖器急性炎症时,或阴道、宫颈有创伤时,病原体经淋巴管进入盆腔结缔组织而引起结缔组织充血、水肿及中性粒细胞浸润。以宫旁结缔组织炎最常见,开始局部增厚,质地较软,边界不清,以后向两侧盆壁呈扇形浸润,若组织化脓则形成盆腔腹膜外脓肿,可自发破入直肠或阴道。

(5)败血症及脓毒血症:当病原体毒性强、数量多、患者抵抗力降低时,常发生败血症。多见于严重的产褥感染、感染性流产及播散性淋病。近年有报道放置宫内节育器、人工流产及输卵管绝育术损伤脏器引起败血症,若不及时控制,往往很快出现感染性休克,甚至死亡。发生感染后,若身体其他部位发现多处炎症病灶或脓肿者,应考虑有脓毒血症存在,但需经血培养证实。

(6)Fitz-Hugh-Curtis 综合征:是指肝包膜炎症而无肝实质损害的肝周围炎。淋病奈瑟菌及衣原体感染均可引起。由于肝包膜水肿,吸气时右上腹疼痛。肝包膜上有脓性或纤维渗出物,早期在肝包膜与前腹壁腹膜之间形成松软粘连,晚期形成琴弦样粘连。5%～10%输卵管炎可出现此综合征,临床表现为继下腹痛后出现右上腹痛,或下腹疼痛与右上腹疼痛同时出现。

2.临床表现

可因炎症轻重及范围大小而有不同的临床表现。轻者无症状或症状轻微。常见症状为下腹痛、发热、阴道分泌物增多。腹痛为持续性,活动或性交后加重。若病情严重可有寒战、高热、头痛、食欲缺乏。若有腹膜炎,则出现消化系统症状,如恶心、呕吐、腹胀、腹泻等。月经期发病可出现经量增多、经期延长。若有脓肿形成,可有下腹包块及局部压迫刺激症状;包块位于子宫前方可出现膀胱刺激症状,如排尿困难、尿频,若引起膀胱肌炎还可有尿痛等;包块位于子宫后方可有直肠刺激症状;若在腹膜外可致腹泻、里急后重感和排便困难。若有输卵管炎的症状及体征,并同时有右上腹疼痛者,应怀疑有肝周围炎。

由于感染的病原体不同,临床表现也有差异。淋病奈瑟菌感染以年轻妇女多见,多于月经期或经后 7 天内发病,起病急,可有高热,体温在 38℃以上,常引起输卵管积脓,出现腹膜刺激征及阴道脓性分泌物。非淋病奈瑟菌性盆腔炎起病较缓慢,高热及腹膜刺激征不如淋病奈瑟菌感染明显。若为厌氧菌感染,患者的年龄偏大,容易有多次复发,常伴有脓肿形成。衣原体感染病程较长,高热不明显,长期持续低热,主要表现为轻微下腹痛,并久治不愈。

患者体征差异较大,轻者无明显异常发现。典型体征呈急性病容,体温升高,心率加快,下腹部有压痛、反跳痛及肌紧张,若病情严重可出现腹胀,肠鸣音减弱或消失。盆腔检查:阴道可有充血,并有大量脓性臭味分泌物;宫颈充血、水肿,将宫颈表面分泌物拭净,若见脓性分泌物从宫颈口流出,说明宫颈管黏膜或宫腔有急性炎症。穹隆触痛明显,须注意是否饱满;宫颈举痛;宫体稍大,有压痛,活动受限;子宫两侧压痛明显,若为单纯输卵管炎,可触及增粗的输卵管,压痛明显;若为输卵管积脓或输卵管卵巢脓肿,则可触及包块且压痛明显,不活动;宫旁结缔组织炎时,可扪及宫旁一侧或两侧片状增厚,或两侧宫骶韧带高度水肿、增粗,压痛明显;若有盆腔脓肿形成且位置较低时,可扪及后穹或侧穹隆有肿块且有波动感,三合诊常能协助进一步了解盆腔情况。

3.诊断及鉴别诊断

根据病史、症状和体征可做出初步诊断。由于急性盆腔炎的临床表现变异较大,临床诊断准确性不高(与腹腔镜相比,阳性预测值为 65%～90%),尚需作必要的辅助检查,如血常规、尿常规、宫颈管分泌物及后穹穿刺物检查。理想的诊断标准既要敏感性高,可发现轻微病例,又要特异性强,避免非炎症患者应用抗生素。基本标准为诊断 PID 所必需;附加标准可增加诊断的特异性,值得注意的是,多数盆腔炎患者有宫颈黏液脓性分泌物或阴道分泌物生理盐水涂片中见到的白细胞；特异标准基本可诊断 PID。腹腔镜诊断 PID 标准：①输卵管表面明显充血；②输卵管壁水肿；③输卵管伞端或浆膜面有脓性渗出物。腹腔镜诊断准确，并能直接采取感染部位的分泌物做细菌培养，但临床应用有一定局限性。

在做出急性盆腔炎的诊断后，需进一步明确病原体。宫颈管分泌物及后穹穿刺液的涂片、培养及免疫荧光检测虽不如通过剖腹探查或腹腔镜直接采取感染部位的分泌物做培养及药敏准确，但临床较实用，对明确病原体有帮助。涂片可作革兰染色，若找到淋病奈瑟菌可确诊，除查找淋病奈瑟菌外，可以根据细菌形态为选用抗生素及时提供线索；培养阳性率高，可明确病原体；免疫荧光主要用于衣原体检查。除病原体的检查外，还可根据病史、临床症状及体征特点初步判断病原体。

急性盆腔炎应与急性阑尾炎、输卵管妊娠流产或破裂、卵巢囊肿蒂扭转或破裂等急腹症相鉴别。

4. 治疗

急性盆腔炎主要应用抗生素药物治疗。抗生素治疗可清除病原体，改善症状及体征，减少后遗病变。经恰当的抗生素积极治疗，绝大多数急性盆腔炎能彻底治愈，即使输卵管卵巢脓肿形成，若治疗及时，用药得当，75%的脓肿能得到控制。

根据药敏试验选用抗生素较为合理，但通常需在获得实验室结果前即给予抗生素治疗，因此，初始治疗往往根据经验选择抗生素。由于急性盆腔炎的病原体多为需氧菌、厌氧菌及衣原体的混合感染，需氧菌及厌氧菌又有革兰阴性及革兰阳性之分，故抗生素多采用联合用药。

(1)门诊治疗：若患者一般状况好，症状轻，能耐受口服抗生素，并有随访条件，可在门诊给予口服抗生素治疗。

常用方案：①氧氟沙星 400mg，口服，每日 2 次，或左氧氟沙星 500mg，口服，每日 1 次，同时加服甲硝唑 400mg，每日 2~3 次，连用 14 天。②头孢西丁钠 2g，单次肌注，同时口服丙磺舒 1g，然后改为多西环素 100mg，每日 2 次，连用 14 天；或选用其他第三代头孢菌素，如头孢曲松钠与多西环素、甲硝唑合用。

(2)住院治疗：若患者一般情况差，病情严重，伴有发热、恶心、呕吐；或有盆腔腹膜炎；或输卵管卵巢脓肿；或门诊治疗无效；或不能耐受口服抗生素；或诊断不清，均应住院给予以抗生素药物治疗为主的综合治疗。

①支持疗法：卧床休息，半卧位有利于脓液积聚于直肠子宫陷凹而使炎症局限。给予高热量、高蛋白、高维生素流食或半流食，补充液体，注意纠正电解质紊乱及酸碱失衡，必要时少量输血。高热时采用物理降温。尽量避免不必要的妇科检查以免引起炎症扩散，若有腹胀应行胃肠减压。

②抗生素药物治疗：给药途径以静脉滴注收效快，常用的配伍方案如下。

青霉素或红霉素与氨基糖苷类药物及甲硝唑联合方案：青霉素每日 320 万~960 万 U 静滴，分 3~4 次加入少量液体中作间歇快速滴注；红霉素每日 1~2g，分 3~4 次静滴。庆大霉素 80mg，每日 2~3 次，静滴或肌注；阿米卡星每日 200~400mg，分 2 次肌注，疗程一般不超过

10天。甲硝唑500mg,静滴,每8小时1次,病情好转后改口服,每次400mg,每8小时1次,若患者为内源性细菌感染,且平素很少应用抗生素可考虑选用此方案。

克林霉素与氨基糖苷类药物联合方案:克林霉素600~900mg,每8~12小时1次,静滴;庆大霉素先给予负荷量(2mg/kg),然后予维持量(1.5mg/kg),每8小时1次,静滴或肌注。临床症状、体征改善后继续静脉应用24~48小时,克林霉素改为口服,每次300mg,每日3~4次,连用14天。此方案对以厌氧菌为主的感染疗效较好,常用于治疗输卵管卵巢脓肿。

第二代头孢菌素或相当于第二代头孢菌素的药物及第三代头孢菌素或相当于第三代头孢菌素的药物:如头孢西丁钠1~2g,静注,每6小时1次。头孢替坦二钠1~2g,静注,每12小时1次。其他可选用头孢呋辛钠、头孢唑肟、头孢曲松钠、头孢噻肟钠。

第二代头孢菌素及第三代头孢菌多用于革兰阴性杆菌及淋病奈瑟菌感染的治疗。若考虑有衣原体或支原体感染,应加服多西环素100mg,每12小时1次,连续用药10~14天。对不能耐受多西环素者,可用阿奇霉素替代,每次500mg,每日1次,连用3天。

喹诺酮类药物与甲硝唑联合方案:环丙沙星200mg,静滴,每12小时1次;或氧氟沙星400mg,静滴,每12小时1次;或左氧氟沙星500mg,静滴,每日1次。甲硝唑500mg,静滴,每8小时1次。

青霉素类与四环素类药物联合方案:氨苄西林/舒巴坦3g,静注,每6小时1次,加多西环素100mg,每日2次,连用14天。

对放置宫内节育器者,抗生素治疗后应将其取出。

③手术治疗:主要用于治疗抗生素控制不满意的TOA或盆腔脓肿,手术指征有:

药物治疗无效:TOA或盆腔脓肿经药物治疗48~72小时,体温持续不降,患者中毒症状加重或包块增大,应及时手术,以免发生脓肿破裂。

脓肿持续存在:经药物治疗病情有好转,继续控制炎症数日(2~3周),包块仍未消失但已局限化,应手术切除,以免日后再次急性发作,或形成慢性盆腔炎。据国外报道,25%~30% TOA因脓肿持续存在而行手术治疗。

脓肿破裂:突然腹痛加剧、寒战、高热、恶心、呕吐、腹胀,检查腹部拒按或有中毒性休克表现,应怀疑脓肿破裂。若脓肿破裂未及时诊治,死亡率高。因此,一旦怀疑脓肿破裂,需立即在抗生素治疗的同时行剖腹探查。

手术可根据情况选择经腹手术或腹腔镜手术。手术范围应根据病变范围、患者年龄、一般状态等全面考虑。原则以切除病灶为主。年轻妇女应尽量保留卵巢功能,以采用保守性手术为主;年龄大、双侧附件受累或附件脓肿屡次发作者,行全子宫及双附件切除术;对极度衰弱危重患者的手术范围须按具体情况决定。若盆腔脓肿位置低,突向阴道后穹时,可经阴道切开排脓,同时注入抗生素。

④中药治疗:主要为活血化瘀、清热解毒药物,例如银翘解毒汤、安宫牛黄丸或紫血丹等。

5.预防

作好经期、孕期及产褥期的卫生宣传;严格掌握产科、妇科手术指征,作好术前准备;术时注意无菌操作；术后作好护理，预防感染；治疗急性盆腔炎时，应用到及时治疗、彻底治愈，防止转为慢性盆腔炎；注意性生活卫生，减少性传播疾病，经期禁止性交。

（六）慢性盆腔炎症

慢性盆腔炎常为急性盆腔炎未能彻底治疗，或患者体质较差病程迁延所致，但亦可无急性盆腔炎病史，如沙眼衣原体感染所致输卵管炎。慢性盆腔炎病情较顽固，当机体抵抗力较差时，可有急性发作。部分慢性盆腔炎为急性盆腔炎遗留的病理改变，并无病原体。

1. 病理

（1）慢性子宫内膜炎：慢性子宫内膜炎可发生于产后、流产后或剖宫产后，因胎盘、胎膜残留或子宫复旧不良，极易感染；也见于绝经后雌激素低下的老年妇女，由于内膜菲薄，易受细菌感染，严重者宫颈管粘连形成宫腔积脓。子宫内膜充血、水肿，间质大量浆细胞或淋巴细胞浸润。

（2）慢性输卵管炎、输卵管积水、输卵管卵巢炎及输卵管卵巢囊肿：慢性输卵管炎双侧居多，输卵管呈轻度或中度肿大，伞端可部分或完全闭锁，并与周围组织粘连。若输卵管伞端及峡部因炎症粘连闭锁，浆液性渗出物积聚形成输卵管积水；有时输卵管积脓中的脓液渐被吸收，浆液性液体继续自管壁渗出充满管腔，亦可形成输卵管积水。积水输卵管表面光滑，管壁甚薄，由于输卵管系膜不能随积水输卵管囊壁的增长扩大而相应延长，故积水输卵管向系膜侧弯曲，形似腊肠或呈曲颈的蒸馏瓶状，卷曲向后，可游离或与周围组织有膜样粘连。

输卵管发炎时波及卵巢，输卵管与卵巢相互粘连形成炎性肿块，或输卵管伞端与卵巢粘连并贯通，液体渗出形成输卵管卵巢囊肿，也可由输卵管卵巢脓肿的脓液被吸收后由渗出物替代而形成。

（3）慢性盆腔结缔组织炎：多由慢性宫颈炎症发展而来，由于宫颈的淋巴管与宫旁结缔组织相通，宫颈炎症可蔓延至宫骶韧带处，使纤维组织增生、变硬。若蔓延范围广泛，可使子宫固定，宫颈旁组织增厚。

2. 临床表现

（1）慢性盆腔痛：慢性炎症形成的瘢痕粘连以及盆腔充血，常引起下腹部坠胀、疼痛及腰骶部酸痛，常在劳累、性交后及月经前后加剧。有文献报道约20%急性盆腔炎发作后遗留慢性盆腔痛。

（2）不孕及异位妊娠：输卵管粘连阻塞可致不孕或异位妊娠。急性盆腔炎后不孕发生率为20%～30%。有文献报道1次盆腔炎发作，不孕危险为13%，2次为36%，3次为60%～75%。

（3）月经异常：盆腔淤血可致经量增多；卵巢功能损害时可致月经失调；子宫内膜炎常有月经不规则，老年性子宫内膜炎可有脓血性分泌物。

（4）全身症状：多不明显，有时仅有低热，易感疲倦。因病程时间较长，部分患者可出现神经衰弱症状，如精神不振、失眠、周身不适等。当患者抵抗力差时，易有急性或亚急性发作。

（5）体征：若为子宫内膜炎，子宫增大、压痛；若为输卵管炎，则在子宫一侧或两侧触到呈索条状增粗输卵管，并有轻度压痛；若为输卵管积水或输卵管卵巢囊肿，则在盆腔一侧或两侧触及囊性肿物,活动多受限;若为盆腔结缔组织炎时,子宫常呈后倾后屈,活动受限或粘连固定,子宫一侧或两侧有片状增厚、压痛,宫骶韧带常增粗、变硬,有触痛。

3.诊断与鉴别诊断

急性盆腔炎病史以及症状和体征明显者,诊断多无困难。但不少患者自觉症状较多,而无明显盆腔炎病史及阳性体征,此时对慢性盆腔炎的诊断须慎重,以免轻率做出诊断,造成患者思想负担。有时盆腔充血或阔韧带内静脉曲张也可产生类似慢性盆腔炎的症状。诊断困难时,应行腹腔镜检查。

慢性盆腔炎有时与子宫内膜异位症不易鉴别,子宫内膜异位症痛经呈继发性、进行性加重,若能触及典型触痛结节,有助于诊断。鉴别困难时应行腹腔镜检查。输卵管积水或输卵管卵巢囊肿需与卵巢囊肿相鉴别,输卵管卵巢囊肿除有盆腔炎病史外,肿块呈腊肠形,囊壁较薄,周围有粘连;而卵巢囊肿一般以圆形或椭圆形较多,周围无粘连,活动自如。附件炎性包块与周围粘连,不活动,有时易与卵巢癌相混淆,炎性包块为囊性而卵巢癌为实性,B型超声检查有助于鉴别。

4.治疗

根据病变部位以及患者主诉采取综合治疗方法为宜。慢性盆腔炎由于病程长,患者思想压力大,治疗时需患者解除思想顾虑,增强治疗信心,增加营养,锻炼身体,注意劳逸结合,提高机体抵抗力。

(1)子宫内膜炎:对产后、流产后怀疑有胎盘胎膜残留者,应用抗生素治疗后行刮宫术。对老年性子宫内膜炎采用全身抗生素治疗,必要时应用小剂量雌激素,若有宫腔积脓,需行扩宫术。

(2)输卵管炎或输卵管卵巢炎:若患者主诉为盆腔痛,单一治疗往往难以奏效,常需综合治疗。

①物理疗法:物理疗法能促进盆腔局部血液循环,改善组织营养状态,提高新陈代谢,以利于炎症吸收和消退。常用的有激光、短波、超短波、微波、离子透入(可加入药物如青霉素、链霉素等)。

②中药治疗:慢性盆腔炎以湿热型居多,治则以清热利湿,活血化瘀为主,有些患者为寒凝气滞型,治则为温经散寒、行气活血。

③抗生素治疗:长期或反复多种抗生素的联合治疗有时并无显著疗效,但对于年轻需保留生育功能者,或急性发作时可以应用,最好同时采用抗衣原体的药物。

④其他药物治疗:采用α-糜蛋白酶5mg或透明质酸酶1500U,肌内注射,隔日1次,7～10次为一疗程,以利粘连和炎症吸收。

⑤手术治疗:存在感染灶,反复引起炎症急性发作或伴有严重盆腔疼痛,经综合治疗无效者应行手术治疗。手术以彻底治愈为原则,避免遗留病灶再次复发。根据患者年龄、病变轻重及有无生育要求决定手术范围,行单侧附件切除术或全子宫切除术加双侧附件切除术。对年轻妇女应尽量保留卵巢功能。

若患者主诉为不孕,对病变较轻者可采用以上保守方法治疗,但由于慢性输卵管炎常为不可逆组织损害,多需要辅助生育技术协助受孕。

(3)输卵管积水或输卵管卵巢囊肿:其多为盆腔炎症的后果,常无病原体,抗生素治疗无效,应行手术治疗。对年轻要求生育患者可行输卵管造口术或开窗术;对无生育要求者行患侧附件切除术。

5.预防

注意个人卫生,锻炼身体,增强体质,及时彻底治疗急性盆腔炎。

(七)一般护理

1.预防

做好经期、孕期及产褥期的卫生宣传教育;指导性生活卫生,减少性传播疾病,经期禁止性交;治疗急性盆腔炎时,应做到及时治疗、彻底治愈,防止转为慢性盆腔炎;做好产科、妇科手术术前准备,术时注意无菌操作,术后做好护理,预防感染。

2.一般护理

提供良好的环境,保证充分休息,取半卧位以利用脓液积聚于子宫直肠陷凹而使炎症局限。有高热者,采用物理降温;给予高热量、高蛋白、高维生素流食或半流食,补充液体,纠正电解质紊乱和酸碱失衡;有腹胀者行胃肠减压;尽量避免不必要的妇科检查,以免引起炎症扩散。

3.用药护理

在抗生素的选择上多采用联合用药,抗生素使用要足量,并根据药敏试验结果与临床治疗反应,随时予以调整。用药过程中,要注意观察药物的毒性反应,以及用药反应,给药途径以静脉滴注效果快,但要注意输液反应,做好输液的护理,并准确及时按医嘱给药。

4.消毒隔离

患者的会阴垫、便盆、被褥等用后应立即消毒,出院患者做好终末消毒。

(八)健康教育

进行健康教育,指导房事卫生,经期、产褥期禁房事,注意外阴部清洁卫生,保持心情舒畅,加强营养,高热患者应多饮水,卧床休息,取半卧位,观察并记录患者体温、脉搏、神志及腹痛情况。

预防调护应做到以下几点:

(1)坚持经期、产后及流产后的卫生保健。

(2)严格掌握妇产科手术指征,术前认真消毒,无菌操作,术后做好护理,预防感染。

(3)对急性盆腔炎要彻底治愈,防止转为慢性而反复发作。

(4)卧床休息,半卧位,饮食应加强营养,选择易于消化的食品。

(5)急性盆腔炎经及时有效的治疗,多可在短期内治愈。失治误治,病势加重,可发展为全腹膜炎、败血症、休克,甚至死亡;迁延治疗,多转为慢性盆腔炎,长期腰腹部疼痛,带下量多,常常影响生育。

十一、性传播疾病

（一）淋病

淋病是指由淋病奈瑟菌（简称淋菌）引起的以泌尿生殖系统化脓性感染为主要表现的性传播疾病。

1.临床表现

(1)妊娠早期淋菌性宫颈管炎，可导致感染性流产及人工流产后感染。

(2)妊娠晚期易发生胎膜早破，时间长可导致绒毛膜羊膜炎。

(3)分娩后易发生淋菌播散，引起子宫内膜炎、输卵管炎，严重者可致播散性淋病。

(4)早产和胎儿宫内感染，胎儿生长受限、胎儿窘迫，甚至死胎、死产。

(5)新生儿淋菌性结膜炎、肺炎，甚至淋菌败血症。

2.护理要点

(1)妊娠期护理

①淋病孕妇应及时治疗。

②指导孕妇保持外阴清洁，勤更换内衣裤。

③妊娠晚期易发生胎膜早破，指导孕妇避免增加腹压的动作。

④若胎膜破裂应观察羊水性状、颜色和气味等。

⑤注意监测胎心，指导孕妇计数胎动，发现异常及时处理。

(2)新生儿护理

①注意新生儿眼部护理，新生儿娩出后应遵医嘱使用1%硝酸银液滴眼，预防淋菌性眼炎及播散性淋病。

②注意观察新生儿反应，注意新生儿淋菌性关节炎、淋菌性脑膜炎、淋菌性败血症等的发生。

③遵医嘱预防性使用头孢曲松 25~50mg/kg 肌内注射或静脉注射，单次给药。

(3)健康教育

①在药物治疗的同时进行卫生宣教，说明淋病的传播途径及对胎儿、新生儿、孕产妇及家属的危害，强调在急性期彻底治疗与隔离的必要性。

②治疗期间严禁性生活，指导治愈后随访，一般治疗后7日取宫颈管分泌物做涂片及细菌培养，连续3次均为阴性为治愈。

（二）梅毒

梅毒是指由苍白螺旋体引起的生殖器、所属淋巴结及全身病变的性传播疾病。

1.临床表现

(1)患梅毒孕妇早期表现为皮肤黏膜损害，晚期侵犯心血管系统、神经系统等重要系统，造成劳动力丧失甚至死亡。

(2)患梅毒孕妇能通过胎盘将螺旋体传给胎儿引起晚期流产、早产、死产或分娩先天梅毒儿。

(3)先天梅毒儿(也称为胎传梅毒儿)

①早期表现为皮肤大疱、皮疹、鼻炎及鼻塞、肝脾大、淋巴结增大。

②晚期先天梅毒多出现在2岁以后,表现为楔状齿、鞍鼻、间质性角膜炎、骨膜炎、神经性耳聋等。

2.护理要点

(1)指导患梅毒孕妇规范治疗

①早期和晚期梅毒孕妇,首选青霉素治疗,若对青霉素过敏,改用红霉素或多西环素,禁用四环素类药物,注意观察药物疗效及药物反应,有异常及时报告医师。

②做好随访指导工作。

(2)新生儿监护与隔离

①常规行梅毒血清检查,遵医嘱用药。

②注意观察新生儿体温、体重、尿量、睡眠时间及精神状况,注射部位有无硬块,如有异常做相应处理。

③新生儿沐浴与治疗安排在最后进行,仔细观察全身皮肤情况。

④母亲乳头如有破损,不宜母乳喂养。

(3)健康教育

①治疗期间严禁性生活,性伴侣同时进行检查和治疗,治疗后进行随访。

②教会梅毒孕产妇患者可行的消毒隔离方法。

③告知患梅毒孕产妇,抗梅毒治疗2年内,梅毒血清学试验由阳性转为阴性,脑脊液检查阴性,为血清学治愈。

④第1年每3个月随访1次,以后每半年随访1次,应随访2~3年。

⑤对3个月内接触过传染性梅毒的性伴侣应追踪检查和治疗。

(三)尖锐湿疣

尖锐湿疣是由人乳头状瘤病毒引起,多数由性传播途径传播,又称性病疣,现已成为常见的性传播疾病。潜伏期为1~3个月。早年性交、多个性伴侣、免疫力低下、吸烟及高性激素水平等是其发病的高危因素。温暖、潮湿的外阴皮肤黏膜交界处有利于人乳头状瘤病毒的生长繁殖。

1.护理评估

(1)健康史:询问有无不洁性生活史,了解发病经过和诊治过程,同时了解患者性伴侣的发病情况。

(2)身体评估

①症状:常不明显,患者可有瘙痒、烧灼痛或性交后疼痛。

②体征:外阴、大小阴唇、阴蒂、尿道口、阴道子宫颈及肛门周围有微小散在、柔软的乳头状

疣,或为小而尖的丘疹,质地稍硬,孤立、散在或呈簇状,呈粉色或白色。病灶逐渐增大、增多,可互相融合成鸡冠状或菜花状,顶端可有角化或感染、溃烂。

③心理、社会状况:患者会出现紧张、恐惧等心理反应,表现为不愿就医或就医时隐瞒有关病史。

2.护理诊断/合作性问题

(1)自尊紊乱:

它与社会不认同性传播疾病患者有关。

(2)舒适度改变:它与瘙痒、烧灼痛有关。

(3)有感染他人的危险:它与他人接触污染物有关。

3.护理措施

(1)提供心理护理和支持:尊重患者,耐心、热情、诚恳地对待患者,鼓励其及早就医并接受正规治疗,解释彻底治疗的重要性。

(2)治疗配合:治疗方法以局部治疗为主,去除外生疣体。常用手术切除治疗、冷冻或激光治疗、药物治疗。

(3)消除传染源:被污染的衣物、用具等应及时消毒清洗。性伴侣应同时进行检查和治疗;治疗期间避免性生活。

(4)患病孕妇护理:如病灶较大、影响阴道分娩时,可行剖宫产术,应提供相应的护理。

(5)健康教育:保持外阴部清洁卫生,避免不洁性生活。

(四)获得性免疫缺陷综合征

获得性免疫缺陷综合征(简称艾滋病,AIDS)是由人免疫缺陷病毒(HIV)引起的高度传染性疾病。感染后机体丧失了抵御病原微生物侵袭的能力,易遭受各种条件致病微生物感染和患恶性肿瘤。该病主要有性传播、血液传播和母婴传播三种传播途径。本病预后不良,主要死因为条件致病微生物感染。目前尚无治愈方法。

1.护理评估

(1)健康史:询问有无艾滋病患者接触史,尤其注意性接触史;有无输血或血制品治疗史及静脉药瘾史等。

(2)身体状况

①临床表现:本病潜伏期长,一般认为,2~10年可发展为艾滋病。早期无明显症状,发病后出现全身性病变,一般在感染后2~4周出现发热、全身不适、头痛、厌食、恶心、肌痛、关节痛和淋巴结增大等表现。晚期因免疫功能严重缺陷,易发生机会性感染及恶性肿瘤,可累及全身各个器官及系统,以卡氏肺孢子虫肺炎最为常见,消化系统易出现口腔炎和食管炎。

②心理、社会状况:晚期患者因无特效治疗及预后不良,加之该病易遭受他人的歧视而产生焦虑、恐惧及悲观等心理。

(3)辅助检查:血常规检查可见不同程度的贫血、白细胞和血小板减少。HIV抗体检测是目前确定有无HIV感染最简单有效的方法。

2.护理诊断/合作性问题

(1)社交孤立感:它与对患者实施强制性管理及易被他人歧视有关。

(2)活动无耐力:它与HIV感染、并发机会性感染和肿瘤等有关。

(3)恐惧:它与疾病折磨、缺乏特效治疗及预后不良有关。

(4)潜在并发症:各种机会性感染。

3.护理措施

(1)一般护理

①注意血液、体液的隔离,并实施保护性措施。加强口腔及皮肤护理,防止继发感染。

②急性感染期和艾滋病期患者应绝对卧床休息,给予高热量、高蛋白、高维生素、易消化饮食。

(2)病情观察及对症护理

①密切观察发热程度,注意有无严重的机会性感染和恶性肿瘤等并发症的发生。

②对发热、咳嗽、呼吸困难等症状进行对症护理。

(3)治疗配合:目前无特效药物,主要采取一般治疗、抗病毒药物治疗及对症治疗。目前认为,早期采取抗病毒药物治疗是治疗的关键,同时积极进行支持治疗及并发症治疗,观察用药后反应。

(4)心理护理

①正确对待患者,多与患者进行有效沟通,了解患者的心理特点。

②为艾滋病患者创造非歧视的社会及病房环境,争取家人、朋友及社会支持系统的理解、支持及关心。

(5)健康教育

①积极、科学地宣传艾滋病的防治知识,帮助人们建立健康的生活方式,大力提倡禁毒,防止医源性感染,提倡性生活时使用避孕套,杜绝艾滋病的传播。

②针对高危人群开展宣传教育及行为干预工作,进行HIV抗体检测,同时应检测配偶及性伴侣,有效监测及管理。

第二节 外阴癌的护理

外阴恶性肿瘤包括许多不同组织结构的恶性肿瘤,外阴鳞状细胞癌是最常见的外阴癌,常见于60岁以上妇女。绝大多数肿瘤生长在外阴皮肤表面,容易被发现,但仍有很多患者未能获得早期诊断和治疗。

外阴癌致病原因尚不完全清楚:①外阴癌患者常并发有外阴上皮内瘤变,其中仅5%～10%伴不典型增生者有可能发展为外阴癌。②其他如外阴长期慢性刺激如乳头瘤、尖锐湿疣、慢性溃疡等也可发生癌变。③外阴癌可与宫颈癌、阴道癌合并存在。现公认单纯疱疹病毒Ⅱ型、人乳头状瘤病毒、巨细胞病毒等与外阴癌发生可能有关。

一、临床表现

1. 外阴瘙痒

近50%的患者有5年以上的外阴瘙痒病史,以夜间为重。

2. 各种不同形态的肿物

如结节状、菜花状、溃疡状。

3. 疼痛、渗液和出血

肿物合并感染或较晚期癌可出现。

4. 体征

癌灶可生长在外阴任何部位,大阴唇最多见,其次为小阴唇、阴蒂、会阴、尿道口、肛门周围等。早期局部丘疹、结节或小溃疡;晚期见不规则肿块,伴或不伴破溃或呈乳头样肿瘤,若癌灶已转移至腹股沟淋巴结,可扪及一侧或双侧腹股沟增大、质硬、固定的淋巴结。

二、辅助检查

1. 细胞学检查

对可疑病灶行涂片细胞学检查,常可见到癌细胞,由于外阴病灶常合并感染,其阳性率仅50%左右。

2. 病理活检

多数病灶周围伴有白色病变或可能有糜烂和溃疡。镜下,多数外阴鳞状细胞癌是分化好的,具有角化珠和细胞间桥。前庭和阴蒂的病灶倾向于分化差或未分化,常有淋巴管和神经周围的侵犯。

3. 影像学检查

为确定临床分期,可行盆腔、腹主动脉旁淋巴的B超、CT、磁共振和淋巴造影等检查。

三、治疗原则

手术治疗为主,根据临床分期不同采取不同范围的手术,辅以放射治疗与化学药物治疗。放射治疗的指征为:不能手术的病例,晚期病例先采用放疗,待癌灶缩小后行手术的患者,复发可能性大的病例。

四、护理

1. 护理评估

了解患者既往是否有不明原因的外阴瘙痒、小伤口、局部刺激或出血等症状,有无疼痛,疼痛的程度与病变的深度、范围及发生部位,有无外阴赘生物史等。有关了解患者有无慢性病如高血压、冠心病、糖尿病等病史。

2.护理要点措施

(1)外阴溃疡护理:癌灶有破溃合并感染者,除全身使用抗生素外,每日用0.5%碘伏擦洗外阴,0.5%高锰酸钾坐浴,每天2次,每次10~20min。保持外阴部清洁卫生,每天更换内衣。擦洗时动作要轻柔,同时告诉患者勿搔抓,注意保护局部皮肤,卧床休息,控制局部感染。

(2)皮肤护理:卧床患者保持床单位的清洁、平整和卧位的舒适,对营养不良、老年患者及长期卧床的患者应做好皮肤护理,防止发生压疮。

(3)腹股沟引流管护理:保持负压引流通畅,防止引流管堵塞。负压引流能及时吸出切口内积血、积液达到清除彻底,防止皮下血肿,预防皮肤坏死,促进伤口愈合。重点观察引流物的量、颜色、气味,通常术后引流量为300~500mL。协助患者翻身时避免出现拖、拉、拽等动作,应保持腹股沟引流管固定好、通畅,防止脱落。

(4)尿管护理:留置尿管持续开放3~5d,注意会阴部清洁干燥,排便后给予会阴冲洗。

(5)疼痛护理:为减轻会阴部切口疼痛,必要时遵医嘱给予镇痛药。

(6)排便护理:术后过早排便,使腹压增加,导致创口压力增大,容易使创面造成污染。因此,待肠功能恢复后,给予高营养少渣半流质饮食,选择适量高纤维素性食物配以果汁等保持排便通畅,以利于排便,减轻腹压,降低切口张力。每次排便后用碘伏棉球擦洗会阴部,保持清洁,防止污染外阴部切口。

(7)心理护理:评估患者的心理状态,针对患者的心态,应主动与患者交流沟通,给予心理支持,及时解答患者的疑问,耐心地向患者及家属介绍相关手术目的、方法、医生的技术水平和能力、术中术后的注意事项,并告知患者如果手术中发现有意外情况,以取得患者的信任与合作。同时帮助患者学会自我调节,使其正确认识疾病,消除其恐惧与担忧,使之以良好的心理状态接受手术。

(8)功能锻炼及康复指导:因手术切除大量组织及阴道下段易致切口形成瘢痕或挛缩,引起阴道口狭窄,因此术后1周开始功能锻炼,如双腿合拢、分开、前屈、后伸、外展、内收等,指导患者进行外阴肌肉锻炼,动作轻慢,活动范围由小到大。

3.健康教育

(1)嘱患者注意外阴部清洁卫生,每日清洗外阴部。积极治疗外阴瘙痒,外阴出现结节、溃疡或白色病变,应及时就医,确诊后再对症治疗。

(2)告诉患者及家属性生活应逐渐恢复。必要时可请性学方面的专家做心理治疗。

(3)指导出院后继续温水坐浴,以软化瘢痕组织,增加皮肤弹性。

(4)嘱患者及家属外阴癌术后应按时进行随访。第1年前6个月每月1次,后6个月每两个月1次;第2年每3个月1次;第3~4年每6个月1次,以后每年1次。

第三节 宫颈肿瘤的护理

宫颈肿瘤分为宫颈良性肿瘤和子宫颈癌,良性肿瘤较恶性肿瘤少见,以宫颈息肉和宫颈平滑肌瘤为常见。宫颈癌是全球女性恶性肿瘤中仅次于乳腺癌的第2位最常见的恶性肿瘤,全世界每年有20多万妇女死于宫颈癌,在发展中国家妇女中发病率居第一位,严重地影响着妇女的身体健康。

宫颈良性肿瘤的致病原因:①慢性炎症导致宫颈管有局限性增生过长。②宫颈管组织对激素刺激的异常反应,或宫颈血管局部充血。

宫颈癌的致病原因:①人乳头瘤病毒(HPV)感染。②性行为,如初次性交过早(15岁以前)、多个性伴侣(>6个)与宫颈癌密切相关。③月经及分娩因素,如月经期延长、经期及产褥期卫生不良。④配偶的性伴侣数、性病史,男性生殖器HPV感染。⑤吸烟。⑥口服避孕药。⑦生活环境、经济、文化、卫生水平较低的地区发病率较高。⑧疱疹病毒Ⅱ型(HSV-Ⅱ)感染。

一、临床表现

1.阴道出血

由于癌肿血管破裂所致,常表现为性交后或妇科检查后的接触性出血。

2.阴道排液

为宫颈癌的主要症状。常出现在流血后,最初量不多,无味,随着癌肿组织的生长,癌肿坏死、破溃,阴道分泌物增多,呈稀薄如水样,有腥臭味。晚期继发感染后则呈大量脓性或米汤样恶臭白带。

3.疼痛

为晚期癌的主要症状。由于癌肿侵犯盆壁,压迫闭孔神经、腰骶神经、坐骨神经等所致。也可以出现持续性腰骶部或坐骨神经痛。如肿瘤压迫输尿管,导致肾盂积水,表现为一侧腰痛;侵犯淋巴使淋巴管阻塞,回流受阻出现下肢水肿和疼痛。由于长期疾病消瘦、贫血等恶病质,有转移者在转移部位出现转移结节。

4.体征

早期宫颈癌局部无明显表现,随着疾病的发展,外生型可见子宫颈上向外生长的呈息肉状或乳头状的突起,向阴道突出形成菜花状的赘生物,表面不规则。并发感染时表面有灰白色的渗出物,触之易出血。内生型则见子宫颈肥大、质硬,宫颈管如桶状。由于癌组织坏死、脱落,有恶臭。妇科检查可扪及两侧盆腔组织增厚呈结节状,有时形成冰冻盆腔。

二、辅助检查

1.宫颈液积薄层细胞学检查(TCT)+人类乳头瘤病毒检查(HPV)

TCT检查是采用液基薄层细胞检测系统检测宫颈细胞并进行细胞学分类诊断,它是目前国际上较先进的一种宫颈癌细胞学检查技术,与传统的宫颈刮片巴氏涂片检查相比明显提高了标本的满意度及宫颈异常细胞检出率。TCT宫颈防癌细胞学检查对宫颈癌细胞的检出率为100%,同时还能发现部分癌前病变,微生物感染如真菌、滴虫、病毒、衣原体等。所以TCT技术是应用于妇女宫颈癌筛查的一项先进的技术。

2.碘试验

正常宫颈或阴道鳞状上皮含有丰富的糖原,可被碘液染为棕色,而宫颈管柱状上皮、宫颈糜烂及异常鳞状上皮区(包括鳞状上皮化生、不典型增生、原位癌及浸润癌区)均无糖原存在,故不着色。临床上用阴道窥器暴露宫颈后,擦去表面黏液,以碘液涂抹宫颈及阴道穹,如发现不正常碘阴性区即可在此区处取活检送病理检查。

3.宫颈和宫颈管活体组织检查

在宫颈刮片细胞学检查为Ⅲ~Ⅳ级涂片,但宫颈活检为阴性时,应在宫颈鳞状上皮—柱交界部的6点、9点、12点和3点处取4处活检,或在碘试验不着色区及可疑癌变部位,取多处组织,并进行切片检查,或应用小刮匙搔刮宫颈管,将刮出物送病理检查。

4.阴道镜检查

阴道镜不能直接诊断癌瘤,但可协助选择活检的部位进行宫颈活检。据统计,如能在阴道镜检查的协助下取活检,早期宫颈癌的诊断准确率可达到98%左右。但阴道镜检查不能代替刮片细胞学检查及活体组织检查,也不能发现宫颈管内病变。

三、治疗原则

宫颈良性肿瘤以手术治疗为主。宫颈癌主要是手术及放射治疗、化学治疗。可在手术或放疗前先化疗,待癌灶萎缩或部分萎缩后再行手术或放疗,或者手术或放疗后再加用化疗,以便提高疗效。

四、护理

1.护理评估

了解患者妇科检查后及性交后是否有出血,如有出血,量多少;了解患者阴道分泌物是否有增多,是否稀薄如水样,是否有腥臭味,是否出现大量脓性或米泔样恶臭白带。了解患者是否有压迫闭孔神经、腰骶神经、坐骨神经导致出现疼痛症状。

2.护理要点及措施

(1)阴道出血的护理:出血多的患者,应严密观察并记录其生命体征变化情况。注意收集会阴垫,评估出血量。按医嘱给予止血药,必要时输血、补液、行抗感染治疗;保持会阴清洁,给予会阴冲洗。

(2)阴道排液的护理:严密观察阴道排液的性质、量及气味,保持会阴部清洁,给予会阴冲洗。

(3)疼痛护理:晚期癌患者疼痛明显,使用0~10数字量表评估患者疼痛的程度,若疼痛评分连续2次评估>5,立即通知医生,及时使用镇痛药。

(4)引流管护理:术后患者留置的管道可包括腹腔引流管、阴道T形引流管等,应分别标明,避免混淆,并详细记录各种引流管中引流液的颜色、性质及量。协助患者翻身时避免出现拖、拉、拽等动作,防止各种引流管脱落。有盆腹腔引流患者术后给予半卧位,以利于引流。防止引流管发生打折、扭曲,如发现有堵塞、脱落等现象,术后根据患者各引流管中引流液的状况,拔除引流管,一般在术后 3~5d 当腹腔引流管、阴道 T 形引流管内引流液颜色逐渐变浅,为粉红色,引流量<20mL 时可拔除。

(5)病情观察:术后 24h 内应密切观察出血情况,包括腹部切口处敷料渗出情况、阴道出血情况、引流管引流情况、生命体征及神志的变化,以便及早发现并及时处理出血。如患者血压下降,心率加快,切口敷料渗血增多,色泽鲜红,应考虑有术后出血的可能。

(6)膀胱功能恢复护理:宫颈癌根治术时,可能损伤或切除支配膀胱的神经,导致膀胱麻痹或膀胱功能障碍,故术后留置尿管时间较长一般为 10d。留置尿管期间,1:5000 呋喃西林液 500mL 冲洗膀胱,1/d,以防泌尿系感染。术后第 7 天,定时夹闭尿管,白天每 2 小时开放 1 次,夜间长时间开放以训练膀胱功能,持续至尿管拔除为止。患者拔除尿管后测定残余尿量,若残余尿量<100mL,说明膀胱功能恢复;如残余尿量>100mL,则继续保留尿管至残余尿量正常。

(7)皮肤护理:患者卧床期间,保持床单位的清洁、平整和卧位的舒适,对营养不良、老年患者及长期卧床的患者应做好皮肤护理,防止发生压疮。做好晨、晚间护理工作,会阴擦洗,2/d,会阴擦洗持续至各种引流管拔除为止,并保持外阴清洁、干燥。

3.健康教育

(1)嘱患者保持室内清洁卫生、舒适、定时通风换气,室温保持在 18℃~20℃。

(2)指导患者注意多食营养均衡的食品,如肉类、蛋类、新鲜的蔬菜和水果。

(3)嘱患者避免重体力劳动,多注意休息,适当参加户外活动,但需劳逸结合,以保持良好的精神状态。

(4)嘱患者注意个人卫生,可洗淋浴,3 个月后可洗盆浴,3 个月内禁止性生活。

(5)指导患者出院后注意观察膀胱功能恢复情况,如出现排尿困难,尿潴留应立即就诊。

(6)留置尿管出院患者,指导其每日用温水冲洗会阴部,每 3 日更换尿袋 1 次,防止泌尿系感染。

(7)嘱患者注意观察有无下腹部疼痛及超过月经量的阴道出血,如出现下腹部疼痛及阴道出血过多应及时到医院就诊。

(8)告知患者随访的目的、时间、联系方式,嘱其定期检查,子宫颈良性肿瘤手术患者出院后 1 个月、子宫颈癌手术患者出院后 3 个月到门诊复查。

第四节 正常妊娠的护理

一、妊娠生理

妊娠是胚胎和胎儿在母体内发育成长的过程。卵子受精是妊娠的开始,胎儿及其附属物自母体排出(分娩)是妊娠的终止。妊娠是非常复杂又极为协调的生理过程,全程约40周。

(一)受精及受精卵的植入与发育

1.受精

精子和卵子相结合的过程称为受精。卵子从卵巢排出后,经输卵管伞端进入壶腹部,与从阴道经宫腔达输卵管的精子相遇而结合。通常受精发生在排卵12小时内。受精的卵细胞称为受精卵或孕卵。

2.受精卵的输送与发育

受精卵借助输卵管肌肉蠕动和纤毛摆动,向宫腔方向边移动边分裂,约在受精后第3日,分裂成实心细胞体,称为桑椹胚,也称早期囊胚。约在受精后第4日,进入宫腔,在子宫腔内继续发育成晚期囊胚。

3.植入

晚期囊胚侵入子宫内膜的过程称为孕卵植入,也称着床。约在受精后第6~7日开始,第11~12日结束。植入部位通常在子宫底和子宫体部,多位于子宫后壁。植入的囊胚在子宫内膜中继续生长发育。

4.蜕膜

受精卵植入后,子宫内膜迅速发生蜕膜样改变。此时子宫内膜血液循环更加丰富,腺体分泌更旺盛,内膜进一步增厚,称蜕膜。按蜕膜与囊胚的部位关系,将蜕膜分为三部分。

(1)底蜕膜:底蜕膜是指与囊胚内细胞团端滋养层接触的蜕膜,以后发育成胎盘的母体部分,分娩时胎盘即由此剥离。

(2)包蜕膜:包蜕膜是指覆盖在胚泡表面的蜕膜,随着囊胚发育逐渐凸向宫腔,这部分蜕膜高度伸展,缺乏营养而逐渐退化。在妊娠14~16周内羊膜腔明显增大,包蜕膜与真蜕膜逐渐融合,子宫腔消失,分娩时这两层已经无法分开。

(3)真蜕膜:真蜕膜是指底蜕膜及包蜕膜以外的覆盖子宫腔表面的蜕膜。

5.绒毛膜

受精后12日,可在植入囊胚的滋养层表面看到许多毛状突起称绒毛膜。在胚胎早期,整个绒毛膜表面的绒毛发育均匀,后来与底蜕膜接触的绒毛因血液供应丰富,绒毛高度发展呈树枝样分枝,称为叶状绒毛膜,是构成胎盘的主要部分。

6.羊膜

羊膜附着在绒毛膜板表面,为光滑、无血管、神经及淋巴,具有一定弹性的半透明薄膜。羊膜是胎盘及胎膜的最内层。

(二)胎儿附属物的形成及其功能

胎儿附属物是指胎儿以外的组织,包括胎盘、胎膜、脐带和羊水。

1.胎盘

(1)胎盘的形成:胎盘由底蜕膜、叶状绒毛膜和羊膜构成。

(2)胎盘的结构:妊娠足月时,胎盘为圆形或椭圆形盘状,重450~650g,约为足月胎儿体重的1/6,直径16~20cm,厚约2.5cm,中间厚,边缘薄。胎盘分为胎儿面和母体面,胎儿面光滑,呈灰白色,表面为羊膜,脐带附着在胎儿面中央或稍偏处,脐带动静脉从附着处分支向四周呈放射状分布直达胎盘边缘。母体面粗糙,呈暗红色,由18~20个胎盘小叶组成。

(3)胎盘的血液循环:胎盘绒毛内血管逐渐形成,建立起母体-胎盘、胎儿-胎盘血液循环。孕妇血液(含氧和营养物质)经底蜕膜螺旋小动脉穿过蜕膜板进入绒毛间隙(血流量约为500mL/min),再经开口的底蜕膜螺旋小静脉(含二氧化碳和胎儿代谢产物)返回孕妇体内。绒毛间隙中的氧和营养物质经绒毛的毛细血管网到绒毛小静脉,再经脐静脉运回胎儿体内;胎儿的代谢产物和二氧化碳经动脉运送到绒毛小动脉,再经绒毛的毛细血管网排到绒毛间隙。由此可见,胎盘有母体和胎儿两套血液循环,两者的血液在各自封闭的管道内循环,互不相混,但可以通过绒毛间隙,隔着绒毛毛细血管壁、绒毛间质及绒毛表面细胞层,靠渗透、扩散以及细胞的选择力进行物质交换。

(4)胎盘的功能

①气体交换:氧气是维持胎儿生命最重要的物质。在母体和胎儿之间,氧气和二氧化碳在胎盘中以简单扩散方式进行交换,替代胎儿呼吸系统的功能。如母亲有心肺功能不全、贫血等,均不利于胎儿的氧气供应,胎儿缺氧易发生胎儿窘迫。

②营养物质供应:胎儿生长发育所需要的葡萄糖、氨基酸、脂肪酸、维生素及电解质等均由母体经胎盘(简单扩散、易化扩散及主动转运等方式)输送到胎儿血中,替代胎儿消化系统的功能。

③排出胎儿代谢产物:胎儿代谢物如尿素、尿酸、肌酐、肌酸等,经胎盘送入母血,由母体排出体外,均可代替胎儿泌尿系统功能。

④防御功能:胎盘虽能阻止母体血液中某些有害物质进入胎儿血液中,但胎盘屏障作用极有限,病毒(如风疹病毒、原细胞病菌等)、分子量小对胎儿有害的药物,容易通过胎盘侵袭胎儿,致胎儿畸形甚至死亡。细菌、弓形虫、衣原体、支原体、螺旋体等可在胎盘形成病灶,破坏绒毛结构后进入胎体,从而感染胎儿。母体血液中的免疫物质如IgG可以通过胎盘,使胎儿在出生后短时间内获得被动免疫力,对胎儿起保护作用。

⑤合成功能:胎盘能合成多种激素和酶,如人绒毛膜促性腺激素(HCG)、人胎盘生乳素(HPL)、雌激素和孕激素,催产素酶和耐热性碱性磷酸酶等。HCG于妊娠8~10周内达高峰,12周以后逐渐下降,停经35日左右即可从孕妇血与尿中检出。孕妇血中雌激素的量随妊娠进展而增加,产后突然下降。孕妇尿中有多种雌激素,主要是雌三醇(E_3),E_3由胎盘、胎儿肾上腺与肝共同合成。孕激素和雌激素共同参与妊娠期母体各系统的生理变化。HPL可以促进胎儿生长和乳腺发育。

2.胎膜

胎膜由平滑绒毛膜和羊膜组成。胎膜外层为平滑绒毛膜,内层为羊膜,与覆盖胎盘、脐带的羊膜层相连接。

完整的胎膜可阻止细菌进入宫腔,有防止感染的功能,参与甾体激素代谢,在分娩发动上有一定作用。

3. 脐带

脐带是由体蒂发育而成,是连接胎儿和胎盘的纽带。足月胎儿的脐带长 30~70cm,平均约 50cm,内有一条脐静脉和两条脐动脉,周围有华通胶保护,脐带的表面由羊膜覆盖。

脐带是母儿气体交换、营养物质供应和代谢产物排出的重要通道,一旦受压,就会危及胎儿的生命。

4. 羊水

羊水为充满在羊膜腔内的液体。

(1)羊水的来源及特征:妊娠早期的羊水是由母体血清经胎膜进入羊膜腔的透析液。妊娠中晚期,胎儿尿液是羊水的重要来源。

羊水不断进行交换,保持着羊水量的动态平衡。母儿间的液体交换主要通过胎盘进行,液体交换量为 3600mL/h;母体与羊水的交换,主要通过胎膜,交换量为 400mL/h;羊水与胎儿的交换,主要通过胎儿消化道、呼吸道、泌尿道及角化前皮肤等完成,交换量较少。羊水量随着妊娠月份的增加逐渐增加,妊娠 38 周约 1000mL,此后羊水量逐渐减少,妊娠足月羊水量约 800mL。妊娠足月时羊水比重为 1.007~1.025,pH 值约为 7.20,内含脱落的毳毛、胎脂、毛发、上皮细胞、激素和酶而略显混浊,不透明。

(2)羊水的功能

①保护胎儿:胎儿可在羊水中自由活动,不受挤压和粘连;羊水保护羊膜腔内恒温;临产宫缩时,羊水能缓解宫缩压力,避免胎儿局部受压。通过羊水检查可监测胎儿的成熟度、性别及某些遗传性疾病。

②保护母体:羊水能减少胎动所致的不适感;临产前羊水囊可扩张宫口;破膜后羊水可以润滑产道。

(三)胎儿的发育特征

胚胎、胎儿发育是以 4 周为一个孕龄单位。妊娠期最初 8 周是胎体的主要器官分化发育的时期,称为胚胎。从妊娠第 9 周起称为胎儿,是各器官进一步发育渐趋成熟的时期。胎儿发育的特征如表 4-2 所示。

表 4-2 胎儿发育特征

胎龄	外形特征	身长(cm)
8 周末	胚胎初具人形,头的大小约占整个胎体一半,能够分辨出眼、耳、鼻、口,四肢已具雏形,超声显像可见早期心脏形成并有搏动	
12 周末	外生殖器已发育,部分可辨出性别,胎儿四肢可活动	9
16 周末	从外生殖器可确定胎儿性别,头皮已长出毛发,皮肤菲薄呈深红色,部分孕妇已能自觉胎动	16

续表

胎龄	外形特征	身长(cm)
20周末	检查孕妇时可听到胎心音和自觉胎动,胎儿皮肤暗红色,出现胎脂,全身覆盖毳毛,开始出现吞咽、排尿功能	25
24周末	各脏器均已发育,皮下脂肪开始沉积,皮肤呈皱缩状	30
28周末	皮下脂肪沉积不多,皮肤粉红色,有呼吸动作,出生后易患特有性呼吸窘迫综合征,出生后加强护理,可以存活	35
32周末	面部毳毛已脱落,出现指(趾)甲,睾丸下降,生活能力尚可,出生后注意护理,可以存活	40
36周末	皮下脂肪较多,毳毛明显减少,面部皮肤皱褶消失,胸部、乳房突出,睾丸位于阴囊。指(趾)甲已超出指(趾)端。出生后能啼哭及吸吮,生活能力良好,此时出生基本可以存活	45
40周末	胎儿发育成熟,外观体形丰满,皮肤粉红色,皮下脂肪多,男性睾丸已降至阴囊内,女性大小阴唇发育良好,足底皮肤有纹理,出生后哭声响亮,吸吮能力强,能很好存活	50

二、妊娠期母体的生理及心理变化

妊娠期间,为适应胎儿生长发育的需要,在胎盘产生激素的参与和神经内分泌的影响下,孕妇全身系统均发生一系列适应性生理和心理变化。

(一)生理变化

1.生殖系统

(1)子宫

①子宫体:早期子宫增大变软,呈球形,妊娠12周时,增大的子宫超出盆腔。妊娠晚期子宫多呈不同程度的右旋,与盆腔左侧有乙状结肠占据有关。宫腔容积由非妊娠时的5mL增加至妊娠足月时约5000mL,子宫大小由非妊娠时的7cm×5cm×3cm增大至妊娠足月时的35cm×22cm×25cm。

②子宫峡部:子宫峡部非妊娠期长约1cm,随着妊娠的进展,峡部逐渐被拉长变薄,成为子宫腔的一部分,称为子宫下段,临产时长7~10cm。

③子宫颈:妊娠早期因充血、水肿,宫颈外观肥大、着色,质地软。宫颈管内腺体肥大,宫颈黏液分泌增多,形成黏液栓,保护宫腔不受感染。

(2)卵巢:妊娠期卵巢略增大,排卵侧卵巢可见妊娠黄体,黄体功能于孕10周后由胎盘取代。妊娠期卵巢的卵泡不再活动而停止排卵。

(3)输卵管:妊娠期输卵管伸长,管壁充血,但肌层无明显肥厚,黏膜可呈蜕膜样变。

(4)外阴、阴道:外阴色素沉着,组织松软。阴道黏膜呈紫蓝色,皱襞增多,分泌物增多,酸度增高。

2.乳房

妊娠早期乳房开始增大,乳头、乳晕着色,乳晕处皮脂腺肥大隆起,称"蒙氏结节"。妊娠末期,乳头可挤出少许稀薄黄色乳汁,称初乳,乳汁的正式分泌在分娩后。

3.血液循环系统

(1)心脏:由于血容量及新陈代谢增加,心搏出量增加,使心率加快,每分钟可增加10～15次。随着子宫的增大,膈肌升高,心脏移位,大血管扭曲,故在心尖区及肺动脉瓣区可听到柔和吹风样收缩期杂音,产后自然消失。

(2)血液变化:血容量自妊娠6周起开始增加,妊娠32～34周时达高峰,约增加35%,平均约增加1500mL,维持此水平至分娩。其中血浆增加多于红细胞,血液被稀释,因此呈现生理性贫血。妊娠期因纤维蛋白原和球蛋白含量增高,使血液黏稠度增加,处于高凝状态,为分娩后胎盘剥离面迅速止血提供保障。妊娠后期白细胞可增加至$(10～15)×10^9$/L,血沉加快达100mm/h。

(3)血流动力学:妊娠期收缩压不变,舒张压因外周血管扩张而降低,脉压稍增大。随妊娠进展,盆腔血液回流至下腔静脉的血量增加,加之右旋增大的子宫压迫下腔静脉使血液回流受阻,导致孕妇下肢、外阴及直肠静脉压增高,易发生痔、外阴及下肢静脉曲张。如孕妇长时间仰卧位,可引起回心血量减少,心搏出量降低,血压下降,称仰卧位低血压综合征。

4.泌尿系统

因孕妇和胎儿代谢产物增多,肾脏负担加重,肾血流量及肾小球滤过率均增加,肾小管对葡萄糖的再吸收能力不能相应地增加,而使部分孕妇饭后出现血糖增多。妊娠中晚期肾盂、输尿管轻度扩张,蠕动减弱,尿流缓慢,加之子宫的压迫,尿液的滞留,易发生肾盂肾炎,以右侧多见。

5.呼吸系统

妊娠期孕妇需氧量增加,可使呼吸稍加快,以胸式呼吸为主。另外呼吸道黏膜充血、水肿、增厚,局部抵抗力下降,易发生呼吸道感染。

6.消化系统

妊娠期胃肠道平滑肌张力降低,肠蠕动减弱,胃排空时间延长,易发生上腹部饱满、肠胀气和便秘。

7.内分泌系统

妊娠期脑垂体、肾上腺、甲状腺等均有不同程度的增大,分泌量增多,但无功能亢进的表现。

8.其他

(1)体重:妊娠13周以后平均每周增加350g,正常不应超过500g,至妊娠足月时平均约增加12.5kg。

(2)皮肤:妊娠期垂体分泌促黑素细胞激素增加,导致孕妇面颊、乳头、乳晕、腹白线、外阴等处出现色素沉着,面颊部出现蝴蝶状褐色斑(妊娠斑),产后逐渐消退。随着妊娠子宫增大,孕妇腹壁、大腿皮肤弹力纤维过度伸展而断裂,形成紫色或淡红色不规则平行裂纹,称妊娠纹。产后变为银白色,持久不退。

(3)矿物质:胎儿生长发育需要大量的矿物质,近足月妊娠的胎儿体内含钙和磷,绝大部分是在妊娠末期 2 个月内积累的。故应于妊娠的后 3 个月补充维生素及钙,以提高血钙含量。

(二)心理变化

妊娠期孕妇及家庭成员的心理会随着妊娠的进展而有不同的变化。对孕妇而言,尽管妊娠是一种自然的生理现象,但它仍是女性一生中的重要事件,是家庭生活的转折点,因此会产生不同程度的压力和焦虑。孕妇常见的心理反应有以下 5 种:

1. 惊讶和震惊

未计划怀孕的妇女,在妊娠初期对不期而至的妊娠会产生惊讶和震惊反应。

2. 矛盾心理

在惊讶和震惊的同时,孕妇又享受到怀孕所带来的喜悦,但可能因种种原因感到目前怀孕不是最佳时机,出现矛盾心理,持续下去会导致孕妇情绪低落。

3. 接受

随着妊娠进展,尤其是胎动的出现,让孕妇真正感受到胎儿存在的事实,且感到前所未有的兴奋与骄傲。孕妇开始接受怀孕的事实,并计划为孩子购买衣服、睡床,给未出生的孩子起名等。

4. 情绪波动

妊娠期由于体内激素的作用,多数孕妇的心理反应都不稳定,情绪波动较大。往往表现为易于激动或抑郁,这种情况常使其丈夫和家人不知所措,严重者会影响夫妻感情。妊娠晚期,因子宫明显增大,孕妇感觉身体越来越沉重,行动不便,甚至出现睡眠障碍、腰背痛等症状,大多数孕妇渴望怀孕赶快结束。随着预产期的临近,孕妇常因胎儿将要出生而感到愉快,又因可能产生的分娩痛苦而焦虑,担心能否顺利分娩、分娩过程中母儿安危、胎儿有无畸形,也有的孕妇担心婴儿的性别能否为家人接受等。

5. 内省

妊娠期孕妇表现出以自我为中心,可能对以前所喜欢的活动失去兴趣,喜欢独处或变得专注于自己及身体的变化。也有孕妇妊娠后变得比以前活泼开朗了,喜欢告诉别人自己怀孕了,表现出更多的"孕味"。这种专注使孕妇开始计划、调节和适应,以迎接新生儿的降生。

三、妊娠诊断

临床上根据妊娠不同时期的特点,将妊娠分为 3 个时期:妊娠 12 周末以前称为早期妊娠;第 13 周~27 周末称为中期妊娠;第 28 周及其以后称为晚期妊娠。

(一)早期妊娠诊断

1. 临床表现

(1)停经:平素月经规律的育龄妇女,一旦月经延迟 10 日或以上,应首先考虑早期妊娠的可能;若停经已达 8 周,妊娠的可能性更大。但停经不一定都是妊娠,应予以鉴别。

(2)早孕反应:约有半数的妇女,在停经6周左右出现头晕、畏寒、嗜睡、乏力、食欲减退、恶心、晨起呕吐、喜食酸物或择食等症状,称早孕反应。多于妊娠12周左右自行消失。早孕反应与HCG增多、胃酸减少及胃排空时间延长有关。

(3)尿频:尿频多出现在妊娠早期,是因增大的子宫压迫膀胱而引起的。妊娠12周以后,增大的子宫上升入腹腔,尿频症状自然消失。

(4)乳房:自妊娠8周起,在雌、孕激素作用下,乳房逐渐增大,乳头及乳晕着色,有蒙氏结节出现。孕妇自觉乳房轻度胀痛、乳头刺痛。

(5)妇科检查:阴道黏膜及子宫颈充血,呈紫蓝色。子宫颈变软,子宫峡部极软,感觉子宫体与子宫颈似不相连,称黑加征。子宫体逐渐增大变软,妊娠5~6周子宫体呈球形;妊娠8周时宫体约为非孕时的2倍;妊娠12周时宫体约为非孕时的3倍,耻骨联合上方可触及子宫底。

2.辅助检查

(1)妊娠试验:利用孕卵着床后滋养细胞分泌HCG,并经孕妇尿中排出的原理,用免疫学方法测定受检者血或尿中HCG含量,可协助诊断早期妊娠,最早停经35日即可测出。

(2)B超检查:B超是诊断早期妊娠快速、准确的方法,妊娠早期超声检查主要是确定孕囊的大小以及是否着床,同时排除宫外孕。最早在5周时可见增大的子宫轮廓内有圆形妊娠环,其中可见原始心管搏动。

(二)中晚期妊娠诊断

1.临床表现

(1)子宫增大:随着妊娠进展,子宫逐渐增大。手测子宫底高度或尺测耻上子宫长度,可以判断子宫大小与妊娠周数是否相符,如表4-3。

表4-3 不同妊娠周数的子宫底高度及子宫长度

妊娠周数(妊娠月份)	手测宫底高度	尺测耻上宫底高度
12周(3个月末)	耻骨联合上2~3横指	
16周(4个月末)	脐耻之间	
20周(5个月末)	脐下1横指	18(15.3~21.4)cm
24周(6个月末)	脐上1横指	24(22.0~25.1)cm
28周(7个月末)	脐上3横指	26(22.4~29.0)cm
32周(8个月末)	脐与剑突之间	29(25.3~32.0)cm
36周(9个月末)	剑突下2横指	32(29.8~34.5)cm
40周(10个月末)	脐剑之间或略高	33(30.0~35.3)cm

(2)胎动:妊娠18~20周时,孕妇可感觉到胎动,3~5次m。随着妊娠进展,胎动趋于频繁,孕28~32周达高峰,孕37周后胎动减少,但仍在正常范围内。

(3)胎心音:妊娠7周后用超声多普勒可听到胎心音。妊娠18~20周用木质听筒在孕妇腹壁上可以听到胎心音,如钟表的"滴答"声,110~160次/min。胎心音应与子宫杂音、腹主动脉音及脐带杂音相鉴别,前二者速率与孕妇脉搏一致,脐带杂音与胎心率一致,但为吹风样低音。

(4)胎体:妊娠20周后,经孕妇腹壁可触及子宫内胎体,妊娠24周以后腹部四步触诊可以区分胎头、胎臀、胎背及胎儿四肢,从而判断胎产式、胎先露和胎方位。

2.辅助检查

(1)B超检查:B超不仅能显示胎儿数目、胎方位、胎心搏动和胎盘位置及成熟度,且能测定胎头双顶径,观察胎儿有无畸形。

(2)胎儿心电图:目前国内常用间接法检测胎儿心电图,通常于妊娠12周以后显示较规律的图形,于妊娠20周后的成功率更高。

3.胎产式、胎先露、胎方位

胎儿在子宫内的姿势,简称胎势。正常为胎头俯屈,颏部贴近胸壁,脊柱略前弯,四肢屈曲交叉弯曲于胸腹部前方。由于胎儿在子宫内姿势和位置的不同,因此有不同的胎产式、胎先露和胎方位。

(1)胎产式:胎儿身体纵轴与母体纵轴之间的关系称胎产式。两轴平行者称纵产式;两轴垂直者称横产式;两轴交叉者称斜产式,属暂时性,在分娩过程中可转为纵产式,偶尔转为横产式。

(2)胎先露:胎先露是指最先进入骨盆入口的胎儿部分。纵产式中头先露和臀先露较为常见,横产式则多为肩先露。头先露又可分为枕先露、前囟先露、额先露和面先露。臀先露又可分为混合臀先露、单臀先露、单足先露和双足先露。偶见胎儿头先露或臀先露与胎手或胎足同时入盆,称之为复合先露。

(3)胎方位:胎方位简称胎位,是指胎儿先露部指示点与母体骨盆的关系。枕先露以枕骨为指示点;面先露以颏骨为指示点;臀先露以骶骨为指示点;肩先露以肩胛骨为指示点。

四、妊娠期孕妇的护理

产前检查从确诊早孕开始,妊娠28周前每4周查1次,妊娠28周以后每2周查1次,妊娠36周以后每周查1次。凡属高危妊娠者,应酌情增加产前检查次数。

定期产前检查的目的是了解母儿的健康状况,及早发现并治疗妊娠合并症和并发症(如妊娠高血压综合征、妊娠合并心脏病等),及时纠正胎位异常,同时根据孕妇和胎儿的评估情况,为孕妇提供连续的整体护理。

(一)护理评估

1.健康史

(1)个人资料:首次产前检查应问问姓名、年龄、婚龄、职业、地址及联系方式等。

①年龄:年龄过小的孕妇容易发生难产,年龄大于35岁的高龄初产妇容易并发妊娠期高血压疾病、产力异常和产道异常,应予以重视。

②职业：询问孕妇是否接触过可致流产、胎儿畸形的放射线或毒性物质（如铅、汞、苯、有机磷农药及一氧化碳中毒等）。

(2) 月经史及婚育史：询问孕妇月经初潮的年龄、月经周期和婚育史。婚育史包括初婚年龄，丈夫健康状况，既往妊娠和分娩的次数，分娩的方式，新生儿情况，有无流产、早产、死胎、死产史，有无产后出血史等。

(3) 既往史及家族史：着重了解孕妇有无高血压、心脏病、糖尿病、肝肾疾病、血液病、传染病等病史；有无剖宫产史和其他手术史；同时了解家族中有无遗传病史和精神病史。

(4) 丈夫健康状况：了解孕妇的丈夫有无吸烟、饮酒等特殊嗜好及遗传性疾病等。

(5) 本次妊娠经过：了解本次妊娠早孕反应出现的时间、严重程度，有无病毒感染史及用药情况，胎动开始时间，妊娠过程中有无阴道流血、头痛、心悸、气短、下肢水肿等症状。

(6) 推算预产期：询问平时月经情况和末次月经的日期。从末次月经第 1 日算起，月份减 3 或加 9，日期加 7（农历日期加 15）即为预产期。实际分娩日期与推算的预产期可以相差 1~2 周。如记不清末次月经的日期或平时月经不规则，则可根据早孕反应时间、首次胎动时间以及子宫高度和胎儿大小等加以估计。

2. 身体状况

(1) 全身检查：观察发育、营养、精神状态、身高及步态；检查乳房发育情况，乳头有无平坦、凹陷；检查心、肺等重要脏器有无病变，下肢有无水肿；测量血压和体质重，正常孕妇血压不应超过 140/90mmHg，或与基础血压相比，升高不超过 30/15mmHg，超过者属病理状态，应警惕有无妊娠期高血压疾病。妊娠晚期，体重每周增加不超过 500g，超过者应注意有无水肿或隐性水肿。

(2) 产科检查：产科检查包括腹部检查、骨盆测量、阴道检查、肛诊和绘制妊娠图。

①腹部检查：孕妇排尿后，仰卧于检查床上，头部稍抬高，露出腹部，双腿略屈曲外展，放松腹肌。检查者站在孕妇右侧。

a.视诊：观察腹部外形、大小、有无妊娠纹、手术瘢痕及水肿。注意若有巨大儿、双胎、羊水过多等可致腹部过大；腹部过小、子宫底过低者，应考虑胎儿生长受限、孕周是否推算错误；若有骨盆狭窄时，孕妇腹形向前突出（尖腹，多见于初产妇）或向下悬垂（悬垂腹，多见于经产妇）。

b.触诊：注意腹壁肌肉的紧张度、羊水量的多少及子宫肌的敏感度。用手测宫底高度，也可以用软尺测耻骨上方至子宫底的弧形长度；腹围测量是用软尺过脐或腹部最彭隆处绕腹一周的长度。

用四步触诊法检查子宫大小、胎产式、胎先露、胎方位及先露是否衔接，具体操作如下。

第一步：检查者双手置于子宫底部，先了解子宫外形，摸清子宫底高度，并估计宫底高度与孕周是否相符，再以双手指腹交替轻推，分辨宫底处的胎儿部分，圆而硬有浮球感的为胎头，宽而软且不规则的为胎臀。

第二步：检查者两手分别置于腹部左右两侧，一手固定，另一手轻轻深按检查，两手交替进行。分辨胎背及胎儿四肢的位置，平坦饱满者为胎背，高低不平部分为胎儿的肢体。

第三步：检查者右手拇指与其余4指分开，置于耻骨联合上方，握住胎先露部，进一步查清是胎头或胎臀，并左右推动以确定是否衔接。若胎先露部分仍浮动，表示尚未入盆，若已衔接，则胎先露部分不能被推动。

第四步：检查者面向孕妇的足端，两手分别置于胎先露部的两侧，向骨盆入口方向轻轻摇晃并往下深压，复核先露部的诊断是否正确，并确定先露部入盆的程度。

c.听诊：胎心音在靠近胎背侧上方的孕妇腹壁上听得最清晰，枕先露时，胎心音在脐下方右或左侧；臀先露时，胎心音在脐上方右或左侧；肩先露时，胎心音在脐下方听诊最清晰。听诊时注意其节律和强弱。

②骨盆测量：骨盆测量包括外测量和内测量，了解骨产道情况，以判断胎儿能否经阴道分娩。

a.骨盆外测量：于首次产前检查时进行。

ⅰ.髂棘间径：孕妇取伸腿仰卧位，测量两侧髂前上棘外缘的距离，正常值为23～26cm。

ⅱ.髂嵴间径：孕妇取伸腿仰卧位，测量两侧髂嵴外缘最宽的距离，正常值为25～28cm。

以上径线可间接推测骨盆入口横径的长度。

ⅲ.骶耻外径：孕妇取左侧卧位，右腿伸直，左腿屈曲，测量第5腰椎棘突下凹陷处（相当于腰骶部米氏菱形窝的上角）至耻骨联合上缘中点的距离，正常值为18～20cm。此径线可间接推测骨盆入口前后径长短，是骨盆外测量中最重要的径线。

ⅳ.坐骨结节间径：又称出口横径。孕妇取仰卧位，两腿弯曲，双手抱双膝。测量两坐骨结节内侧缘的距离，正常值为8.5～9.5cm，平均值为9cm。

ⅴ.耻骨弓角度：用两拇指尖斜着对拢，放于耻骨联合下缘，左右两拇指平放在耻骨降支上面，测量两拇指之间的角度即为耻骨弓角度。正常为90°，小于80°为异常。

b.骨盆内测量：骨盆内测量是指经阴道测量骨盆内径，能较准确地测知骨盆大小，适用于骨盆外测量有狭窄者。在妊娠24～36周会阴较松弛且不易引起感染时进行。测量时，孕妇取膀胱截石位，消毒外阴，检查者须戴消毒手套并涂以滑润油。

ⅰ.对角径：也称骶耻内径，为耻骨联合下缘至骶岬上缘中点的距离，正常值为12.5～13cm，此值减去1.5～2cm即为真结合径。检查者示指、中指伸入阴道内，中指尖触骶岬上缘中点，示指上缘紧贴耻骨联合下缘，标记示指与耻骨联合下缘的接触点距离，即为对角径。

ⅱ.坐骨棘间径：测量两坐骨棘间的距离，正常值约为10cm。检查者一手的示指、中指伸入阴道内，分别触及两侧坐骨棘，估计其间距离。

③阴道检查：妊娠早期孕妇初诊时应行双合诊，以了解软产道及内生殖器有无异常。妊娠最后1个月以及临产后，应避免不必要的阴道检查，以免引起感染。如确实需要阴道检查时，需严格外阴、阴道消毒后进行，以防感染。

④肛诊：通过肛门指诊了解胎先露、骶骨前面弯曲度、坐骨棘间径、坐骨切迹宽度及骶尾关节的活动度。

⑤绘制妊娠图：将各项检查结果（如血压、体质量、宫高、腹围、胎位、胎心率等）绘成曲线

图,即为妊娠图。其中宫高曲线是妊娠图中最重要的曲线,注意观察动态变化,及早发现及处理孕妇或胎儿的异常情况。

(3)心理-社会状况:重点评估孕妇对妊娠的态度及接受程度,孕妇对妊娠有无惊讶、震撼、无法接受妊娠事实、过度焦虑等。随着预产期的到来,密切注意孕妇对分娩的态度和看法,是否期望尽快终止妊娠见到自己的宝宝,有无过分担心分娩将产生的痛苦、分娩过程中母儿的安全,担心婴儿的性别是否为家人接受,此外还有评估其丈夫对此次妊娠的态度,家庭经济状况及支持程度,评估孕妇在家庭的角色等。

(4)辅助检查:辅助检查包括血常规、尿常规、血型、血糖、肝功能、心电图、B超、胎心监护等,如有异常应再做其他相关的检查。

(二)护理诊断

1.焦虑

与担忧自身及胎儿健康和安全,害怕不能胜任母亲职责等因素有关。

2.自我形象紊乱

与妊娠引起外形的改变有关。

3.身体不适

与怀孕有关的症状有头晕、乏力、恶心、呕吐、水肿、下肢静脉曲张、便秘、下肢痉挛、腰背痛、仰卧位低血压综合征及生理性贫血等。

4.知识缺乏

缺乏孕期保健知识。

(三)护理目标

(1)孕妇情绪稳定,对妊娠、分娩充满自信,适应准母亲角色。
(2)孕妇获得孕期保健知识,维持母婴于健康状态。

(四)护理措施

1.心理护理

孕妇良好的心理有助于产后亲子关系的建立及母亲角色的完善,因此,护理人员应了解妊娠期孕妇及家庭成员的心理变化,促使孕妇及其家庭成员的心理不断调整以适应新的情况。指导孕妇为接受新生命的诞生、维持个人及家庭的功能完整,完成4项孕期母性心理发展任务:

(1)确保自己及胎儿能安全顺利地度过妊娠期及分娩期,孕妇应阅读有关书籍、遵守医护人员的建议和指导,使整个妊娠保持最佳的健康状况。

(2)促使家庭重要成员(尤其是配偶)接受新生儿。

(3)在妊娠过程中,孕妇必须调整自己,以适应胎儿的成长,从而顺利担负起产后照顾孩子的重任。

(4)情绪上与胎儿连成一体,建立起亲密的感情,常抚摸腹部并对胎儿讲话,幻想孩子的模样,为孕妇日后与新生儿建立良好情感奠定基础。

2.加强孕期保健知识教育

(1)合理营养:孕妇膳食要多样化,调配合理全面,以易消化吸收、清淡为宜,避免吃辛辣刺激性食物。以普通米、面、优质蛋白、新鲜水果及各种蔬菜为主,以保证胎儿发育、分娩及哺乳的需要。

(2)活动与休息:一般孕妇可以正常工作到妊娠28周,28周后应适当减轻工作量,避免重体力劳动和夜班,每日应保证8~9h睡眠及1~2h午休。妊娠中、晚期卧床休息时应多取左侧卧位。适当的户外活动(散步、晒太阳)有益于妊娠。

(3)衣着与卫生:衣着要宽松舒适,寒暖适宜。避免穿高跟鞋,以免引起身体重心前移,腰椎过度前凸而导致腰背疼痛。妊娠期汗腺、皮脂腺分泌旺盛,应勤洗浴,以淋浴为宜,避免盆浴,以防污水进入阴道造成感染。

(4)症状护理

①早孕反应:出现早孕反应时,应少量多餐,避免油腻或有特殊气味的食物。严重者及时去医院就诊,遵医嘱服用维生素 B_1、B_6 等药物。

②水肿及下肢静脉曲张:嘱孕妇注意休息,抬高下肢,避免两腿交叉及过久站立,以促进静脉回流。如下肢明显水肿或经休息后不见消退者,应及时检查,警惕妊娠期高血压疾病的发生。

③便秘:嘱孕妇养成每日定时排便的习惯,注意多摄取含水分和纤维素高的食物,适当运动,不可随意使用泻药,以免引起流产或早产。

④下肢痉挛:妊娠后期常发生腓肠肌痉挛,夜间发作较重。应指导孕妇增加钙和维生素 D 的摄入。注意腿部保暖,避免疲劳。发生下肢肌肉痉挛时,嘱孕妇做腿部背屈动作以舒展痉挛的肌肉,并予局部热敷、按摩,直至痉挛消失。

⑤腰背痛:指导孕妇保持正确的坐、站、走路的姿势,穿平底鞋,睡硬板床,尽量避免弯腰工作,定期做产前运动。

⑥仰卧位低血压综合征:指导孕妇以左侧卧位休息,避免长时间仰卧位睡眠。一旦发生,孕妇不必紧张,立即改成左侧卧位,症状可自然消失。

⑦生理性贫血:孕妇应适当增加摄入含铁丰富的食物,如动物肝脏、瘦肉、蛋黄、豆类等。如铁的含量不足,易患缺铁性贫血。如病情需要补充铁剂时,最好用水果汁送服,因铁在酸性环境中易于吸收。

3.健康指导

(1)建立围生保健卡:育龄妇女停经40日,应到医院进行检查;确诊后及时到社区医院建立围生保健卡,根据具体情况预约产前检查的时间和内容。

(2)避免感染,合理用药:孕妇所居环境应空气新鲜,清洁卫生,家中不宜养宠物,防止弓形虫和病毒感染。孕早期病毒感染、X线照射、有害毒物接触、吸烟、吸毒、饮酒可造成流产、早产、死胎、胎儿生长受限、智力低下、胎儿畸形等。有些药物也可通过胎盘影响胚胎及胎儿发育或致胎儿畸形等。因此孕妇应避免感染、放射线照射及接触有害毒物,禁忌烟酒及被动吸烟、吸毒。孕期用药要慎重,尤其是妊娠前8周是胚胎组织器官分化、发育的关键时期,更应注意。必须用药时,应在医生指导下选择对胚胎、胎儿无害的药物。

(3)乳房护理:妊娠24周后用温水清洗乳头,除去污垢涂以油脂,以防乳头皲裂。乳头内陷者应尽早经常提起乳头向外牵拉,以期纠正,避免发生吸吮困难。孕28周后进行乳房按摩。

(4)性生活指导:在妊娠12周内和28周以后应避免性生活,以免因兴奋和机械性刺激引起盆腔充血、子宫收缩,造成流产、早产、胎盘早剥、胎膜早破及感染。

(5)孕期自我监护:胎动、胎心变化是孕妇自我监护胎儿宫内情况的一种重要手段。应指导孕妇自妊娠28周开始,每日早、中、晚各数1h胎动数,3h胎动数相加乘以4,即为12h的胎动数。如12h的胎动数在30次或以上,反映胎儿的情况良好。如12h内胎动次数累计小于10次,或逐日下降大于50%而不能恢复者,应考虑胎儿有宫内缺氧,需及时采取措施。胎心监测,如胎心率在110~160次/min,提示胎儿情况良好,如胎心率小于120次/min或大于160次/min,提示胎儿缺氧,需立即左侧卧位、吸氧,并及时就医。

(6)胎教指导:胎教是为孕妇创造良好的内、外环境,有目的、有计划地为胎儿的生长发育实施最佳措施。孕妇在妊娠后期可边触摸腹壁边与胎儿交谈或听优美、轻松、愉快的音乐,进行"母子对话"。

(7)识别异常症状:孕妇出现下列症状,如阴道出血,妊娠3个月后仍持续呕吐,寒战发热、头痛、眼花、胸闷、心悸、气短,液体突然自阴道流出,胎动突然减少等应立即就诊。

(8)分娩准备指导:孕妇及其家庭成员于妊娠后期备齐产妇及新生儿所需物品,选择好分娩医院和到达医院的交通工具以及临时联络方式。如果孕妇出现腹痛或阴道流水,应立即平卧,迅速送往医院。

(五)护理评价

(1)孕妇情绪是否稳定,对妊娠、分娩有无自信心,能否适应准母亲角色。

(2)孕妇是否获得了孕期保健知识,母婴是否维持健康状态。

第五节 异常妊娠的护理

一、流产

妊娠于28周前终止,胎儿体质量不足1000g,称为流产。妊娠不足12周发生流产者称为早期流产,发生于12周至不足28周者称为晚期流产。按流产的发展过程分为先兆流产、不全流产、难免流产和完全流产。胚胎在子宫内死亡超过2个月仍未自然排出者称为过期流产。自然流产连续3次或3次以上者称为习惯性流产。

早期流产的原因多数是遗传因素(如基因异常),其次为母体因素(如孕妇患急性传染病、胎儿感染中毒死亡、黄体功能不足等),此外母儿双方免疫不适应或血型不合亦可引起流产,晚期流产则因宫颈内口松弛、子宫畸形等因素所致。

(一)诊断

1.临床表现

(1)先兆流产:妊娠28周前出现少量阴道出血和(或)轻微下腹疼痛或腰酸下坠感,无破水及组织排出,妊娠反应持续存在;检查宫口未开,胎膜未破,子宫大小与停经月份符合;妊娠试验阳性;B超显示有孕囊及胚芽,孕7周以上者有胎心波动。如胚胎发育正常,经休息和治疗后出血及腹痛消失,妊娠可以继续;若胚胎发育异常或出血增多、腹痛加重,则可发展为难免流产。

(2)难免流产:多由先兆流产发展而来,流产已不可避免。阴道出血量增多(常多于月经量),腹痛加重,呈阵发性下腹坠胀痛,可伴有阴道流水(胎膜破裂)。妇科检查见宫口已扩张,可见胚胎组织或胚囊堵塞于宫颈口,子宫大小与停经月份符合或略小,尿妊娠试验可呈阴性或阳性,B超宫腔内可见胚囊胚芽,有时可见胎动及胎心搏动。

(3)不全流产:妊娠物已经部分排出子宫,尚有部分残留于子宫内,由难免流产发展而来。残留妊娠物影响子宫收缩,有持续性阴道出血,严重者可发生休克。检查时可发现宫颈口扩张,有血液自宫颈口流出,有时可见妊娠物在宫颈口或阴道内出现,部分仍残留在宫腔内,子宫大小一般小于停经月份。

(4)完全流产:常发生于妊娠8周以前或12周以后。经过腹痛及阴道出血后,妊娠产物已完全排出,阴道出血逐渐停止或仅有少量出血,腹痛消失。妇科检查见宫口关闭,子宫略大或已恢复正常大小,妊娠试验阴性或阳性,B超显示宫腔线清晰,可有少量血液,但无组织残留。

(5)过期流产:胚胎或胎儿在宫内已经死亡,但没有自然排出。胚胎或胎儿死亡后子宫不再继续增大,反而缩小。妊娠反应消失,胎动消失。检查时发现宫颈口关闭,子宫小于停经月份,听不到胎心。

(6)习惯性流产:每次流产往往发生于相同妊娠月份,流产经过与一般流产相同,早期流产的原因常为黄体功能不全、甲状腺功能低下症、染色体异常等。晚期流产较常见的原因则为宫颈内口松弛、子宫畸形、子宫肌瘤等。

(7)孕卵枯萎:也称为空卵,在超声检查时发现有妊娠囊,但是没有胚胎,说明胚胎已经死亡,不再发育。

(8)流产感染:流产过程中若出血时间长、有组织残留、非法堕胎或不洁性生活可引起宫腔内感染,严重者感染可扩散到盆腔、腹腔乃至全身,引起盆腔炎、腹膜炎、败血症甚至感染性休克。患者除有一般流产症状外,尚有发热、下腹痛、阴道分泌物味臭或流脓性液体等感染症状及相应体征,可因感染性休克而导致患者死亡。

2.辅助检查

(1)妊娠试验:胚胎或绒毛滋养细胞存活时,妊娠试验阳性,当妊娠物与子宫壁分离已久失活时妊娠试验阴性。

(2)激素测定:定期测绒毛膜促性腺激素(hCC)、胎盘催乳素(HPL)、雌二醇(E_2)及孕酮(P)的含量,动态观察其变化情况,如有进行性下降,提示将发生流产。

(3)细菌培养:疑有感染时做阴道或宫腔拭子的细菌培养及药物敏感试验,有助于感染的诊断和治疗。

(4)B超检查:显示子宫增大,明确宫腔内有无孕囊、胚胎、胎心搏动及残留组织或积血,以协助诊断。

(5)病理检查:对于阴道排出的组织,可以用水冲洗寻找绒毛以确定是否为妊娠流产。对于可疑的病例,要将组织物送病理检查以明确诊断。

3.诊断要点

(1)生育年龄妇女,既往月经规律,若有月经过期,出现早孕反应,妇科检查子宫增大,尿妊娠试验阳性应诊断为妊娠。

(2)妊娠后阴道出血、下腹坠痛、腰骶酸痛,要考虑流产的可能。流产可以分为许多种不同类型,在诊断时需要根据不同的病史、临床表现及辅助检查来进行判断和区分。

4.鉴别诊断

需与异位妊娠及葡萄胎、功能失调性子宫出血、盆腔炎及急性阑尾炎等进行鉴别。

(1)异位妊娠:特点是有不规则阴道出血,可有腹痛,但常为单侧性;超声检查显示宫腔内无妊娠囊,在宫腔以外部位,特别是输卵管部位可见妊娠囊或液性暗区;hCG水平较低,倍增时间较长。

(2)葡萄胎:特点是有不规则阴道出血,子宫异常增大而软,触摸不到胎体,无胎心和胎动;B超检查显示宫腔内充满弥漫的光点和小囊样无回声区;hCG水平高于停经月份。

(3)功能失调性子宫出血:特点是有不规则阴道出血,子宫不增大,B超检查无妊娠囊,hCG检查阴性。

(4)盆腔炎、急性阑尾炎:一般无停经史,尿妊娠试验阴性,hCG水平正常,B超检查宫腔内无妊娠囊,血白细胞总数$>10\times10^9$/L。

(二)治疗

1.先兆流产

(1)一般治疗:卧床休息,避免性生活。

(2)药物治疗:①口服维生素E,每次10mg,每天3次;②肌内注射黄体酮,每天20mg,共2周;③肌内注射hCG,每天1000U,共2周,或隔天肌内注射hCG 2000U,共2周。

(3)其他治疗:经过治疗后进行定期随访,症状加重或胚胎(胎儿)死亡时,及时手术终止妊娠。

2.难免流产

治疗原则是尽早排出妊娠物。

(1)药物治疗:晚期流产时,子宫较大,可静脉滴注缩宫素,具体方法是缩宫素10U加入5%葡萄糖500mL静脉滴注;加强子宫收缩,维持有效的宫缩。

(2)手术治疗:早期流产时行吸宫术或刮宫术。晚期流产当胎儿及胎盘排出后,检查是否完整,必要时行清宫。

3.不全流产

(1)药物治疗:出血时间长,考虑感染可能时应给予抗生素预防感染。

(2)手术治疗:用吸宫术或钳刮术清除宫腔内妊娠残留物,出血量多者输血。

4.完全流产

一般不予特殊处理,必要时给予抗生素预防感染。

5.稽留流产

胚胎死亡时间长,可能会发生机化与子宫壁粘连,也可能会消耗凝血因子,造成凝血功能障碍,导致大量出血,甚至DIC。因此,在处理前应先进行凝血功能的检查(血常规、出凝血时间、血小板计数、纤维蛋白原、凝血酶原时间、3P试验、血型检查)并做好输血准备。

(1)一般治疗:凝血功能异常者,先输注血液制品或用药物纠正凝血功能,然后进行引产或手术。

(2)药物治疗:凝血功能正常者,口服己烯雌酚每次5~10mg,每天3次,共3~5天,以提高子宫对缩宫素的敏感性。子宫>12周者,可以用缩宫素、米索前列醇、依沙吖啶引产。具体方法如下:缩宫素10U加入5%葡萄糖500mL静脉滴注;米索前列醇0.2mg(0.2mg/片)塞于阴道后穹隆,每隔4小时1次;依沙吖啶50~100mg溶于5mL注射用水,注射到羊膜腔内。

(3)手术治疗:子宫<12周者可行刮宫术,>12周者需行钳刮术。

6.孕卵枯萎

确诊后行吸宫术或刮宫术。

7.习惯性流产

在下次妊娠之前,需要测定夫妇双方的ABO和Rh血型、染色体核型、免疫不合的有关抗体,以明确病因,对发现的异常情况进行相应的治疗。

(1)如果女方的卵巢功能和甲状腺功能异常,应及时补充黄体酮、甲状腺素。

(2)如果有生殖道畸形、黏膜下肌瘤、宫颈功能不全等,应及时手术纠正。

(3)如果是自身免疫性疾病,可以在确定妊娠以后口服小剂量阿司匹林每天25mg,或泼尼松5mg/d,或是皮下注射肝素5000U/12小时治疗,持续至分娩前。目前推荐阿司匹林为首选方案,因为其效果肯定且不良反应比较少。

(4)如果是男方精液异常,进行相应的治疗。

(三)护理评估

1.病史评估

停经、阴道流血和腹痛是流产孕妇的主要症状。应详细询问产妇停经史、早孕反应情况;还应了解既往有无流产史,在妊娠期间有无全身性疾病、生殖器官疾病、内分泌功能失调及有无接触有害物质等以判断发生流产原因。

2.身心状况评估

(1)症状:评估阴道出血的量与持续时间;评估有无腹痛,腹痛的部位、性质及程度;了解阴道有无排液,阴道排液的色、量、气味,以及有无妊娠产物的排出。

(2)体征:全面评估孕妇的各项生命体征,判断流产类型,注意与贫血及感染相关的征象。孕妇可因失血过多出现休克或因出血时间过长、宫腔内有残留组织而发生感染。

(3)心理社会评估:孕妇因阴道出血而出现焦虑和恐惧心理,同时因担心胎儿的健康,可能会表现出伤心、郁闷、烦躁不安等情绪。尤其多年不孕或习惯性流产的孕妇,为能否继续妊娠而焦虑、悲伤。

(四)护理措施

1. 一般护理

(1)卧床休息,禁止性生活。

(2)饮食以高热量、高蛋白、高维生素的清淡饮食为宜。多吃新鲜蔬菜、水果,保持大便通畅。

(3)先兆流产者,禁用肥皂水灌肠;行阴道检查操作时应轻柔,以减少刺激。

(4)做好各种生活护理。

2. 病情观察

(1)观察阴道排出物情况:观察阴道出血量及性质,观察有无不凝血现象,观察腹痛和子宫收缩情况,检查阴道有无流液或胚胎组织流出,如有胚胎组织,要仔细查看胎囊是否完整,必要时送病理检查。

(2)预防休克:测量体温、脉搏、呼吸、血压。观察意识和尿量,如有休克征象应立即建立静脉通道,做好输液、输血准备。

(3)预防感染:应监测患者的体温、血象,观察阴道流血及阴道分泌物的性质、颜色、气味等,严格执行无菌操作规程。保持会阴清洁,有阴道出血者,行会阴冲洗每日2次。必要时遵医嘱使用抗生素。

3. 用药护理

(1)用药目的:黄体酮为维持妊娠所必需的孕激素,能够抑制宫缩。

(2)用药方法:对于黄体功能不足的产妇遵医嘱给予黄体酮,10~20mg每日或隔日肌内注射。

(3)用药注意事项:可有头晕、头痛、恶心、抑郁、乳房胀痛等。

4. 心理护理

为患者提供精神上的支持和心理疏导是非常重要的措施。产妇由于失去胎儿,会出现伤心、悲哀等情绪反应。护士应给予同情和理解,帮助产妇及家属接受现实,顺利度过悲伤期,以良好的心态面对下一次妊娠,并建议患者做相关的检查,尽可能查明流产的原因,以便在下次妊娠前或妊娠时及时采取处理措施。

5. 健康教育

(1)活动指导:早期流产后需休息2周,可做一些轻微活动,避免重体力劳动。

(2)病情观察指导:如出现腹痛剧烈,阴道出血多、时间长或阴道出血带有异味应及时

(3)饮食卫生指导：嘱产妇进食软、热、易消化、高蛋白质食品，注意补充维生素 B、维生素 E、维生素 C 等；保持外阴清洁，1 个月内禁止盆浴及性生活。

(4)心理支持：护士在给予患者同情和理解的同时，还应做好疾病知识的健康教育，与产妇家属共同讨论此次流产可能的原因，并向他们讲解流产的相关知识，为再次妊娠做好准备。

(5)出院指导

①做好出院手续办理。

②复诊指导：嘱产妇流产 1 个月后来院复查，如有异常情况，随时复诊。

③有习惯性流产史的产妇，在下一次妊娠确诊后应卧床休息，加强营养，补充维生素，定期门诊检查孕激素水平。

二、异位妊娠

受精卵在子宫体腔以外着床，称为异位妊娠，习惯上称为宫外孕，是妇产科常见急腹症之一，其发生率近年有上升趋势。异位妊娠分为输卵管妊娠、卵巢妊娠、腹腔妊娠及宫颈妊娠等，其中以输卵管妊娠最为常见，占异位妊娠的 95% 左右，其发生部位：壶腹部占 60%，峡部占 25%，伞部及间质部妊娠少见。

(一)病因

1.输卵管因素

(1)慢性输卵管炎为其常见病因。例如，淋菌及沙眼衣原体感染常导致输卵管黏膜炎，流产或分娩后感染往往引起输卵管周围炎，均影响受精卵的运行。结核性输卵管炎多造成不孕，偶尔妊娠，约 1/3 为输卵管妊娠。

(2)输卵管发育不良，如过长、肌层发育差、憩室等，或输卵管功能异常，包括蠕动、纤毛活动、上皮细胞的分泌异常等。

(3)输卵管手术后(包括绝育术后)瘘管或再通；或输卵管成形术、复通术后管腔狭窄。

(4)其他：输卵管周围肿瘤，如子宫肌瘤或卵巢肿瘤压迫，可影响输卵管的通畅。输卵管子宫内膜异位，致使受精卵在该处着床。宫内节育器(IUD)的使用可能导致输卵管炎症或逆蠕动，若 IUD 避孕失败则异位妊娠机会较大。

2.卵子因素

一侧卵巢排卵，受精卵经子宫腔或腹腔向对侧输卵管移行，称为受精卵游走。移行时间过长，受精卵发育增大，通不过相对狭窄的输卵管腔。此外，生殖助孕技术的广泛开展，IVF-ET 多个受精卵移植，着床错落，合并异位妊娠者时有报道。

(二)病理

1.输卵管妊娠流产

多见于壶腹部妊娠。发病多在妊娠 8~12 周。输卵管内膜蜕膜反应差，肌层薄，如受精种植在黏膜皱襞内,一定时间后,囊胚可突破包膜与管壁分离,引起出血,经伞部流入腹腔,称为输卵管妊娠流产。

2.输卵管妊娠破裂

受精卵着床于输卵管黏膜皱襞间,当囊胚的绒毛侵蚀输卵管肌层及浆膜层,最终穿破浆膜时,形成输卵管妊娠破裂。短期内可发生大量腹腔内出血,使患者陷于急性失血性休克。

3.陈旧性宫外孕

输卵管妊娠流产或破裂,反复内出血停止,胚胎死亡或吸收,盆腔血肿机化变硬与周围组织粘连,称为陈旧性宫外孕。

4.继发腹腔妊娠

输卵管妊娠胚胎排至腹腔,如尚存活,且从周围组织获得血供,则可形成继发腹腔妊娠。若破裂口在阔韧带内,可发展为阔韧带妊娠。

5.子宫的变化

和正常妊娠一样,异位妊娠时子宫也增大变软,子宫内膜出现蜕膜反应。当激素分泌减少或停止时,蜕膜可以分次以碎片状或一次如三角状蜕膜管型自子宫腔内剥落,从阴道排出。子宫内膜亦可呈增生期改变,有时可见 Arias-Stell(A-S)反应。

(三)诊断

1.临床表现

(1)症状

①停经:大部分患者有 6~8 周停经史,但有 20%~30%的患者无明显停经史。输卵管间质部妊娠停经时间较长,约 3 个月。

②腹痛:为 90%的患者就诊时的主要症状,大多突然发作。胚胎在输卵管内逐渐增大,使输卵管膨胀,表现为一侧下腹部隐痛或酸胀感。当输卵管妊娠流产或破裂时,患者突感一侧下腹撕裂样痛,严重时伴头昏、眼花、晕厥。当血液积聚于直肠子宫陷凹时,可引起下坠及排便感。血液刺激胃部引起上腹疼痛,刺激膈肌时,可引起肩胛部放射性疼痛,偶有误诊为上消化道急诊。若腹腔出血不多,疼痛可于数小时后减弱而消失,以后可以反复发作。

③阴道出血:系子宫蜕膜剥离所致。常为不规则阴道出血,少量、深褐色,可伴有蜕膜管型或碎片排出。少数出血量较多,类似月经。

④晕厥与休克:由于腹腔内急性大量出血而致休克,与阴道出血量不成比例。此时面色苍白,出冷汗,脉微弱而舒,血压下降。

(2)体征

①一般情况:腹腔内出血较多时可致不同程度的贫血。血液吸收时体温可略高,一般不超过 38℃。

②腹部检查:腹肌一般不紧张,下腹患侧压痛及反跳痛。内出血多时,腹部隆起,移动性浊音阳性。

③盆腔检查:阴道内常有少量血液;子宫颈轻度着色,举痛明显;后穹隆饱满及触痛;子宫

稍大而软,内出血多时,子宫有漂浮感;子宫一侧或后方可触及肿块,触痛明显,病程较长时,血块机化,与子宫粘连,质地较硬。

2.实验室检查

妊娠试验是早期诊断异位妊娠的重要方法之一。可通过尿酶联免疫法测定尿HCG和放射免疫法测定血β-HCG。阳性者需鉴别是宫内妊娠抑或异位妊娠。β-HCG阴性一般可以排除异位妊娠。

3.特殊检查

(1)超声诊断:B型超声显像亦是早期诊断异位妊娠的重要方法之一。异位妊娠的声像特点:①子宫腔内空虚,无妊娠环。②子宫旁有稠密的光点及光斑围绕即双环征,若该区查出胚芽及原始心管搏动,可诊断异位妊娠。超声检查若能结合临床表现及HCG测定,更有助于诊断。

(2)阴道后穹隆穿刺:是常用的重要辅助诊断方法。用16～18号长针头经阴道后穹隆穿刺,抽出暗红色不凝血,可诊断腹腔有无内出血。

(3)诊断性刮宫:仅适用于阴道流血量较多者,以排除宫内妊娠流产。刮出物病理检查,若未见绒毛有助于诊断异位妊娠。

(4)腹腔镜检查:适用于早期异位妊娠,患者血流动力学状况稳定者。有助于提高异位妊娠诊断的准确性及与原因不明的急腹症鉴别。腹腔镜下可见一侧输卵管肿大,表面紫蓝色,腹腔内无出血或少量出血。腹腔内大出血伴休克者禁做腹腔镜检查。

4.鉴别诊断

输卵管妊娠应与流产、急性输卵管炎、急性阑尾炎、黄体破裂及卵巢囊肿蒂扭转、刮宫后宫颈粘连阻塞、经血倒流鉴别。

(四)处理

异位妊娠一经确诊应立即积极采取下述方式治疗。

1.手术治疗

(1)输卵管切除术:异位妊娠内出血多、休克者,在积极纠正休克的同时,迅速开腹切除患侧输卵管,控制出血,抢救生命。其他如要求同时绝育手术者,异位妊娠非手术治疗失败者、并发感染不能控制者,均可施行该手术。

自体输血在缺乏血源的情况下是有效的抢救措施之一。其指征是:妊娠<12周,胎膜未破,内出血时间<24小时,血液未受污染,镜下红细胞破坏率<30%。每100mL血液加入3.8%枸橼酸钠10mL抗凝,经6～8层纱布或20μm微孔过滤器过滤,即可输回体内。

(2)保守性手术:适用于有生育要求的妇女。伞部妊娠可行输卵管挤压术将妊娠产物挤出;壶腹部妊娠行输卵管切开术,将胚胎取出;峡部妊娠行病变切除及显微外科技术断端吻合术。

上述输卵管切除术及保守性手术,均可经腹腔镜进行手术。

2.非手术治疗

(1)中医治疗:主方为丹参、赤芍、桃仁,活血祛瘀,消瘀止血。根据个体差异,根据中医辨证施治,随证加减。如有严重内出血或保守治疗效果不佳者,应及早手术。

(2)化学药物治疗:主要适用于早期异位妊娠,要求保存生育能力者。其病灶直径<3cm,未破裂或流产,无明显内出血,血β-HCG<3000U/L。常用甲氨蝶呤(MTX),抑制滋养细胞增生,破坏绒毛,使胚胎组织坏死、脱落、吸收而免于手术。全身用药为MTX 0.4mg/(kg·d),5天一疗程,间隔5天,根据病情可用1~2疗程。局部用药可采用在B超引导下穿刺异位妊娠囊或在腹腔镜直视下穿刺,将MTX 10~50mg注入其中。用药期间应注意病情变化及药物的不良反应;用B超和β-HCG监测治疗效果,若用药后1~2周,临床症状缓解或消失,β-HCG迅速下降,连续3次阴性为显效。本法简单易行,疗效确切,疗程短,不良反应小,应用前景广阔。

(五)护理评估

1.心理评估

患者常因突发的疾病,特别是需要手术治疗而感到紧张和恐惧。患者也担心疾病对婚姻、性生活及生育的影响。

2.身体评估

(1)一般情况:患者痛苦表情,休克患者可出现生命体征改变,如面色苍白、血压下降、脉搏细数、意识不清等。

(2)腹部检查:患者全腹可有压痛。严重者拒按,部分患者有反跳痛;叩诊发现移动性浊音阳性,结合临床休克体征,应怀疑腹腔内出血。听诊可闻及肠鸣音减弱。

(3)妇科检查:可见阴道与宫颈黏膜着色,质地变软,若盆腔有积血或积液,双合诊检查发现阴道后穹隆饱满、有触感,宫颈有举痛;一侧子宫附件可触及有触痛的肿块,肿块的大小、形状、质地和活动性因疾病而异。

(六)护理措施

1.一般护理

(1)卧床休息,取半卧位,增加舒适感,尽量减少突然改变体位和增加腹压的动作,如有咳嗽及时处理。观察并记录生命体征。

(2)饮食护理:非手术患者进食清淡易消化的高热量、高蛋白、丰富维生素的流质或半流质饮食,手术治疗的患者术前一日晚20:00禁食,24:00禁水。

(3)对卧床的患者做好生活护理,保持皮肤、床单位清洁干燥。

(4)配血,必要时遵医嘱输血。

(5)防治休克:保证足够液体量,维持正常血压并纠正贫血状态;给予氧气吸入。

(6)遵医嘱给予抗感染治疗。保持会阴部清洁,给予会阴擦(冲)洗。

2.病情观察

(1)非手术治疗者,密切观察一般情况、生命体征,并重视患者的主诉。

(2)观察阴道出血量并记录。

(3)密切观察患者是否有输卵管妊娠破裂的临床表现:

①突感一侧下腹部撕裂样疼痛,疼痛为持续性或阵发性。

②血液积聚在直肠子宫陷凹而出现肛门坠胀感(里急后重)。

③出血多时可流向全腹而引起全腹疼痛,恶心呕吐。

④血液刺激横膈,出现肩胛部放射痛。

⑤部分患者可出现休克,患者面色苍白,四肢厥冷,脉搏快及细弱,血压下降,休克程度取决于内出血速度及出血量,而与阴道流血量不成比例。

(4)怀疑异位妊娠破裂时,立即通知医生并协助患者取平卧位,给予氧气吸入。观察呼吸、血压、脉搏、体温及患者的反应,并详细记录,同时注意保暖。建立静脉通道,迅速扩容。协助医师做好后穹隆穿刺、B型超声、尿妊娠试验等辅助检查,以明确诊断。按手术要求做好术前准备,如备皮、留置导尿、备血等。尽快护送患者入手术室。

3.用药护理

非手术治疗患者需向患者及其家属介绍治疗计划,包括用药的目的及药物用法,不良反应等,帮助患者消除恐惧心理,同时配合医师行相关辅助检查,如血尿常规、肝肾功能、β-HCG、B超等。用于治疗异位妊娠的药物主要是甲氨蝶呤(MTX)。

(1)适应证

①一般情况良好,无活动性腹腔内出血。

②盆腔包块最大直径＜3cm。

③血 β-HCG＜2000U/L。

④B型超声未见胚胎原始血管搏动。

⑤肝、肾功能及血红细胞、白细胞、血小板计数正常。

⑥无 MTX 禁忌证。

(2)治疗方案

①单次给药:剂量为 50mg/m^2,肌内注射,可不加用四氢叶酸,成功率达 87% 以上。

②分次给药:MTX 0.4mg/kg,肌内注射,每日 1 次,共 5 次。给药期间应测定血 β-HCG 及 B 型超声,严密监护。

(3)用药后随访

①单次或分次用药后 2 周内,宜每隔 3 日复查血 β-HCG 及 B 型超声。

②血 β-HCG 呈下降趋势并 3 次阴性,症状缓解或消失,包块缩小为有效。

③若用药后第 7 日血 β-HCG 下降 15%～25%、B 型超声检查无变化,可考虑再次用药(方案同前)。此类患者约占 20%。

④血 β-HCG 下降＜15%,症状不缓解或反而加重,或有内出血,应考虑手术治疗。

⑤用药后 35 日,血 β-HCG 也可为低值(＜15mIU/mL),也有用药后 109 日血 β-HCG 才降至正常者。故用药 2 周后应每周复查血 β-HCG,直至 β-HCG 值达正常范围。

(4)不良反应

①腹痛:用药后最初 3 天出现轻微的下腹坠胀痛,可能和 MTX 使滋养细胞坏死、溶解,与输卵管管壁发生剥离,输卵管妊娠流产物流至腹腔刺激腹膜有关。如腹痛加剧须及时报告医

师,并做好术前准备。

②阴道流血:滋养层细胞死亡后,不能支持子宫蜕膜组织的生长而出现阴道流血,特点为阴道流血呈点滴状,量不多,色呈深褐色。只有腹痛而无阴道出血者多为胚胎继续存活,腹痛伴阴道出血或阴道排出蜕膜通常第4日出现点滴状阴道流血。

4.心理护理

多数异位妊娠患者对此病无心理准备,担心在治疗过程中胚囊破裂,引起大出血,会危及生命,易出现焦虑、恐惧、紧张不安的心理,所以应耐心向患者解释病情及治疗计划,消除患者和家属的紧张和焦虑情绪,使患者对医护人员、对医院有信任感,积极配合治疗。鼓励家属多陪伴患者,做好隐私护理,增加患者的安全感。

5.健康教育

(1)进食高蛋白、高热量、营养丰富的食物,以增强体质,有利于机体康复,多食蔬菜、水果,以保持大便通畅。

(2)保持外阴清洁,大小便后清洁外阴,防止感染。

(3)禁止性生活、盆浴1个月。药物保守治疗的患者需6个月后才能受孕,严格避孕。

(4)保持良好的卫生习惯,勤洗浴、勤换衣。性伴侣稳定。

(5)告知患者及家属,异位妊娠复发率为10%,不孕率为50%～60%,下次妊娠出现腹痛、阴道出血等情况应随时就医。

(6)给予心理指导,帮助患者和家属度过心理沮丧期。

(7)出院后定期到医院复查,监测β-HCG。发生盆腔炎后须立即彻底治疗,以免延误病情。

三、前置胎盘

前置胎盘是指胎盘全部或部分位于子宫下段,甚至达到或覆盖宫颈内口,其位置低于胎儿先露部。

1.前置胎盘分类

根据胎盘边缘和宫颈内口的位置关系,将前置胎盘分为4类。

(1)完全性前置胎盘:胎盘组织完全覆盖宫颈内口。

(2)部分性前置胎盘:胎盘组织部分覆盖宫颈内口。

(3)边缘性前置胎盘:胎盘下缘达宫颈内口,但未覆盖宫颈内口。

(4)低置胎盘:胎盘位于子宫下段,边缘接近但未达宫颈内口。

2.前置胎盘诊断

(1)既往史多次人工流产清宫史、分娩史、引产史、剖宫产史;此次妊娠中、晚期或临产时突然发生无诱因的无痛性反复性阴道流血,出血量多少不一。

(2)根据失血量不同而表现不同,多次出血,呈贫血貌;急性大量出血,可发生休克。失血过多可出现胎儿宫内缺氧,严重者胎死宫内。腹部检查胎先露高浮或胎位异常,如臀位、斜位或横位。于耻骨联合上方可能听到胎盘杂音(胎盘附着在子宫下段前壁时),可能有宫缩,但宫缩间歇期子宫松弛好,无明显频繁的低张宫缩。

(3)阴道检查:一般只做阴道窥诊,仅适用于无规律产前检查以及缺乏孕期超声检查的紧急就诊者。在备血、输液或输血及可立即手术的条件下进行,不应盲目行指诊检查。

(4)超声检查:①B型超声是诊断前置胎盘的基本方法,可显示子宫壁、胎先露部、胎盘和宫颈的位置和关系,进一步明确前置胎盘类型。②B型超声诊断前置胎盘时须注意妊娠周数和胎盘附着部位,对于妊娠中期前壁附着的低置胎盘不宜过早诊断。无出血可在34～36周复查超声,有出血者可以在28～34周依据病情动态检查。③经腹部超声检查对于子宫后壁前置胎盘确诊有一定难度。经会阴超声或经阴道超声准确性高于经腹超声,但需要注意探头位置和方向。④提示胎盘植入征象

胎盘与膀胱或浆膜层之间的正常低回声边界消失;胎盘位置接近膀胱壁;胎盘内接近子宫壁的地方可见到低回声区;彩色多普勒显示在胎盘基底部和子宫肌层之间有持续的血流影像。

(5)磁共振(MRI)检查:适用于剖宫产术后瘢痕处胎盘附着或对于胎盘在子宫后壁附着而超声不能明确诊断的病例。

(6)剖宫产术中见胎盘附着于子宫下段或覆盖宫颈内口。

(7)产后检查胎盘及胎膜:以便核实诊断。阴道分娩者若胎膜破口距胎盘边缘距离<7cm提示部分性前置胎盘。

3.鉴别诊断

(1)胎盘早剥:依据病史、妊娠并发症伴发情况、症状体征、B超进行鉴别。

(2)帆状胎盘前置血管破裂:为产科急症,对胎儿威胁大。通过病史、妊娠并发症伴发情况、症状体征、B超检查鉴别;阴道血涂片见有核红细胞考虑此病可能性大。

(3)胎盘边缘血窦破裂及宫颈病变如息肉、糜烂、宫颈癌等,结合病史通过阴道检查或活检、B型超声检查及分娩后胎盘检查可以明确诊断。

(一)治疗原则

1.期待疗法

(1)处理原则是抑制宫缩、止血、纠正贫血预防感染及促进胎儿生长。

(2)适用于妊娠36周以前或胎儿体重估计<2300g,阴道出血不多,患者一般情况好,胎儿存活者。

(3)有出血应住院观察,B型超声明确诊断,禁止阴道指诊、肛诊。

(4)绝对卧床休息,左侧卧位,适当镇静。

(5)严密注意出血,必要时配血备用,注意补血药应用纠正贫血。

(6)观察宫缩,有宫缩给予宫缩抑制剂。

(7)反复出血需要监测感染指标;预防感染用广谱抗生素。

(8)监测胎儿生长情况,注意孕妇营养和进食。

(9)估计在34周前分娩者,给予促胎肺成熟;反复出血者,在32周后促胎肺成熟;紧急时

羊膜腔内注射。

（10）若在观察期间发生大量阴道流血或反复流血，终止妊娠。

2.终止妊娠

（1）大量出血、出血不止，甚至休克，有孕妇生命危险时，不论孕周如何，迅速选择剖宫产。

（2）无症状的完全性前置胎盘妊娠达37周后终止妊娠。

（3）部分性或边缘性前置胎盘可在妊娠达38周终止妊娠。

3.终止妊娠方式

（1）剖宫产是处理前置胎盘的主要手段。

（2）完全性前置胎盘必须以剖宫产结束分娩。

（3）部分性或初产妇边缘性前置胎盘，近年倾向行剖宫产。

（4）前置胎盘伴发严重出血以剖宫产结束分娩。

（5）低置胎盘或前壁附着的边缘性前置胎盘，胎头已衔接，无头盆不称和胎位异常，估计短时内分娩者，可尝试阴道分娩；需要备血，开放静脉，严密观察。做好随时剖宫产可能的准备。

4.剖宫产术前、术中注意事项

（1）术前应积极纠正休克，输液、输血，补充血容量；备血。

（2）腹部切口依据手术操作者和病情个案化处理。剖宫产瘢痕处妊娠尤其怀疑或诊断胎盘植入者可以腹部纵切口。

（3）子宫切口应根据胎盘附着位置确定，原则上应避开胎盘做下段横切口；或依据具体情况选择子宫下段纵切口或体部切口；胎儿/新生儿存活可能性小者，子宫切口选择有必要考虑再次妊娠问题，避免宫体部切口为宜。

（4）胎儿娩出后及时应用缩宫素，持续静脉点滴缩宫素。

（5）有效止血：酌情选择局部缝扎、局部楔形切除、压迫、填塞、B-lynch缝合术；子宫动脉结扎术（上行支、下行支）；髂内动脉结扎术。

（6）子宫动脉、髂内动脉介入治疗：有条件医院，对于术前诊断剖宫产瘢痕处胎盘附着尤其怀疑或诊断胎盘植入者，在术前行髂内动脉介入置管。

（7）注意出血量评估和凝血功能检查。

（8）各种止血方法无效，或胎盘植入止血困难者，子宫切除术。

5.产后处理

（1）应用子宫收缩剂预防产后出血。

（2）抗生素预防感染。

6.孕妇转诊

（1）无条件救治大出血的医院、对于前置胎盘的胎盘植入病例，建议在终止妊娠前转诊到有条件的3级医院。

（2）分娩中和术中发生大出血，建议在险情出现前及时启动院外援助系统。

（3）紧急情况转院时处理若阴道大量流血，而当地无条件处理，应在静脉输液或输血，并在消毒下进行阴道填塞,暂时压迫止血,迅速护送转院。

(二)护理评估

1.健康史

详细询问孕产史,了解有无人工流产、剖宫产、流产后或产褥期感染等造成子宫内膜炎症或损伤的病史。

2.身体状况

(1)症状:前置胎盘的主要症状是妊娠晚期或临产时,发生无诱因、无痛性、反复阴道流血。阴道流血发生时间的早晚、反复发作的次数、出血量的多少,往往与前置胎盘的类型有关。完全性前置胎盘初次出血时间较早,多在28周左右,出血量较多,频繁发作;边缘性前置胎盘的初次出血时间较晚,往往在37~40周甚至临产时,出血量较少;部分性前置胎盘的初次出血时间及出血量介于以上两者之间。

部分性和边缘性前置胎盘患者破膜后,如果先露能迅速下降,直接压迫胎盘,可使出血停止。

(2)体征:由于反复多次阴道流血,孕妇可出现贫血,贫血程度与阴道出血量成正比。大量出血可导致失血性休克。腹部检查子宫大小与妊娠周数相符,由于胎盘占据子宫下段,先露大多高浮,并有胎位异常,臀位多见;有时可在耻骨联合上方闻及胎盘杂音。临产后宫缩呈节律性,间歇期可完全松弛。

3.心理评估

评估孕产妇及家属的心理反应、恐惧程度等。

(三)常见的护理诊断

1.组织灌注量改变

与前置胎盘所致的失血有关。

2.有感染的危险

与贫血、产妇免疫力下降,胎盘剥离面接近宫颈外口、细菌易于侵入有关。

3.恐惧

与无痛性大出血所致休克、母儿生命受到威胁有关。

4.潜在并发症

胎儿窘迫。

(四)护理目标

(1)孕妇出血得到有效控制,生命体征稳定在正常范围。

(2)孕妇早产、胎儿窘迫、产后出血被及时预防和处理。

(3)孕妇无感染发生或感染被及时发现和控制,体温、血象正常。

(4)孕妇焦虑减轻,积极配合治疗和护理。

(五)护理措施

1. 监测病情,制止出血

严密观察阴道出血的量、颜色和持续时间,保留会阴垫收集血液,准确估计出血量。定时测血压、脉搏、呼吸,观察面色、精神状态,注意尿量,如发生异常及时报告医生并配合处理。大量阴道出血者,应在补充血容量、纠正休克的同时迅速做好剖宫产手术准备。

2. 预防并发症

(1)防止早产:期待疗法的孕妇,嘱绝对卧床休息,禁止阴道检查及肛查,腹部检查动作须轻柔,避免各种刺激,以减少出血机会;遵医嘱给予镇静、止血药物及宫缩抑制剂;若反复出血须提前终止妊娠,应用地塞米松促胎肺成熟。

(2)及时发现和纠正胎儿窘迫:定时听胎心,注意观察胎动,有条件者行胎心电子监护,确定胎儿在宫内的安危;嘱孕妇取左侧卧位休息,定时给予间断吸氧,每日3次,每次1小时,提高胎儿的血氧供应;胎儿窘迫经处理不见好转者及时做好剖宫产术准备。

(3)预防产后出血:胎儿娩出后立即遵医嘱给予缩宫素或麦角新碱加强宫缩,严密观察宫缩及阴道流血情况。

3. 预防感染

做好外阴护理,保持外阴清洁干燥。定时测体温、查血象、观察恶露的性状和气味,发现感染征象及时报告医生。遵医嘱应用抗生素预防感染。

4. 缓解焦虑

多陪伴患者,引导患者说出焦虑的心理感受,观察患者情绪变化,及时给予帮助和指导。耐心解答患者的疑问,鼓励其积极配合治疗和护理。

5. 健康指导

教会孕妇自我监测胎动变化,有异常及时报告。摄入富含铁、蛋白质、维生素的饮食,以纠正贫血,增强免疫力。注意外阴清洁,防止产后感染。做好计划生育,避免多产、多次刮宫导致子宫内膜损伤或子宫内膜炎。加强产前检查,对妊娠期出血,不论量多少均应及时就诊,做到及时诊断及时处理。

(六)护理评价

(1)孕妇出血是否得到有效控制,生命体征是否正常。

(2)孕妇早产、胎儿窘迫、产后出血是否得到及时发现和处理。

(3)孕妇感染是否得到及时发现和控制,体温、血象是否正常。

(4)孕妇焦虑是否减轻,能否主动配合治疗和护理。

四、胎盘早剥

正常位置的胎盘,在妊娠20周以后至胎儿娩出之前的任何时期,从子宫壁部分或全部分离称胎盘早剥。是一种严重妊娠并发症,发病急、危害大,可引起母体低血容量休克、肾衰、

DIC、产后出血。若对其诊断及处理延误,均可造成母儿死亡。

(一)诊断标准

主要根据病史、临床症状及体征,以及伴发的相关妊娠并发症。轻型胎盘早剥临床症状与体征不典型,需仔细观察分析。重型胎盘早剥常具有典型症状与体征,临床诊断多无困难。B超检查主要在与前置胎盘的鉴别上更有意义。后壁胎盘附着排除诊断时应谨慎。

1.临床分型

(1)隐性型:胎盘剥离后形成胎盘后血肿,无阴道出血。

(2)显性型:胎盘剥离后出血沿胎膜下行经子宫颈口向外流出。

(3)混合型:既有胎盘后血肿,又有外出血。

2.临床表现

胎盘早剥的严重程度与剥离面的大小及剥离部位有关。

(1)显性剥离或外出血型:胎盘剥离面小,出血停止、血液凝固,临床多无症状。如继续出血,血液直接冲开胎盘边缘,并沿着胎膜与子宫壁之间自宫颈流出。

(2)隐性剥离或内出血型:血液在胎盘后形成血肿使剥离面逐渐扩大。当血肿不断增大,胎盘边缘仍然附着在子宫壁上,或胎膜与子宫壁未分离,或胎头固定于骨盆入口,均使胎盘后的血液不能外流而积聚在胎盘与子宫壁之间,此时子宫容积增大,宫底升高。

(3)混合型:胎盘后的血肿达到一定程度时血液冲破了胎盘边缘,经宫颈管流出时表现混合性出血。

(4)子宫胎盘卒中:当血液冲破羊膜渗入羊水中,致血性羊水。在隐性出血时,血肿积聚在胎盘及子宫壁之间,由于胎盘后血肿的压力加大,使血液渗入子宫肌层,引起肌纤维的分离、断裂、变性,当血液浸及子宫肌层至浆膜层时,子宫表面呈紫蓝色的瘀斑,在胎盘附着处更明显,此种情况称子宫胎盘卒中。

3.体征

临床表现与体征主要与胎盘剥离面积的大小及出血的严重程度有关。

(1)轻型:以外出血为主。胎盘剥离面<1/3胎盘面积,多在胎盘边缘部位。主要症状为阴道流血,量较多,色暗红,可有轻微腹痛或无腹痛,无明显贫血征,如在分娩期则产程进展较快。腹部检查:子宫软,压痛不明显或局部有轻压痛,宫缩有间歇,子宫大小与孕周相符,胎位清楚,胎心正常或异常。在轻度胎盘早剥中,产后检查胎盘可见35%胎盘母面有血块压迹。

(2)重型:内出血为主。胎盘剥离面>1/3胎盘面积。多伴有严重的妊娠期高血压疾病、慢性高血压等。主要症状为突然发生的持续性腹痛和(或)腰酸、腰痛,疼痛的程度与胎盘后积血的多少有关,积血越多,疼痛越重。严重时可出现恶心、呕吐、面色苍白、出汗、脉细数及血压下降等休克症状,皮肤可见出血点及牙龈出血。可无或少量阴道出血,或有血性羊水流出。贫血程度与失血量不成比例。腹部检查:子宫张力大,宫缩间歇子宫松弛不完全,重者硬如板状,压痛明显,胎位触不清。若胎盘附着在子宫后壁,压痛可不明显。随胎盘后血肿的增大,宫底随之升高,检查子宫大于孕周。因胎盘剥离面积大,胎儿宫内缺氧严重,致胎儿死亡。

4.辅助检查

对可疑胎盘早剥患者,B超可协助诊断。若胎盘后出现血肿,B超图像显示胎盘与子宫壁间出现液性暗区,界限不太清楚。若血肿较大时显示胎盘胎儿面向羊膜腔凸出。如血液流出未形成血肿时B超则无特异图像,后壁胎盘B超往往显示不清楚,故不能完全依赖B超检查。

5.实验室检查

血、尿常规及凝血功能,主要了解贫血程度及凝血功能有无障碍。重型患者应做DIC筛选试验,包括血小板计数、凝血酶原时间、纤维蛋白原测定和血浆鱼精蛋白副凝试验(3P试验),以及纤溶确诊试验(Fi试验即FDP免疫试验)、凝血酶时间及优球蛋白溶解时间等。还应做相关疾病的病因检查,如肝功能、肾功能、LDH等。注意动态监测。

(二)治疗原则

1.住院治疗

胎盘早剥者立即收住院,包括有疑似胎盘早剥者。

(1)严密监测生命体征。

(2)监测子宫体、子宫底变化,包括高度、宫缩、压痛情况。

(3)监测胎儿安危。

(4)B超监测:注意动态监测,重型和紧急情况不必等待和依赖B超检查。

(5)完成和完善实验室检查指标。

(6)依据病史、症状和体征及辅助检查项目尽早做出判断和诊断。

2.纠正休克

(1)立即开放静脉,建立有效静脉通道,补液。

(2)配血,输新鲜血,补充血容量。

(3)根据临床表现和实验室指标补充有关凝血因子。

3.终止妊娠

胎盘早剥一旦诊断,为抢救母亲及胎儿生命,应尽快终止妊娠,减少并发症发生。

4.分娩方式

(1)阴道分娩:适合轻型胎盘早剥而患者一般情况好,或经产妇宫口已开大、估计短时间内迅速结束分娩时。应先行人工破膜以减少子宫内张力,防止胎盘继续剥离及子宫胎盘卒中发生。需要严密监测病情进展或胎心率变化,胎儿状况不良,立即结束阴道试产急行剖宫产。

(2)剖宫产:轻型早剥、初产妇胎儿可存活,但不具备短期内阴道分娩的条件;重型早剥胎儿存活,立即行剖宫产终术止妊娠,避免胎儿缺氧和死亡;重型早剥胎儿死亡,但患者状况不良或紧急亦需要考虑行剖宫产。

5.阴道分娩注意要点

(1)继续严密监测各项临床指标。

(2)严密监测产程进展。

(3)严密监测胎儿安危。

(4)母胎任一方出现危险和病情加重立即停止阴道试产急行剖宫产。

(5)胎儿娩肩后立即给予缩宫剂,并注意持续静脉维持。

(6)胎盘娩出后注意子宫收缩情况,包括缩宫剂和按摩子宫。

(7)注意阴道出血的性状变化,及早发现DIC。

(8)抗生素预防感染。

6.剖宫产注意要点

(1)防止术中出血:胎儿娩出后,立即给予宫缩剂并注意持续静脉维持。

(2)胎盘娩出后,注意结合子宫按摩,促进子宫收缩。

(3)术中和术后都需注意实验室指标动态监测,包括血小板、纤维蛋白原等。

(4)存在子宫胎盘卒中时,更要注意应用缩宫剂、子宫按摩、热盐水纱垫湿敷子宫等措施。子宫胎盘卒中,不是子宫切除指征。可选择的治疗方法还包括局部缝合、捆绑术及子宫动脉结扎等,可选择药物有各种宫缩剂(如缩宫素、米索前列醇、卡前列甲酯等)和凝血活性因子,仍无好转,最后考虑子宫切除术。

(5)抗生素预防感染。

7.凝血功能障碍治疗

胎盘早剥持续时间越长,发生凝血功能障碍的概率越高,所以及时终止妊娠是减少DIC的重要手段。

(1)输新鲜血:及时、足量输入新鲜血液是补充血容量及凝血因子的有效措施。库存血若超过4小时,血小板功能即受破坏,效果差。为纠正血小板减少,有条件可输血小板浓缩液。

(2)输纤维蛋白原:若血纤维蛋白原低,同时伴有活动出血,且血不凝,经输入新鲜血等效果不佳时,可输纤维蛋白原4g,将纤维蛋白原溶于注射用水100mL中静脉滴注。通常给予4~6g纤维蛋白原即可收到较好效果。每4g纤维蛋白原可提高血纤维蛋白原1g/L。

(3)输新鲜血浆:新鲜冰冻血浆疗效仅次于新鲜血,尽管缺少红细胞但含有多种凝血因子,一般1L新鲜冰冻血浆中含纤维蛋白原3g,且可将Ⅴ、Ⅷ因子提高到最低有效水平。因此,在无法及时得到新鲜血时,可选用新鲜冰冻血浆作应急措施。

(4)肝素:肝素有较强的抗凝作用,适用于DIC高凝阶段及不能直接去除病因者。胎盘早剥患者DIC的处理主要是终止妊娠以中断凝血活酶继续进入血内。对于处于凝血障碍的活动性出血阶段,应用肝素可加重出血,故一般不主张应用肝素治疗。

(5)抗纤溶剂:6-氨基己酸等能抑制纤溶系统的活动,若仍有进行性血管内凝血时,用此类药物可加重血管内凝血,故不宜使用。若病因已去除,DIC处于纤溶亢进阶段,出血不止时则可应用,如6-氨基己酸4~6g、止血环酸0.25~0.5g或对羧基苄胺0.1~0.2g溶于5%葡萄糖液100mL内静脉滴注。

8.预防急性肾衰

(1)在治疗中,注意留置导尿管,监测尿量。

(2)血容量不足时尿量少于30mL/h,需及时补充血容量。

(3)当可疑肾功能衰竭时每小时尿量则少于17mL或表现为无尿,此时应静脉注射呋塞米(速尿)40mg,尿量仍不增加可重复使用,一般在1~2日内症状可好转。

(4)若短期内尿量不增多,血尿素氮、肌酐、血钾增高,CO_2结合力下降,提示肾功能已严重衰竭,如出现尿毒症应及时抢救孕妇的生命,进行血液透析。

(三)护理评估

1.病史评估

详细了解病史、症状、体征,收集与胎盘早剥相关的诱发因素,了解本次妊娠经过,尤其是阴道出血、腹痛情况。护士需结合有无妊娠期高血压疾病、原发性高血压病史、胎盘早剥史、慢性肾炎史、仰卧位低血压综合征史及外伤史等进行综合评估。

2.身心状况评估

(1)评估孕妇出血时间、量、性质,是否有腹痛,评估胎心、胎动变化。

(2)胎盘早剥孕妇体内出血较多时,常表现为急性贫血和休克症状,仅有少量阴道出血或无出血,应重点评估生命体征和一般情况。

(3)评估孕妇心理状况:因阴道出血量多,腹痛加剧,孕妇及家属担心胎儿安危,常出现焦虑、紧张、烦躁等情绪。

3.了解辅助检查情况

通过B型超声和胎心监测了解胎儿宫内情况,B型超声可显示胎盘早剥的典型声像图,并可与前置胎盘相鉴别。如果实验室检查出现血小板降低,血浆凝血酶原时间延长,血浆纤维蛋白原减少则提示DIC。

(四)护理措施

1.妊娠期

(1)病情观察

①纠正休克:a.入院后立即吸氧,卧床休息,左侧卧位。b.开放2条静脉通道,输液、输血。c.留置尿管,密切观察并记录尿量,出现少尿时及时通知医生。d.严密观察血压、脉搏、呼吸,做好重病记录。

②观察阴道出血量、腹痛情况及伴随症状,重点注意宫底高度、子宫压痛、子宫壁的紧张度及在宫缩间歇期松弛与否。

③监测胎儿宫内情况:持续胎心监护以判断胎儿宫内情况。对于有外伤史的产妇,疑有胎盘早剥时,应至少行4小时的胎心监护,以早期发现胎盘早剥。

(2)专科指导:加强产前检查,积极预防与治疗妊娠期高血压疾病。对合并高血压病、慢性肾炎等高危妊娠者应加强管理,加强围生期健康知识宣教,使孕妇认识到高危妊娠的危害性。妊娠晚期避免仰卧及腹部外伤。积极配合医护人员进行治疗和护理是预防胎盘早剥的关键。

(3)并发症的护理观察

①胎儿宫内死亡:如胎盘早剥面积大、出血多,胎儿可因缺血、缺氧而死亡。应严密监测胎

心率、胎动变化。

②弥散性血管内凝血(DIC)：胎盘早剥是妊娠期发生凝血功能障碍最常见的原因。凝血功能障碍表现为皮下、黏膜或注射部位出血,阴道出血不凝或凝血块较软,有时有尿血、咯血及呕血等现象。一旦发生DIC,病死率较高,应积极预防。

(4)心理护理：胎盘早剥患者多数起病急、发展快,对母婴危害大,产妇往往精神紧张,担心胎儿状况。首先要耐心解释病情,设法缓解产妇紧张焦虑的情绪,让其安心配合治疗和护理；其次一旦确诊胎盘早剥,医务人员抢救时须沉着镇定,与家属做好沟通,增强其战胜疾病的信心。

2.分娩期

(1)一般护理

①一经确诊为胎盘早剥,应及时终止妊娠。根据宫口开大情况,配合医生做好阴道分娩或立刻手术的准备。

②阴道试产者、剖宫产者的护理。

(2)病情观察

①监测记录生命体征、胎心、胎动情况。

②观察产程进展、宫缩、阴道出血量及伴随症状。

③重点观察宫底高度的变化情况、子宫压痛程度、子宫壁的紧张度及在宫缩间歇期是否松弛等。

④积极准备新生儿抢救器材,密切观察凝血功能,以防DIC发生。及时足量输入新鲜血,纠正血容量和补充凝血因子。

⑤发现异常情况及时通知医生,行剖宫产术。

(3)并发症护理观察

①产后出血：由于凝血功能障碍及子宫收缩乏力,胎盘早剥患者常发生产后出血。临床表现为胎盘娩出后阴道大量出血,血液常不凝固,检查时发现宫底不清,子宫轮廓不明显,产妇出现脸色苍白、表情淡漠、出冷汗、脉率增加、血压下降等出血性休克症状。分娩后应及时给予缩宫素,并配合按摩子宫,必要时遵医嘱做切除子宫的准备。

②羊水栓塞：胎盘早期剥离时,剥离面的子宫血窦开放,若胎盘后的出血穿破羊膜,血液进入羊水,则羊水也可反流入开放的子宫血管进入母体循环,形成栓子,造成肺栓塞,从而引起肺动脉高压、呼吸循环衰竭、DIC、多脏器损伤等一系列羊水栓塞症状,多在胎儿娩出前发生。如果抢救不及时,可能危及患者的生命。

③急性肾衰竭：大量出血使肾脏灌注严重受损,导致肾皮质或肾小管严重坏死,出现急性肾衰竭。胎盘早剥多伴发妊娠期高血压疾病、慢性高血压、慢性肾脏疾病等,其肾血管痉挛也影响肾血流量。临床表现为：a.少尿(<400mL/24小时)或无尿(<100mL/24小时),多数产妇少尿期每天尿量为50~100mL。b.高血钾(>7mmol/L),高血钾是少尿期引起产妇死亡原因之一。c.氮质血症：由于少尿,肾脏不能将尿素氮及肌酐排出,致使血中尿素氮及肌酐等升

高。d.代谢性酸中毒:由于酸性代谢产物在体内蓄积并消耗碱储备,血 pH 值下降,导致细胞内酶活性抑制和改变,中间代谢产物增多而出现代谢性酸中毒。

(4)心理护理:提供心理支持,维护自尊。产时护士一定要在心理上给予安慰,在生活上给予照顾,指导产妇积极配合医生。

3.产褥期

(1)一般护理:阴道分娩者、剖宫产者的护理。

(2)病情观察

①产后子宫收缩乏力及凝血功能障碍均可发生产后出血。严密观察产妇生命体征及阴道出血情况。产后未发生出血者,仍应加强生命体征观察,预防晚期产后出血。

②注意伤口有无感染征象,遵医嘱使用抗生素。

③正确记录出入量,发现少尿、无尿等,及时通知医生。

(3)用药护理:根据医嘱给予纤维蛋白原、肝素或抗纤溶等药物治疗,严密观察尿量。

(4)专科指导

①指导母乳喂养及新生儿抚触。

②早产儿护理指导:教会产妇喂养和护理早产儿的方法。如果母婴分离,教会产妇乳房护理及保持泌乳的方法。

(5)并发症护理观察:若患者尿量<30mL/h,提示血容量不足,应及时补充血容量。若血容量已补足而尿量<17mL/h,可给予呋塞米 20~40mg 静脉推注,必要时可重复用药。若短期内尿量不增,且血清尿素氮、肌酐、血钾进行性升高,并且二氧化碳结合力下降,提示发生急性肾衰竭。

(6)心理护理:如胎盘早剥终止妊娠时产妇孕周不足月,早产不可避免时,要及时向产妇及家属解释病情,帮助产妇以良好的心态承担起早产儿母亲的角色。对于重度胎盘早剥,做子宫次全切除手术的产妇,要稳定产妇情绪,帮助产妇正确对待,接受现实,尽快解决产妇的心理障碍,使其顺利度过悲伤期。

(7)健康教育

①饮食指导:产妇应进食富含蛋白质、维生素、微量元素的食物及新鲜蔬菜和水果,特别是含铁丰富的食物,如瘦肉、猪肝、大枣等,有利于纠正贫血,避免生冷、辛辣食物。

②卫生指导:勤换会阴垫,保持外阴清洁,防止感染。42 天内禁止盆浴及性生活。

③用药指导:根据医嘱,定期定量服药,纠正贫血,增强免疫力。

④乳房护理指导:根据胎儿及产妇身体状况指导母乳喂养,保持乳汁通畅。如为死产者及时给予退乳措施。

⑤出院指导:a.做好出院手续办理、新生儿免疫接种、出生证明办理及产后复查随访相关事项的告知。b.嘱产妇 42 天后来医院复查,如有阴道出血增多、腹部切口红肿等异常情况,随时复诊。c.对有再次妊娠计划者做好预防教育,妊娠期高血压疾病孕妇或合并慢性高血压、肾病的孕妇,应增加产前检查次数,积极配合医生进行治疗。

五、妊娠期高血压疾病

妊娠期高血压疾病是孕产妇及围生儿死亡主要原因之一,目前国内采用与国际基本一致的分类和诊断标准。

(一)诊断标准

1.妊娠期高血压

妊娠期首次出现收缩压≥140mmHg和(或)舒张压≥90mmHg,于产后12周恢复正常。尿蛋白阴性。少数患者可伴有上腹部不适或血小板减少。产后方可确诊。

2.子痫前期

①轻度:妊娠20周后出现收缩压≥140mmHg和(或)舒张压≥90mmHg伴蛋白尿≥0.3g/24小时或随机尿蛋白≥(+)。②重度:收缩压≥160mmHg和(或)舒张压≥110mmHg;蛋白尿≥2.0g/24小时或随机蛋白尿≥(++);持续性头痛或视觉障碍或其他脑神经症状,持续性上腹部疼痛;血肌酐>106μmol/L;血小板<100×10^9/L;血LDH升高;血ALT或AST升高。

3.子痫

子痫前期基础上发生不能用其他原因解释的抽搐。

4.慢性高血压并发子痫前期

慢性高血压孕妇妊娠20周前无蛋白尿,20周后出现蛋白尿≥0.3g/24小时或随机尿蛋白≥(+);或妊娠20周前有蛋白尿,20周后尿蛋白明显增加或血压进一步升高或出现血小板减少<100×10^9/L。

5.妊娠合并慢性高血压

妊娠20周前收缩压≥140mmHg和(或)舒张压≥90mmHg,妊娠期无明显加重;或妊娠20周后首次诊断高血压并持续到产后12周以后。

(二)重度子痫前期临床表现

(1)收缩压≥160mmHg和(或)舒张压≥110mmHg。

(2)存在中枢神经系统和消化系统症状和体征,视觉障碍。

(3)少尿。

(4)血小板<100×10^9/L。

(5)血肌酐>106μmol/L。

(6)血ALT或AST升高。

(7)血LDH升高。

(8)凝血功能障碍。

(9)心力衰竭、肺水肿。

(10)胎儿生长受限或羊水过少。

(11)胎盘早剥。

(三)检查项目

(1)血压和尿蛋白检查,必要时行24小时动态血压变化和24小时尿蛋白定量检查。

(2)血常规:包括Hb,HCT,PLT。

(3)肝功能:包括AST,ALT,LDH,白蛋白,胆红素。

(4)血脂。

(5)肾功能:包括肌酐,尿酸,BUN。

(6)凝血功能:血浆凝血酶原时间、凝血酶时间、部分活化凝血活酶时间、血浆纤维蛋白原、凝血酶原国际标准化比率、纤维蛋白(原)降解产物、D-二聚体、3P试验、抗凝血酶-Ⅲ。

(7)必要时动脉血气分析,血电解质。

(8)必要时查ACL,$β_2$-Gp1,及自身免疫疾病相关指标检查。

(9)心电图;必要时超声心动图检查,同时了解心包积液。

(10)眼底检查。

(11)超声等影像学检查肝、胆、胰、脾、肾等脏器,腹水、胸水。

(12)胎心监测:胎心电子监测;超声检查胎儿、胎盘、羊水情况,脐动脉、子宫动脉等血流指数;必要时做胎儿生物物理评检查。

(13)必要时头颅CT或MRI检查。

(四)处理

1.原则

(1)全面获得孕前、孕期病史及发病过程和就诊过程。

(2)重度子痫前期和重度妊娠期高血压收住院评估监测治疗,无条件医院需及早转诊到三级医院。

(3)轻度子痫前期和妊娠期高血压(非重度),因为医院床位的限制条件,需要根据产前检查情况、发现疾病时的母胎状况、孕妇及家人的依从性、医院追访条件等多方面因素进行个案处理。有条件可以收住院评估,也可以在院外严密监测,评估母胎双方情况。

(4)轻度子痫前期和妊娠期高血压(非重度)注意孕妇发病风险分析,注意休息和营养及蛋白质的补充,取左侧卧位。缩短产前检查时间,依据变化酌情收入院监测评估和干预。

(5)重度子痫前期和重度妊娠期高血压治疗基本原则是休息、镇静、解痉,有指征地降压、利尿,密切监测母胎情况,适时终止妊娠。应根据病情轻重分类,进行个体化治疗。

(6)子痫:控制抽搐,病情稳定后终止妊娠。

2.评估和监测

重度子痫前期病情复杂、变化快,分娩和产后生理变化及各种不良刺激等均可能导致病情加重。因此,对产前、产时和产后的病情进行密切监测和评估十分重要。目的在于了解病情进展情况,及时合理干预,早防早治,避免不良临床结局发生。

(1)注意症状和体征改变:了解头痛、胸闷、眼花、上腹部疼痛等自觉症状,注意右上腹触诊、神经系统检查等。

(2)测体重:每日 1 次。

(3)血压和尿常规、尿量监测:注意 24 小时的动态波动变化。

(4)实验室检查和眼底检查及必要的检查:见上述检查项目。

(5)胎心、胎动、胎儿电子监护。

(6)超声检查:包括母体和胎儿胎盘血流的检查。

根据病情决定检查频度和内容,注意动态衍变,以掌握病情变化。

3.治疗

(1)休息和饮食:应注意休息,并取侧卧位。保证摄入充足蛋白质和热量。保证充足睡眠,必要时可睡前口服地西泮 2.5～5mg。

(2)降压治疗。①应用时机:收缩压≥160mmHg 和(或)舒张压≥110mmHg 的重度高血压孕妇应降压治疗;收缩压≥140mmHg 和(或)舒张压≥90mmHg 的非重度高血压患者可使用降压治疗。②目标血压:孕妇无并发脏器功能损伤,控制收缩压在 130～155mmHg,舒张压应控制在 80～105mmHg;孕妇并发脏器功能损伤,则收缩压应控制在 130～139mmHg,舒张压应控制在 80～89mmHg。③注意事项:降压过程力求下降平稳,不可波动过大,且血压不可低于 130/80mmHg,以保证子宫胎盘血流灌注。孕期一般不使用利尿剂降压,以防血液浓缩、有效循环血量减少和高凝倾向。不推荐使用阿替洛尔和哌唑嗪。硫酸镁不作为降压药使用。禁止使用血管紧张素转换酶抑制剂(ACEI)和血管紧张素Ⅱ受体拮抗剂(ARB)。

可选择的常用降压药物如下。

①常用口服药有拉贝洛尔、硝苯地平短效或缓释片。如口服药物血压控制不理想,可使用静脉用药,常用有:酚妥拉明、拉贝洛尔、盐酸乌拉地尔、尼卡地平。

②拉贝洛尔(柳氨苄心定):50～150mg,口服,3～4 次/天。静脉注射:初始剂量 20mg,10 分钟后如未见有效降压则剂量加倍,最大单次剂量为 80mg,直到血压被控制,每日最大总剂量为 220mg。静脉滴注:50～100μg 加入 5%葡萄糖溶液 250～500mL,根据血压调整滴速。血压稳定后改口服。心动过缓和传导阻滞者不宜使用。

③硝苯地平:5～10mg,口服,3～4 次/日,24 小时总量不超过 60mg。紧急时舌下含服 10mg,起效快,但不推荐常规使用。

④酚妥拉明:10～20mg 溶入 5%葡萄糖溶液 100～250mL,以 10μg/min 静脉滴注。

⑤盐酸乌拉地尔:100mg(20mL)+0.9%氯化钠注射液 30mL,每小时 0.3mL(10μg/min)起始静脉泵滴注,每次增加 0.6mL(20μg/min),最大剂量为 400μg/min。

⑥尼卡地平:口服初始剂量为 20～40mg,3 次/天。静脉滴注,根据血压变化每 10 分钟调整剂量。

⑦尼莫地平:二氢吡啶类钙离子通道阻滞剂,可选择性扩张脑血管。用法:20～60mg 口服,2～3 次/天;静脉滴注:20～40mg 加入 5%葡萄糖溶液 250mL,每日总量不超过 360mg。

⑧硝酸甘油:可同时扩张静脉和动脉,降低前、后负荷,主要用于合并急性心力衰竭和急性冠脉综合征时高血压急症的降压治疗。起始剂量为 $5\sim10\mu g/min$,静脉滴注,每 $5\sim10$ 分钟增加滴速至维持剂量 $20\sim50\mu g/min$。

⑨硝普钠:强效血管扩张剂。用法:50mg 加入 5% 葡萄糖溶液 500mL 按 $0.5\sim0.8\mu g/(kg \cdot min)$ 静脉缓滴。孕期仅适用于其他降压药物应用无效的高血压危象孕妇。产前应用不超过 4 小时。

国内没有应用的药:肼屈嗪、甲基多巴。

(3)硫酸镁:硫酸镁是子痫治疗的一线药物,也是重度子痫前期预防子痫发作的预防用药。

①预防用药:重度子痫前期预防子痫;子痫前期临产和引产中预防子痫;产后用药预防子痫及晚期产后子痫。

②治疗用药:子痫;复发子痫。

③控制子痫:静脉用药,负荷剂量为硫酸镁 $2.5\sim5g$,溶于 10% 葡萄糖溶液 20mL 静脉推注($15\sim20$ 分钟),或者 5% 葡萄糖溶液 100mL 快速静脉滴注,继而 $1\sim2g/h$ 静脉滴注维持。或者夜间睡眠前停用静脉给药,改为肌内注射,用法:25% 硫酸镁 20mL+2% 利多卡因 2mL 臀肌深部注射。24 小时硫酸镁总量为 $25\sim30g$。

④预防子痫发作(适用于重度子痫前期和子痫发作后)负荷和维持剂量同控制子痫处理。次日不用负荷量,用药时间长短根据病情需要掌握,一般每天静脉滴注 $6\sim12$ 小时,预防用药 24 小时总量不超过 25g。用药期间每日评估病情变化,决定是否继续用药。

使用硫酸镁必备条件:①膝腱反射存在;②呼吸≥16 次/分;③尿量≥25mL/h 或≥600mL/d;④备有 10% 葡萄糖酸钙。镁离子中毒时停用硫酸镁并静脉缓慢推注 10% 葡萄糖酸钙 10mL。如患者同时合并肾功能不全、心肌病、重症肌无力等,则硫酸镁应慎用或减量使用。条件许可,用药期间可监测血清镁离子浓度。

(4)扩容剂:

①扩容疗法可增加血管外液体量,导致一些严重并发症发生,如肺水肿、脑水肿等。因此,除非有严重低蛋白血症或严重液体丢失(如呕吐、腹泻、分娩失血),一般不推荐扩容治疗。

②血浆白蛋白低可给予白蛋白 $10\sim20g$。

③其他扩容剂有血浆、全血、低分子右旋糖酐。需严格掌握适应证。

(5)镇静药:目的是缓解孕产妇精神紧张、焦虑症状,改善睡眠。可用药物有:

①地西泮(安定):口服 $2.5\sim5.0mg$,$2\sim3$ 次/天,或者睡前服用,可缓解患者的精神紧张、失眠等症状,保证患者获得足够的休息。地西泮 10mg 肌内注射或者静脉注射(>2 分钟)可用于控制子痫发作和再次抽搐。

②苯巴比妥:镇静时口服剂量为 30mg/次,3 次/天。控制子痫时肌内注射 0.1g。

③冬眠合剂:冬眠合剂由氯丙嗪(50mg),哌替啶(杜冷丁,100mg)和异丙嗪(50mg)三种药物组成,可抑制中枢神经系统,有助于解痉、降压、控制子痫抽搐。通常以 $1/3\sim1/2$ 量肌内注射,或以半量加入 5% 葡萄糖溶液 250mL,静脉滴注。由于氯丙嗪可使血压急剧下降,导致

肾及胎盘血流量降低,而且对母胎肝脏有一定损害,故仅应用于硫酸镁治疗效果不佳患者。

(6)促胎肺成熟:子痫前期和妊娠期高血压患者在孕周<34周终止妊娠的产前接受糖皮质激素促胎肺成熟治疗。①地塞米松5mg,肌内注射,每12小时1次,连续2天;或倍他米松12mg,肌内注射,每天1次,连续2天。②临床已有宫内感染证据者禁忌使用糖皮质激素。

(7)分娩时机和方式:子痫前期患者经积极治疗母胎状况无改善或者病情持续进展的情况下,终止妊娠是唯一措施。

①终止妊娠时机:a.小于孕26周的重度子痫前期患者经治疗病情不稳定者建议终止妊娠。b.孕26~28周的重度子痫前期患者根据母胎情况及当地围生期母儿诊治能力以及家属意愿决定是否可以行期待治疗。c.孕28~34周的重度子痫前期患者,如病情不稳定,经积极治疗24~48小时病情仍加重,应终止妊娠;如病情稳定,可以考虑期待治疗,但转至具备早产儿救治能力的2~3级医疗机构。d.孕34周后的重度子痫前期患者,胎儿成熟后可考虑终止妊娠。e.孕37周后的子痫前期患者可考虑终止妊娠。f.子痫控制2小时后可考虑终止妊娠。

②终止妊娠的方式:如无产科剖宫产指征,原则上考虑阴道试产。但如果不能短时间内阴道分娩、病情有可能加重,危及母胎安全,可考虑放宽剖宫产指征。

(8)分娩期间和产后注意事项:

①应继续降压治疗并将血压控制在≤(160~155)/(110~100)mmHg。

②继续监测血压、尿蛋白,依据病情监测检验指标。

③继续硫酸镁应用,防止产时子痫、产后子痫。

④晚期产后子痫。

⑤对于早发子痫前期、产后硫酸镁用药时限需个案化处理,至少应用24~48小时,并酌情延长用药时间。

⑥严密监测母胎状况。

⑦酌情缩短二程。

⑧积极预防产后出血。

⑨预防感染。

⑩产后不可使用任何麦角新碱类药物。

⑪在重要器官功能恢复正常后方可出院。

(9)子痫的处理:处理包括控制抽搐,控制血压,预防子痫复发及适时终止妊娠等。

①一般急诊处理:保持气道通畅,维持呼吸、循环功能稳定,密切观察生命体征,留置导尿管监测尿量等。避免声、光等刺激。预防坠地外伤、唇舌咬伤。

②控制抽搐:硫酸镁是治疗子痫及预防复发的首选药物。当患者存在硫酸镁应用禁忌或硫酸镁治疗无效时,可考虑应用地西泮、苯妥英钠或冬眠合剂控制抽搐,具体参见镇静药物的应用。

③控制血压:当收缩压大于160mmHg,舒张压大于110mmHg时要积极降压以预防心脑血管并发症。

④适时终止妊娠:子痫患者抽搐控制2小时后可考虑终止妊娠。

(10)其他治疗:子痫前期尤其是重度子痫前期患者,存在高凝倾向时可考虑预防性抗凝治疗。卧床期间应注意血栓形成。小剂量阿司匹林对预防子痫前期有一定作用,但对其治疗未见明显影响,子痫前期患者不建议常规给予小剂量阿司匹林治疗。

不主张常规应用利尿剂,出现全身性水肿、肺水肿、脑水肿、肾功能不全、急性心力衰竭时,可酌情使用呋塞米等快速利尿剂。甘露醇主要用于脑水肿。严重低蛋白血症有胸、腹水和心包积液者应补充白蛋白并应用利尿剂。有指征性选择抗凝。

(11)严重并发症处理原则:

①注意多学科诊治和必要的院内外会诊和转诊。

②对于高血压性心脏病:a.强心利尿同时抗高血压;b.进行液体管理整体状况评估后,保证出量≥入量或出入量平衡;24小时总入量1500~2000mL,必要时液体总入量限制在100mL;补液速度<100mL/h。

③HELLP综合征的诊断和治疗。

(五)诊断标准

1.血管内溶血

外周血涂片见破碎红细胞、球形红细胞,胆红素≥20.5μmol/L或1.2mg/dL,血清结合珠蛋白<25mg/dL。

2.肝酶升高

ALT≥40U/L或AST≥70U/L,LDH≥600U/L或升高达异常范围。

3.血小板减少

血小板计数<100×10⁹/L。

(六)治疗原则

1.有指征的输注血小板和使用肾上腺皮质激素

①血小板计数>50×10⁹/L且不存在过度失血或者血小板功能异常时不建议预防性输注血小板或者在剖宫产术前输注血小板;②血小板计数<50×10⁹/L可考虑肾上腺皮质激素治疗;③血小板计数<50×10⁹/L且血小板数量迅速下降或者存在凝血功能障碍时应考虑备血,包括血小板;④血小板计数<20×10⁹/L时阴道分娩前要输注血小板,剖宫产前输注血小板。

2.适时终止妊娠

绝大多数HELLP综合征患者应在积极治疗后终止妊娠。只有当胎儿不成熟且母胎病情稳定的情况下方可在三级医疗单位进行期待治疗。

3.分娩方式

HELLP综合征患者可酌情放宽剖宫产指征。

4.高血压脑病

积极抗高血压治疗,预防子痫发作,尽快终止妊娠。

5.胎盘早剥

尽快结束分娩,预防和控制凝血功能障碍。

6.肾功能衰竭

按产科肾功能衰竭处理。

7.凝血功能障碍

按产科凝血功能障碍处理,注意重度子痫前期和早发型子痫前期存在的母体潜在疾病的相关处理。

(七)护理评估

1.健康史

询问孕妇是否存在以上病因和高危因素,出现异常现象的时间及治疗经过。

2.身体状况

(1)症状:根据妊娠期高血压疾病的分类评估患者的临床表现及严重程度。

(2)子痫发作典型表现:子痫分产前子痫、产时子痫、产后子痫,以产前子痫多见。抽搐发展迅速,先出现眼球固定、瞳孔散大、头扭向一侧、牙关紧闭,继而口角及面部肌肉开始抽动,数秒后双臂屈曲、双手紧握、肌肉强直,继之全身及四肢强烈抽动,持续约1~2分钟。抽搐时面色青紫、意识丧失、无呼吸,然后抽搐停止,呼吸恢复,重者可陷入昏迷。

(3)并发症:并发症包括脑出血、心力衰竭、肺水肿、急性肾衰竭、胎盘早剥、DIC、胎儿窘迫等。

3.心理-社会状况

孕妇因担心自身健康及胎儿受到伤害而焦虑不安。部分孕妇及家属缺乏对该疾病的认识,表现出淡漠、不重视,不按时产前检查和及时治疗,从而使病情加重。

(八)护理措施

1.妊娠期

(1)一般护理

①孕妇应安置于单人暗室,保持室内空气流通,避免一切外来的声、光刺激,绝对安静。一切治疗与护理操作尽量轻柔,集中执行,避免干扰患者。

②子痫时,协助医生控制抽搐;专人护理,防止受伤。保持呼吸通畅,备好开口器、压舌板、舌钳、吸引器、吸痰管、氧气等急救物品。加用床挡,以防产妇从床上跌落。若有义齿应取出,并于上下磨牙间放置一缠纱布的压舌板,以防咬伤唇、舌。在产妇昏迷或未完全清醒时,禁止给予一切饮食和口服药,防止误入呼吸道而致吸入性肺炎。

(2)病情观察

①遵医嘱定时监测血压及体重,记录24小时出入量。

②监测胎儿发育情况,定时胎心监护和听胎心。

③子痫的观察:a.密切观察产妇面色、生命体征变化、尿量、尿色,准确记录出入量。记录

用药种类、用量、不良反应及用药效果,控制输液滴速和输液量;控制水的摄入量,避免饮水不当出现心衰等问题。b.重视孕妇有无头痛、头晕、视物模糊等自觉症状。c.子痫发作者往往在抽搐时临产,应严密观察,及时发现产兆,并做好母子抢救准备。

(3)用药护理

①妊娠期高血压常用药物、不良反应及注意事项详见表4-4。

表4-4 妊娠期高血压疾病治疗常用药物

分类	药物	不良反应	备注
降压药	甲基多巴	外周水肿、焦虑、嗜睡、口干、低血压、肝损害,对胎儿无严重不良影响	NHBP推荐首选用药,但在我国实际应用较少
	拉贝洛尔	持续的胎儿心动过缓,低血压,新生儿低血糖	妊娠期高血压疾病优先考虑选用,哮喘和心衰产妇禁用
	硝苯地平	心悸、头痛、低血压、抑制分娩	与硫酸镁有协同作用
	氢氯噻嗪	胎儿畸形、电解质紊乱、血容量不足	
	硝普钠	代谢产物(氰化物)对胎儿有毒作用	见光易变质;禁止用于妊娠期
止痉药	硫酸镁	镁中毒	子痫治疗一线药物,预防子痫发作的预防用药
镇静药	苯妥英钠	可致胎儿呼吸抑制,分娩前6小时慎用	除非存在硫酸镁应用禁忌或硫酸镁治疗效果不佳,否则不推荐使用于子痫的预防或治疗
	地西泮	1小时内用药超过30mg可能发生呼吸抑制,24小时总量不超过100mg	除非存在硫酸镁应用禁忌或硫酸镁治疗效果不佳,否则不推荐使用于子痫的预防或治疗

②硫酸镁的用药护理:硫酸镁是目前治疗妊娠期高血压疾病的首选解痉药物。硫酸镁的治疗浓度和中毒浓度相近,因此在进行硫酸镁治疗时应严密观察其毒性作用,并认真控制硫酸镁的入量。a.毒性反应:主要是中毒现象,首先表现为膝反射减弱或消失,随着血镁浓度的增加,可出现全身肌张力减退及呼吸抑制,严重者心跳可突然停止。b.注意事项:在应用硫酸镁的过程中应严格控制输液滴数,定期检查膝腱反射是否减弱或消失,呼吸不得少于16次/分,尿量不得少于25mL/h或24小时不少于600mL,一旦出现中毒反应,立即静脉推注10%葡萄糖酸钙液10mL,宜在3分钟以上推完,必要时可每小时重复1次,直至呼吸、排尿和神经抑制恢复正常,但24小时内不超过8次。

(4)并发症的护理观察

①胎儿窘迫及胎盘早剥:密切观察血压、胎心、缺氧等自觉症状,以防胎儿窘迫发生。

②胎盘早剥:密切观察胎心、胎动、腹痛及阴道出血情况,防止胎盘早剥发生。

(5)心理护理:实施心理干预消除产妇的不良心理因素;教会孕妇保持心情舒畅的方法,如可听些轻松舒缓的音乐,或进行放松肌肉训练;尽量多与孕妇交流,语气和缓,消除孕妇紧张心理;若发生子痫先兆,向孕妇及家属解释适时终止妊娠的必要性。

(6)健康教育

①饮食:a.进食高蛋白、高热量、高维生素及富含钙、铁等矿物质饮食,有水肿者应限制钠盐的摄入。b.尽量减少食用加工食品,如香肠、罐头类、腊肉、成品的鸡、鸭等。

②休息与活动:a.保证充足的睡眠,每天保证在8~9小时,有利于降低肌肉的兴奋性。b.保持环境安静,避免探视,以减少各种刺激。

③出院指导:做好出院手续办理流程的告知;加强孕妇及家属对妊娠期高血压疾病相关知识的认识;嘱保持个人卫生,养成正确的饮食、运动习惯,掌握自我监测的方法,预防并发症的发生;定期产前检查,保证孕期安全,如有不适随时到医院就诊。

2.分娩期

(1)病情观察

①定时测量生命体征,注意血压变化及产妇自觉症状,如有头晕、头痛、眼花、视物模糊、恶心、呕吐、耳鸣、胸闷等症状,及时通知医生。

②监测胎心、宫缩及产程进展。

(2)用药护理

①硫酸镁:应用硫酸镁静脉滴注时,应严格控制滴速,并密切观察呼吸及膝腱反射,防止硫酸镁中毒。硫酸镁肌内注射时应选择深部肌肉进行。

②扩容药:应用扩容治疗时,应在心、肺、肾功能良好的情况下应用。

(3)专科指导

①尽量缩短第二产程,避免产妇用力。可行会阴侧切或产钳助产术。

②导乐陪产。

(4)并发症护理观察

①产后出血:在胎儿前肩娩出后立即静脉给予宫缩剂,及时娩出胎盘并按摩宫底。注意自觉症状与血压变化。

②产后突发循环衰竭:由于长时间限制钠入量及利尿剂的应用,造成血容量不足,产后突然腹压下降,回心血量减少,易造成产后突然出现面色苍白、极度乏力、血压下降和脉搏细弱等。因此要密切观察产妇生命体征、临床表现。

(5)心理护理

①实施心理干预,消除产妇不良的心理因素,尽量避免焦虑、恐惧、紧张等不良情绪,使其保持良好的心态,以促进产程顺利。

②若需要剖宫产终止妊娠者,应讲解术前准备及术后的注意事项,帮助其减轻焦虑、紧张情绪。

(6)健康教育

①饮食:产程中产妇消耗体力较大,鼓励产妇进食,注意补充水分,为分娩提供能量支持。

②休息与活动:保持病室安静,避免声、光刺激;取左侧卧位,减少活动。

3. 产褥期

(1)病情观察

①继续监测血压,产后48小时内至少每4小时观察1次血压。严格记录24小时出入量。

②严密观察子宫复旧及阴道出血情况,准确记录阴道出血量。如有异常及时通知医生。

(2)用药护理

①硫酸镁:产后24～48小时内仍是子痫高发期,故产后48小时内仍应继续硫酸镁的治疗。

②镇静药物:在使用镇静药物时,避免下床,必要时遵医嘱保留尿管,家人不要离其身边,以防产妇受伤。

③口服降压药:根据产妇的血压情况给予降压药。

④硝普钠:使用5%葡萄糖注射液250～500mL加硝普钠25mg静脉滴注,不可加入其他药物,现用现配;硝普钠见光易变质,故滴注瓶和管路应避光;根据血压,应用静脉输液泵调节滴数,从每小时2～4滴开始,调到血压维持在理想范围;用药期间每10～15分钟监测血压、心率,以免发生严重不良反应。

(3)专科指导:指导母乳喂养及新生儿抚触,做好乳房护理。

(4)并发症护理观察

①产后出血:使用硫酸镁的产妇,易发生子宫收缩乏力,恶露较常人多,因此应严密观察子宫复旧情况,必要时遵医嘱使用缩宫素,严防产后出血。

②急性肺水肿、心力衰竭:全身小动脉痉挛、血液黏稠度增加使左心负荷加重,最终导致左心衰,继而引起急性肺充血、渗出。因此应严密监测生命体征及血氧饱和度,重视产妇的主诉及自觉症状,注意输液速度不宜过快。

(5)心理护理

①告诉产妇精神紧张、情绪激动、焦虑不安等不良心理状态不利于产后恢复,鼓励产妇积极配合治疗。

②为产妇尽量安置单人房间,光线稍暗,避免声光刺激,鼓励家属参与到产妇的产后护理中,给予产妇家庭支持。

(6)健康教育

①饮食:给予充足的蛋白质、热量,丰富的维生素及富含铁、钙、锌的食物,如奶、蛋、水产品等;合理搭配,营养全面,避免食用单一食物;多吃水果蔬菜,特别是绿叶蔬菜,保持大便通畅;忌食生冷及辛辣刺激性食物;除全身水肿应限制外,钠盐以每天摄入6g左右为宜。与此同时注意控制体重。

②休息与活动:避免多人探视,为产妇创造安静舒适的环境,保证充足的睡眠。根据产妇病情及体力状况鼓励其下床活动,活动应循序渐进。

③用药指导:根据医嘱按时用药。讲解镇静、解痉、降压等药物的作用及不良反应,如有异常反应及时处理。

④出院指导:a.定时进行产后门诊复查,注意血压及尿蛋白变化。b.保证充分的休息和愉快的心情。c.保持良好的卫生习惯,勤换内衣内裤及会阴垫。d.产后42天内禁止盆浴和性生活,42天来医院复查。e.如果新生儿死亡者,帮助产妇和家属理解妊娠期高血压疾病的危害,做好心理护理。并嘱血压正常后1~2年再怀孕。而且叮嘱下次怀孕应早期来妇产科门诊检查。

(7)延续护理:建立随访登记本,定期进行电话随访。随访过程中,关注产妇血压情况及母乳喂养情况,指导产妇正确服用降压药,保证充足的睡眠和休息,如有头痛、头晕等不适及时就诊。

六、早产

妊娠满28周至不足37周间分娩称为早产。分为自发性早产和治疗性早产两种,自发性早产包括未足月分娩和未足月胎膜早破;治疗性早产为妊娠并发症或合并症而需要提前终止妊娠者。

(一)诊断标准

1.早产

妊娠28~37周间的分娩称为早产。

2.早产临产

妊娠晚期(28~37周)出现规律宫缩(每20分钟4次或60分钟8次),同时伴有宫颈的进行性改变(宫颈容受度≥80%,伴宫口扩张)。

(二)早产预测

当妊娠不足37周,孕妇出现宫缩可以应用以下两种方法进行早产临产的预测:

(1)经阴道测量或经会阴测量或经腹测量(在可疑前置胎盘和胎膜早破及生殖道感染时)超声检测宫颈长度及宫颈内口有无开大。

妊娠期宫颈长度正常值:经腹测量为3.2~5.3cm;经阴道测量为3.2~4.8cm;经会阴测量为2.9~3.5cm。

对有先兆早产症状者应动态监测宫颈长度和形态变化:宫颈长度大于30mm是排除早产发生较可靠的指标;漏斗状宫颈伴有宫颈长度缩短有意义。

(2)阴道后穹隆分泌物胎儿纤维连接蛋白(fFN)检测,fFN阴性者发生早产的风险降低。1周内不分娩的阴性预测值为98%,2周内不发生分娩的阴性预测值为95%。fFN检测前不宜行阴道检查及阴道超声检测,24小时内禁止性生活。检测时机:妊娠22~35周。

(3)超声与fFN联合应用:两者均阴性可排除早产。

(三)早产高危因素

(1)早产史。
(2)晚期流产史。

(3)年龄<18岁或>40岁。

(4)患有躯体疾病和妊娠并发症。

(5)体重过轻(体重指数≤18kg/m²)。

(6)无产前保健,经济状况差。

(7)吸毒或酗酒者。

(8)孕期长期站立,特别是每周站立超过40小时。

(9)有生殖道感染或性传播感染高危史,或合并性传播疾病,如梅毒等。

(10)多胎妊娠。

(11)助孕技术后妊娠。

(12)生殖系统发育畸形。

(四)治疗原则

1.休息

孕妇应卧床休息。

2.应用糖皮质激素

糖皮质激素促胎肺成熟。

(1)糖皮质激素的应用指征:

①妊娠未满34周、7天内有早产分娩可能者。

②孕周>34周但有临床证据证实胎肺未成熟者。

③妊娠期糖尿病血糖控制不满意者。

(2)糖皮质激素的应用方法:

①地塞米松5mg,肌内注射,每12小时1次连续2天;或倍他米松12mg,肌内注射,每天1次连续2天。

②羊膜腔内注射地塞米松10mg 1次。羊膜腔内注射地塞米松的方法适用于妊娠合并糖尿病患者。

③多胎妊娠则适用地塞米松5mg,肌内注射,每8小时1次连续2天,或倍他米松12mg,肌内注射,每18小时1次连续3次。

(3)糖皮质激素应用注意事项:不良反应有孕妇血糖升高及降低母、儿免疫力。目前一般情况下,不推荐产前反复、多疗程应用。禁忌证为临床存在宫内感染证据者。

3.应用宫缩抑制剂

宫缩抑制剂可争取时间将胎儿在宫内及时转运到有新生儿重症监护室(NICU)设备的医疗机构,并能保证产前糖皮质激素应用。目前无一线用药。所有宫缩抑制剂均有不同程度的不良反应而不宜长期应用。

(1)硫酸镁:孕期用药属于B类。

①用法:负荷剂量为3～5g,半小时内静脉滴入,此后依据宫缩情况以1～2g/h速度静脉点滴维持,宫缩抑制后继续维持4～6小时后可改为1g/h,宫缩消失后继续点滴12小时,同时

监测呼吸、心率、尿量、膝腱反射。有条件者监测血镁浓度。血镁浓度 1.5～2.5mmol/L 可抑制宫缩。

②禁忌证:重症肌无力、肾功能不全、近期心肌梗死史和心肌病史。

③不良反应:a.孕妇:发热、潮红、头痛、恶心、呕吐、肌无力、低血压、运动反射减弱,严重者呼吸抑制、肺水肿、心跳停止;b.胎儿:无负荷试验(NST)无反应型增加,胎心率变异减少,基线下降,呼吸运动减少;c.新生儿:呼吸抑制、低 Apgar 评分、肠蠕动降低、腹胀;d.监测指标:孕妇尿量、呼吸、心率、膝腱反射,血镁浓度。

备用 10% 葡萄糖酸钙 10mL 用于解毒。

(2)β肾上腺素受体激动剂类药物:孕期用药属于 B 类。

①用法:心率≥140 次/分应停药。

②绝对禁忌证:心脏病、肝功能异常、子痫前期、产前出血、未控制的糖尿病、心动过速、低血钾、肺动脉高压、甲状腺功能亢进症、绒毛膜羊膜炎。

③相对禁忌证:糖尿病、偏头痛、偶发心动过速。

④不良反应:a.孕妇:心动过速、震颤、心悸、心肌缺血、焦虑、气短、头痛、恶心、呕吐、低血钾、高血糖、肺水肿;b.胎儿:心动过速、心律失常、心肌缺血、高胰岛素血症;c.新生儿:心动过速、低血糖、低钙、高胆红素血症、低血压、颅内出血。

⑤监测指标:心电图、血糖、血钾、心率、血压、肺部情况、用药前后动态监测心绞痛症状及尿量,总液体限制在 2400mL/24 小时。

(3)硝苯地平:孕期用药属于 C 类。

①用法:首次负荷量为 30mg 口服或 10mg 舌下含,20 分钟 1 次,连续 4 次。90 分钟后改为 10～20mg/(4～6)h 口服,或 10mg/(4～6)h 舌下含服,应用不超过 3 天。

②不良反应:血压下降、心悸、胎盘血流减少、胎心率减慢。

③禁忌证:心脏病、低血压和肾脏病。

(4)吲哚美辛:孕期用药为 B/D 类。

①用法:150～300mg/d,首次负荷量为 100～200mg,直肠给药,或 50～100mg 口服,以后 25～50mg/(4～6)h,限于妊娠 32 周前短期内应用。

②不良反应:孕妇主要是消化道反应,恶心呕吐和上腹部不适等,阴道出血时间延长,分娩时出血增加。胎儿如在妊娠 34 周后使用可使动脉导管缩窄、胎儿心脏衰竭和肢体水肿,肾脏血流减少,羊水过少等。

③禁忌证:消化道溃疡、吲哚美辛过敏者、凝血功能障碍及肝肾疾病患者。

(5)阿托西班(缩宫素受体拮抗剂):国外临床试验中用法为:短期静脉治疗,首先单次静脉注射 6.75mg 阿托西班,再以 300μg/min 输入 3 小时,继以 100μg/min 输入直至 45 小时。此后开始维持治疗(皮下给予阿托西班 30μg/min)直至孕 36 周。其更广泛应用有待进一步评估。

(6)抗生素:抗生素的应用并不能延长孕周及降低早产率。①有早产史或其他早产高危因素的孕妇,应结合病情个体化应用。②早产胎膜早破的孕妇建议常规给予口服抗生素预防感染。

(7)胎儿的监测:超声测量评价胎儿生长发育和估计胎儿体重,包括羊水量和脐动脉血流监测及NST。

(8)孕妇监测:包括生命体征监测,尤其体温和心率监测常可发现早期感染迹象。定期复查血、尿常规、C反应蛋白等。

(9)分娩时机的选择:①对于不可避免的早产,应停用一切宫缩抑制剂;②当延长妊娠的风险大于胎儿不成熟的风险时,应选择终止妊娠;③妊娠小于34周时根据个体情况决定是否终止妊娠。如有明确的宫内感染则应尽快终止妊娠;④对于≥34周的患者,有条件者可以顺其自然。

(10)分娩方式的选择:分娩方式的选择应与孕妇及家属充分沟通。①有剖宫产史者行剖宫产,但应在估计早产儿有存活可能性的基础上选择实施。②阴道分娩应密切监测胎心,慎用可能抑制胎儿呼吸的镇静剂。第二产程可常规行会阴侧切术。

(五)早产胎膜早破

1.早产胎膜早破(PPROM)定义

妊娠37周以前未临产而发生的胎膜破裂。

2.PPROM诊断

通过临床表现、病史和简单的试验及辅助检查来进行,病史对于PPROM的诊断有90%的准确度,不应被忽视。

3.宫内感染诊断

判断有无绒毛膜羊膜炎主要依据临床诊断。PPROM孕妇入院后应常规进行阴道拭子细菌培养+药敏检测。分娩后胎盘、胎膜和脐带行病理检查,剖宫产术中行宫腔拭子及新生儿耳拭子细菌培养可以帮助确诊,并作为选用抗生素时的参考。

宫内感染的临床指标如下(有以下三项或三项以上即可诊断):①体温升高≥38℃;②脉搏≥110次/分;③胎心率>160次/分或<110次/分;④血白细胞升高达$15×10^9$/L或有中性粒细胞升高;⑤C反应蛋白上升;⑥羊水有异味;⑦子宫有压痛。

其中胎心率增快是宫内感染的最早征象。

4.早产胎膜早破处理

药物治疗前需做阴道细菌培养。

(1)抗生素:作用肯定,可用青霉素类或头孢类抗生素及广谱抗生素如红霉素类。

(2)糖皮质激素:可应用,用法同"早产"。

(3)宫缩抑制剂:如无宫缩不必应用。如有宫缩而妊娠<34周,无临床感染征象可以短期应用,并根据各医院条件选择转诊。

(4)转诊:小于34周的孕妇建议在有NICU的医疗机构治疗。以宫内转运为宜。在给予基本评价与应急措施后,如短期内无分娩可能,尽早将胎儿在宫内转运到有NICU的医疗单位。

(5)终止妊娠:如孕周小,但发现感染应立即终止妊娠。妊娠≥34周,根据条件可不常规保胎。

(六)护理评估

1.病史评估

(1)既往史:详细评估有无流产、早产史及药物过敏史,既往症状以及治疗情况。

(2)现病史:详细了解此次子宫收缩开始时间、病因、诱因及特点,当前的实验室检查结果。

(3)心理社会状况:评估孕妇对疾病知识的了解程度(治疗、护理、预防与预后等),合作程度、经济状况、心理状态(有无焦虑、恐惧、悲观等表现)。早产已不可避免时,孕妇常因不自觉地把一些相关的事情与早产联系起来而产生自责感;同时恐惧、焦虑、无助、猜疑也是早产孕妇常见的情绪反应。

2.身体评估

(1)生命体征:有无发热,心率、血压、呼吸情况。

(2)临床症状:子宫收缩情况、阴道分泌物情况、阴道出血情况、宫颈扩张情况。

(3)管路评估:有无静脉通道、管路留置及维护情况,管路有无滑脱可能。

(4)营养评估:询问孕妇饮食习惯与嗜好、饮食量和种类,测量体重、体质指数。

(5)专科评估:宫高、腹围、胎心情况。

3.其他

评估孕妇自理能力或日常活动能力,评估有无压疮、跌倒/坠床高危因素,评估孕妇有无泌尿系感染、呼吸道感染、深静脉血栓等风险。

(七)护理措施

1.一般护理

(1)休息与卧位:宫颈有改变时,需卧床休息;胎膜早破时应抬高臀部。

(2)饮食护理:根据医嘱进食高蛋白、高维生素、易消化食物为宜。鼓励进食粗纤维食物,防止便秘,从而防止过度用力排便造成早产。指导孕妇减少脂肪和盐的摄入,增加富含蛋白、维生素等食品。

(3)皮肤护理:保持皮肤清洁,穿宽松柔软衣物并保持床单位清洁,保持口腔、会阴及肛周清洁。绝对卧床患者,护士每班次均应进行皮肤交接,必要时可在局部使用减压贴进行皮肤保护。

(4)会阴护理

①住院期间用0.5‰的碘伏溶液行会阴擦洗,每天2次,促进孕妇的舒适,防止生殖系统、泌尿系统的逆行感染。

②出院后,每天用温开水冲洗会阴1次,大小便后要保持会阴清洁,1个月内禁止盆浴、性交。

(5)如早产已不可避免,做好分娩时药品、物品准备及新生儿复苏的准备。第二产程行会阴切开术。新生儿娩出后肌内注射维生素K,预防颅内出血。

2.病情观察

(1)认真观察临产征兆,有无阴道出血、腹痛症状。

(2)对于胎膜早破者,观察羊水性状、记录羊水量。

(3)对于早产临产者,密切观察产程进展,当宫缩达到每5—6分钟1次,持续20~30秒时需要做阴道检查。

(4)密切监测宫缩、胎心、胎动等情况。

(5)观察体温、脉搏、血压及呼吸变化,如有异常及时通知医生,观察有无感染征象。

(6)密切观察早产儿的生理状况,进行Apgar评分和身体外观评估。有需要者遵医嘱转儿科观察治疗。

3.用药护理

(1)静脉注射硫酸镁常引起潮热、出汗、口干等症状,给予冲击量时,可引起恶心、呕吐、心慌、头晕,应减慢速度,同时保证用药过程中患者的膝腱反射必须存在、呼吸不少于16次/分、尿量每小时不少于17mL或24小时不少于400mL。一旦出现毒性反应,立即静脉注射10%葡萄糖酸钙10mL。

(2)给予硝苯地平并同时应用硫酸镁时,由于血压可能过低而影响母亲和胎儿,故应密切监测血压。

4.专科指导

早产产妇由于母婴分离,产后乳房未得到及时、有效的吸吮,乳房肿胀发生率较高且泌乳时间后延。因此,在产妇住院期间应及时指导并协助产妇做好乳房护理,教会产妇正确的挤奶手法。产后每天坚持3小时挤奶1次,6小时乳房护理1次,每次挤奶时间为20~30分钟。泌乳后,可将挤出的乳汁收集在已消毒的储奶袋内,并标注好产妇姓名和时间存放在冰箱中,适时送入新生儿监护病房交于护士喂养新生儿,以提高新生儿的免疫力,同时也可减轻产妇因乳汁淤积引起的乳胀,为出院后的母乳喂养打下良好的基础。

5.心理护理

(1)向孕妇讲解预防早产的知识,介绍保胎成功的案例。帮助孕妇树立保胎成功的信心,缓解孕妇紧张及焦虑情绪。

(2)如果早产不可避免,护士应积极给予安慰,用健康、乐观的语言和心态去影响和开导孕妇,耐心解答孕妇疑问,尽量满足合理要求,同时争取丈夫、家人的配合,减轻孕妇的负疚感,以积极的心态接受治疗。也要避免为减轻孕妇的负疚感而给予过于乐观的保证。帮助孕妇及家属以良好的心态承担早产儿母亲的角色。

(3)营造良好的护理环境,避免外界因素刺激。产后合理安排床位,减少不良刺激。安排床位时尽可能避免和母婴同室产妇同处一室,有条件的情况下,可安排住单人房间,以免同室有婴儿哭声和产妇哺乳,引起产妇对自己孩子的担心和思念。可留一位家属陪伴,给予产妇家庭情感的支持,减轻产妇的焦虑程度。

6.健康教育

(1)饮食指导:根据医嘱进食高蛋白、高维生素、易消化食物。鼓励进食粗纤维食物,摄入新鲜的水果蔬菜、增加膳食纤维,防止便秘。补充足够的钙、镁、锌。牛奶及奶制品含丰富而易吸收的钙质,是补钙的良好食物。

(2)休息与活动:作息规律,保证充足睡眠。出院后适当运动,避免压疮及下肢深静脉血栓。

(3)自我监测:教会孕妇自数胎动的方法,嘱其于每日三餐后,自数胎动1小时(正常情况每小时3次以上)。告知孕妇如出现腹痛、阴道出血、阴道流液等不适,应及时就诊。

(4)疾病相关知识宣教:为产妇讲解早产发生的原因,介绍早产儿常规治疗方法,讲解早产儿在喂养、护理、保暖等方面的方法和注意事项,使产妇正确认识和对待早产儿,有助于调整焦虑心态。

(5)早产儿护理指导:教会产妇喂养和护理早产儿的方法。如果母婴分离,教会产妇乳房护理及保持泌乳的方法。

7.延续护理

产妇出院后电话随访,询问其病情变化,了解其心理状态,解答其健康咨询,满足合理需求。告知产妇产后6周内禁止性生活,携新生儿在产后42天到医院就医。

七、多胎妊娠

一次妊娠宫腔内同时有两个或两个以上胎儿时,称为多胎妊娠。多胎妊娠与家族史及辅助生育技术有关。近年来多胎妊娠发生率升高可能与人工辅助生殖技术广泛使用有关。多胎妊娠较易出现妊娠期高血压疾病等并发症,孕产妇及围生儿死亡率增高。多胎妊娠以双胎最常见,本节主要讨论双胎妊娠。

(一)分类

1.双卵双胎

两个卵子分别受精而成,约占单卵双胎的70%。胎儿的遗传基因不完全相同,性别和血型可以不同,外貌和指纹等表型不同。胎盘可为两个或一个,但胎盘的血液循环各自独立,胎儿分别位于自己的胎囊中,两胎囊之间的中隔由两层羊膜和两层绒毛膜组成,两层绒毛膜有时融合为一层。

2.单卵双胎

一个受精卵分裂而成,约占单卵双胎的30%。原因不明。胎儿的遗传基因完全相同,性别、血型、表型等也完全相同。根据受精卵分裂时间不同而形成双羊膜囊单绒毛膜单卵双胎、双羊膜囊双绒毛膜单卵双胎、单羊膜囊单绒毛膜单卵双胎以及极罕见的联体双胎四种类型。胎儿畸形儿发生率相对较高。

(二)临床表现及诊断

1.病史及临床表现

多有双胎妊娠家族史或人工助孕史(如使用促排卵药、移植多个胚胎等)。临床表现主要为早孕反应较重,中期妊娠后体重及腹部迅速增加、下肢水肿等压迫症状明显,妊娠晚期常有呼吸困难、心悸、行动不便等。

2.产科检查

子宫大小超过同孕龄的单胎妊娠子宫。妊娠中晚期腹部可触及多个肢体和两个胎头。在子宫不同部位听到两个节律不同的胎心,两个胎心音之间间隔一个无音区或两个胎心率差异大于10次/min。产后检查胎盘胎膜有助于判断双胎类型。

3.超声检查

(1)妊娠早期在子宫内见到两个孕囊、两个原始心管搏动。

(2)判断双胎类型:胎儿性别不同可确诊双卵双胎。胎儿性别相同,应测量两个羊膜囊间隔厚度,间隔厚度达到或超过2mm,尤其是两个胎盘部位不同,提示双绒毛膜;间隔厚度小于2mm则提示单绒毛膜。妊娠早期超声检测有助于确定绒毛膜性。

(3)筛查胎儿结构畸形。

(4)确定胎位。

(三)并发症

1.孕产妇并发症

(1)妊娠期高血压疾病:发病率40%以上。发病早、程度重、易出现主要器官并发症。

(2)妊娠期肝内胆汁淤积综合征:发生率高于单胎妊娠,常伴随胎盘功能不良而导致围生儿死亡率升高。

(3)贫血:发生率40%以上,与机体对铁及叶酸的需求量增加有关,可引起孕妇多系统损害以及胎儿生长发育障碍等。

(4)羊水过多:羊水过多发生率约12%,多见于单卵双胎,尤其是双胎输血综合征、胎儿畸形胎膜早破。

(5)胎膜早破发生率约14%,可能与宫腔压力增高有关。

(6)胎盘早剥:是双胎妊娠产前出血的主要原因,可能与妊娠期高血压疾病、羊水过多突然破膜、双胎之第一胎娩出后宫腔压力骤减相关。

(7)宫缩乏力:与子宫肌纤维过度伸展有关。

(8)产后出血:与宫缩乏力及胎盘附着面积增大有关。

(9)流产:发生率高于单胎妊娠,可能与畸形、胎盘发育异常、胎盘血供障碍、宫内溶剂相对狭窄有关。

2.围生儿并发症

(1)早产:发生率约50%,与胎膜早破、宫腔压力过高以及严重母儿并发症相关。

(2)胎儿生长受限:一般认为,胎儿数量越多,胎儿生长受限越严重。胎儿生长受限可能与胎儿拥挤、胎盘占蜕膜面积相对较小有关。两胎儿大小不一致可能与胎盘血液灌注不均衡、双胎输血综合征以及一些胎儿畸形有关。应建立多胎妊娠胎儿生长发育生理曲线。

(3)双胎输血综合征(TTTS):见于双羊膜囊单绒毛膜单卵双胎,发生率10%～20%。两个胎儿体重差别大于20%、血红蛋白差别大于50g/L提示双胎输血综合征可能。

(4)脐带异常:主要是脐带脱垂和脐带互相缠绕、扭转,后者常见于单羊膜囊双胎。

(5)胎头碰撞和胎头交锁:胎头碰撞发生于两个胎儿均为头先露且同时入盆。胎头交锁发生于第一胎儿臀先露头未娩出、第二胎儿头先露头已入盆。

(6)胎儿畸形:是单胎的2倍,联体双胎、无心畸形等为单卵双胎特有畸形。

(四)处理

1.妊娠期处理

(1)一般处理:注意休息和营养,预防贫血及妊娠期高血压疾病等。

(2)预防早产:孕龄34周前出现产兆者应测量阴道后穹隆分泌物中的胎儿纤维连接蛋白及宫颈长度,胎儿纤维连接蛋白阳性且超声测量宫颈长度<3cm者近期早产可能性较大,应预防性使用宫缩抑制剂及糖皮质激素。

(3)及时防治妊娠期并发症:注意血压及尿蛋白、血胆汁酸、肝功能等。

(4)监护胎儿发育状况及胎位:动态超声及胎儿电子监测观察胎儿生长发育状况、宫内安危及胎位,发现胎儿致死性畸形应及时人工终止妊娠,发现TTTS可在胎儿镜下激光凝固胎盘表面可见血管吻合支,胎位异常一般不予处理。

(5)终止妊娠指征:合并急性羊水过多伴随明显的压迫症状、胎儿致死性畸形、孕妇严重并发症、预产期已到尚未临产、胎盘功能减退等。

2.分娩期处理

(1)阴道分娩注意事项:①保持体力;②观察胎心变化;③注意宫缩和产程进展;④必要时行会阴后-侧切开术;⑤第一个胎儿娩出后由助手扶正并固定第二个胎儿为纵产式;⑥第一个胎儿娩出后立即钳夹脐带以预防胎儿失血或继续受血;⑦第一胎儿娩出后15分钟仍无宫缩可行人工破膜并静脉滴注催产素;⑧一旦出现脐带脱垂、胎盘早剥等严重并发症应立即行阴道助产结束快速娩出第二胎儿。

(2)剖宫产指征:①第一胎儿为肩先露或臀先露;②孕龄26周以上的联体双胎;③其他:同单胎妊娠。

(3)积极防治产后出血:临产时备血,其余见产后出血。

(五)护理评估

1.健康史

了解孕妇及其丈夫的家族中有无多胎史,孕妇的年龄、胎次,孕前是否使用促排卵药。

2.身体状况

(1)症状、体征:双胎妊娠时早孕反应较重,腹部感胀满且增大迅速,孕24周后尤为明显。

妊娠晚期,因子宫过大可导致腰酸背痛、呼吸困难、行走不便、下肢静脉曲张、水肿等压迫症状。

腹部检查:子宫比相应孕周大,羊水量也较多;可触及两个胎头及多个肢体;在不同部位听到两个频率不同的胎心音,同时计数1分钟,胎心率相差10次以上,或两胎心音之间隔有无音区。

(2)并发症

①妊娠期:孕妇常出现贫血,易并发妊高征、羊水过多、胎儿畸形、前置胎盘、胎盘早剥、产后出血、早产、流产、胎儿生长受限、死胎、胎位异常等。

②分娩期:双胎分娩时出现的异常情况较多,如宫缩乏力、产程延长、胎膜早破及脐带脱垂、胎位异常(容易转为肩先露)、胎盘早剥、胎头交锁及胎头碰撞。

③产褥期:易发生产后休克、产后出血、产褥感染。

④围生儿:可发生早产、胎儿生长受限、双胎输血综合征、脐带脱垂、胎头交锁或胎头碰撞、胎儿畸形等。

3.心理-社会状况

孕妇及家属既为孕育双胎而高兴,又为母儿的安危而担心。

(六)常见的护理诊断

1.舒适改变

与双胎妊娠引起的呼吸困难、食欲下降、下肢水肿、腰背痛有关。

2.潜在并发症

早产、脐带脱垂、胎盘早剥、产后出血。

3.有受伤的危险

与双胎妊娠引起的早产、人工助产有关。

4.焦虑

与担心母婴安危有关。

(七)护理目标

(1)孕妇摄入足够的营养,保证母婴需要。

(2)孕妇及胎儿、婴儿的并发症被及时发现,保证母婴安全。

(八)护理措施

1.预防并发症,促进母儿健康

增加产前检查的次数,预防和及时发现贫血、高血压疾病、胎膜早破、早产等并发症。临产后密切观察产程进展和胎心率变化,若出现产程延长和胎儿窘迫,及时报告医生并配合处理;第一个胎儿娩出不应过快,以防发生胎盘早剥;第一个胎儿娩出后立即断脐,以防第二个胎儿失血;协助扶正第二个胎儿的胎位使其保持纵产式。第二个胎儿前肩娩出后,遵医嘱给予宫缩剂,腹部放置沙袋或用腹带包扎,以防产后出血和腹压骤降引起休克。加强早产儿护理。

2.症状护理

(1)减轻水肿:叮嘱孕妇注意休息,避免长时间站立。可用弹性绷带,减轻水肿和下肢静脉曲张。

(2)减轻腰背痛:指导孕妇佩戴托腹带,或侧卧位时腹部垫一个枕头,减轻过度膨胀子宫引起的压迫症状。局部热敷也可缓解症状。

(3)预防下肢水肿和静脉曲张:采取措施预防下肢水肿和静脉曲张的发生,如休息时抬高下肢。

3.解除焦虑

提供心理支持,帮助孕妇完成角色的转变,接受成为两个孩子母亲的事实。告诉孕妇双胎妊娠虽属高危妊娠,但不必过分担心母儿的安危,鼓励积极配合各项处理。

4.健康指导

加强孕期营养,注意补充铁、钙、叶酸、维生素等,以满足两个胎儿生长发育的需要。增加产前检查次数,有异常随时就诊。注意休息,左侧卧位,抬高下肢,减轻下肢水肿。妊娠晚期多休息少活动,预防早产,一旦胎膜破裂立即平卧,并及时送医院。准备两套新生儿用物,指导正确进行母乳喂养及新生儿护理。

(九)护理评价

(1)孕妇能主动与他人讨论两个孩子的将来并做好分娩的准备。

(2)孕产妇、胎儿或新生儿安全。

八、羊水过多

妊娠期间羊水量超过2000mL称为羊水过多,发生率为0.5%~1%。慢性羊水过多指羊水在数周内缓慢增多,急性羊水过多指羊水在数日内急剧增加。

(一)病因

约2/3与妊娠期并发症、合并症或胎儿畸形有关,约1/3病因不明称特发性羊水过多。

1.胎儿畸形

以中枢神经系统和消化道畸形为主,与脑脊膜外露渗出液增多、吞咽障碍、抗利尿激素缺乏有关。

2.多胎妊娠

如双胎输血综合征。

3.胎盘脐带病变

如胎盘绒毛血管瘤直径在1cm以上、巨大胎盘、脐带帆状附着等。

4.孕妇及胎儿各种疾病

如妊娠期糖尿病、贫血、妊娠期高血压疾病、母儿血型不合、急性病毒性肝炎等。

(二)诊断

通常羊水量超过3000mL才出现症状。

1.临床表现

(1)急性羊水过多:较少见,多发生在妊娠20~24周。数日内子宫急剧增大,并产生明显的压迫症状,孕妇出现呼吸困难、腹部皮肤疼痛、行动困难,严重者皮肤变薄、皮下静脉清晰可见,下肢及外阴部水肿、静脉曲张。

(2)慢性羊水过多:较多见,多发生在妊娠晚期。多数孕妇无自觉不适,测量宫高及腹围大于同期孕妇,腹部皮肤发亮变薄,触诊皮肤张力大,有液体震颤感,胎位不清,胎心遥远或听不清。

2.超声诊断

有确诊价值。最大羊水暗区前后径>7cm,羊水指数>18cm。

3.诊断胎儿是否畸形

超声诊断、甲胎蛋白测定、胎儿染色体检查等。

4.其他

检查孕妇血型、血糖等。

(三)处理

根据有无胎儿畸形、孕龄及孕妇自觉症状的严重程度决定是否终止妊娠。

1.合并严重胎儿畸形

确诊后应及时终止妊娠。

(1)做阴道拭子细菌培养,然后住院引产。

(2)孕妇无明显心肺压迫症状,一般情况尚好,可经腹羊膜腔穿刺放出适量羊水后,注入依沙吖啶 50~100mg 引产。

(3)人工破膜引产:用高位破膜器自宫口沿胎膜向上送入 15~16cm,刺破胎膜,使羊水以 500mL/h 的速度缓慢流出,并于羊水流出后腹部放置沙袋,注意严格无菌操作和生命体征监测,预防腹压骤降引起胎盘早剥、回心血量骤减等。破膜后 12 小时无宫缩,可促宫颈成熟或用缩宫素等引产。可预防性应用抗生素。

2.正常胎儿

应根据胎龄及孕妇的自觉症状决定处理方案。

(1)胎龄不足 37 周、胎肺不成熟,应尽量延长孕周。

①自觉症状较轻:注意休息,低盐饮食,左侧卧位。酌情使用镇静药和利尿剂,每周超声监测羊水量变化及胎儿发育情况。

②自觉症状严重:可穿刺放羊水。超声定位穿刺点,或在超声引导下,用 15~18 号腰椎穿刺针经腹穿刺羊膜腔缓慢放羊水,速度约每小时 500mL,一次放羊水量不超过 1500mL。根据羊水消长的情况,3~4 周后可重复进行。注意无菌操作、监测孕妇生命体征及胎心、预防早产,操作过程中应从腹部固定胎儿为纵产式。

③使用前列腺素合成酶抑制剂:吲哚美辛 2.2~2.4mg/(kg·d),分 3 次口服。用药期间,动态监测羊水量变化(每周 1 次超声检测)及胎儿超声心动图变化(用药后 24 小时 1 次,以后每周 1 次),发现羊水量明显减少或动脉导管狭窄及时停药。

(2)妊娠足月可终止妊娠。

(3)病因治疗:积极治疗原发疾病。

(4)分娩期处理:破膜时应注意脐带脱垂、胎盘早剥。破膜后无宫缩可静脉滴注催产素。胎儿娩出后及时应用宫缩剂预防产后出血。

(四)护理评估

1.健康史

详细询问病史,了解孕妇年龄、月经史、生育史、用药史,有无妊娠期合并症,有无先天畸形家族史。

2.身体状况

(1)急性羊水过多:急性羊水过多常发生于妊娠20~24周,数日内羊水急剧增多,子宫迅速增大如足月妊娠或双胎妊娠大小。孕妇感觉腹部胀痛,呼吸困难,不能平卧。查体可发现腹部皮肤张紧发亮,皮下小静脉清晰可见,全腹压痛,子宫明显大于停经月份,胎位不清,胎心遥远或听不到。胀大的子宫压迫下腔静脉,可引起外阴、下肢水肿和静脉曲张。

(2)慢性羊水过多:慢性羊水过多常发生于妊娠28~32周,羊水量随孕周的增加而逐渐增加,为中等量增加,孕妇多能适应,无自觉症状或症状轻微。查体可发现子宫大于正常孕周,胎位不清或易于变化,胎心遥远或听不到。常易并发妊娠高血压综合征、胎位异常和早产。

(3)羊水过多并发症:子宫过度膨胀可引发早产、妊娠期高血压疾病;子宫肌纤维伸展过度可造成宫缩乏力、产程延长、产后出血;破膜后羊水流出过速可诱发胎盘早剥、脐带脱垂、休克等。

3.心理-社会状况

孕妇因子宫迅速异常增大、压迫症状严重、活动受限制而烦躁不安。担心胎儿可能有畸形或危及自身和胎儿健康,产生焦虑情绪。

(五)常见的护理诊断

1.有胎儿受伤的危险

与羊水过多或羊水过少有关。

2.焦虑

与胎儿可能有畸形的结果有关。

(六)护理目标

(1)母婴健康平安。

(2)如合并胎儿畸形者,孕妇能面对现实,终止妊娠。

(七)护理措施

1.防止并发症发生,促进母儿健康

(1)一般护理:指导孕妇适当低盐饮食,注意休息,采取左侧卧位,抬高下肢,减少增加腹压的活动,以减轻压迫症状,预防胎膜早破和早产。

(2)羊膜腔穿刺放羊水护理:协助做好术前准备,严格无菌操作,配合医生完成羊膜腔穿刺,控制羊水流出速度不超过500mL/h,一次放羊水量不超过1500mL。放羊水过程中严密观察孕妇生命体征、宫缩、胎心率、阴道流血等情况,及时发现胎盘早剥征象并配合处理。放羊水后腹部放置沙袋或加腹带包扎以防腹压骤降发生休克。遵医嘱给予镇静剂、宫缩抑制剂预防早产,给予抗生素预防感染。

(3)高位人工破膜引产护理:对于有胎儿畸形者,协助医生进行经阴道高位破膜引产:做好输液、输血准备;严格无菌操作;使羊水缓慢流出,边放羊水边在腹部放置沙袋或加腹带包扎,并注意从腹部固定胎儿为纵产式;监测孕妇血压、脉搏、阴道流血情况;胎儿娩出后立即按摩子宫并用宫缩剂,以预防产后出血,畸形胎儿送病理检查以明确诊断。

2.解除焦虑

主动、耐心地与患者及家属交谈,使他们了解胎儿畸形的原因。多给予心理安慰,提供必要的护理支持,促使她们主动配合治疗及护理。

3.健康指导

指导产妇注意休息,加强营养,尽快恢复健康。积极查明病因,针对病因防治。胎儿畸形者需避孕6个月后方可再次受孕,受孕后进行遗传咨询及产前诊断,加强孕期保健,并进行高危妊娠监护。

(八)护理评价

(1)母婴安全,无并发症发生。

(2)对于胎儿畸形终止妊娠者能积极配合治疗。

九、羊水过少

妊娠晚期羊水量少于300mL者为羊水过少。

(一)诊断标准

1.临床表现

(1)宫高腹围小于停经孕周。

(2)子宫紧裹胎体,子宫外形不规整感。

(3)胎膜早破者有阴道流液。

(4)临产后阴道检查可见前羊水囊不明显。

(5)破膜时羊水少,或稠厚黄绿。

2.胎心电子监护

取决于对胎儿影响程度。

(1)基线变异减少。

(2)NST无反应型。

(3)胎心监护可有变异减速、晚期减速。

3.B型超声检查

(1)羊水量检查:①目前确定羊水量主要通过B超测量,包括测定羊水指数(AFI)和单个最大羊水暗区深度。因为单个最大羊水暗区深度未考虑到胎儿位置可能相对于子宫并不对称,诊断羊水过少主要依靠 AFI。②B 超诊断羊水过少标准是妊娠晚期羊水指数(AFI)＜5cm,5～8cm 考虑羊水较少。最大羊水池深度＜2cm 为羊水过少,≤1cm 为严重羊水过少。③因羊水量随着妊娠进展而发生改变,所以仅以足月时的 AFI 作为诊断标准。④也有将羊水过少定义为 AFI 小于同孕龄正常妊娠 AFI 第五百分位数。

(2)胎盘-胎儿检查:①胎儿畸形检查。②胎儿生长大小检查。③胎儿脐动脉血流 S/D 比值。

(3)并发症相关指标检查:①子宫胎盘功能不良相关如高血压、慢性胎盘早剥、系统红斑性狼疮、抗磷脂综合征等相关检查。②过期妊娠。③胎膜早破检查包括阴道流液 pH 检测和羊齿状结晶检查。

(二)治疗原则

晚期妊娠羊水过少处理原则是针对病因治疗,同时给予对症处理。

(1)未足月胎膜早破、妊娠高血压、胎儿宫内生长受限、过期妊娠、胎儿畸形。

(2)羊水过少,胎儿无畸形,胎盘功能严重不良,短时间不能阴道分娩,剖宫产结束妊娠。

(3)先行 OCT 试验,如 OCT(－),胎儿储备能力尚好,宫颈成熟,严密监护下破膜后观察宫缩,必要时行缩宫素引产。

(4)孕周较小,胎儿不成熟,羊膜腔灌注法期待治疗。

(5)母体输液水化羊水量与母亲血容量间存在相关性,给予母亲输液提升体液量或降低母亲渗透压可增加胎儿尿流量从而改善羊水过少。

(6)产程中严密监测胎儿安危,包括持续胎儿电子监护。

(7)产程中注意母体供氧和监测。

(8)新生儿复苏准备。

(9)羊膜腔灌注法临床应用。①经腹壁羊膜腔灌注:通常在未破膜情况下,B 超引导避开胎盘,以 10mL/min 输入 37℃ 的 0.9% 生理盐水 200～500mL,注意监测羊水指数,预防感染和保胎处理。②经阴道羊膜腔灌注:通常在产程中或已经破膜时。以 10mL/min 输入 37℃ 的 0.9% 生理盐水 200～500mL,使 AFI 达 8cm。如 AFI 已≥8cm,胎心减速无改善,停止输注,考虑剖宫产尽快结束分娩。

羊水较少者动态监测,病因查找,及时处理。

(三)护理评估

1.病史评估

(1)既往史:询问孕妇病史、月经史、用药史,了解有无妊娠合并症、有无先天性畸形家族史等。

(2)现病史:了解本次妊娠经过及孕妇目前的临床症状,测量孕妇宫高、腹围、体重,了解孕妇子宫的敏感度,以及胎动情况。

(3)心理-社会状况评估:评估孕妇及家属对疾病的认知情况,对羊水过少相关知识的掌握情况,对检查及治疗的配合情况;了解孕妇及家属是否因担心胎儿有畸形感到焦虑不安。

2.身体评估

(1)症状与体征:心率、血压及呼吸评估,了解有无腹部紧张等不适。

(2)营养评估:询问孕妇饮食习惯及嗜好、饮食量及种类,测量体重及体质指数。

(3)专科评估:测量宫高、腹围、胎心等情况。

(4)其他评估:评估自理能力或日常活动能力(日常活动能力评定表ADL),了解有无压疮、跌倒/坠床高危因素;评估孕妇有无泌尿系感染、呼吸道感染、深静脉血栓等风险。

(四)护理措施

1.妊娠期

(1)病情观察:观察孕妇的生命体征,定期测量宫高、腹围、体重,判断病情进展,并及时发现并发症;观察胎心、胎动及宫缩,及早发现胎儿窘迫和早产征兆。

(2)专科护理

①指导孕妇每天早、中、晚自测胎动3次,做好记录。将3次自测胎动次数总和乘以4,即得12小时胎动次数。如12小时胎动次数在30次以上,说明胎儿在宫内情况良好;如12小时胎动数在10次以下,提示胎儿子宫内缺氧。

②给予低流量吸氧,每日2次,每次30分钟。

③密切注意胎动、胎心及临床征兆,每日听胎心4次。

④定期行胎心监护,监测胎儿在宫腔内的情况。

⑤指导孕妇每日适当多饮水,取左侧卧位休息。

(3)并发症护理观察

①胎儿窘迫:密切观察胎心及胎动情况,定期行胎心监护,及时发现胎儿异常情况。

②胎儿畸形:通过B型超声波检查,观察有无先天性肾缺如等畸形。

③胎儿生长受限:监测孕妇宫高、腹围及体重增长情况,结合B型超声波检查,及时发现有无胎儿生长受限。

(4)心理护理:实施心理干预,消除产妇的不良心理因素;鼓励孕妇多听轻松舒缓的音乐,保持心情舒畅;尽量多与孕妇交流,给予心理支持、鼓励,使其积极配合治疗。

(5)健康教育

①饮食控制:以清淡、高蛋白、高维生素、高糖类饮食为宜;多吃粗纤维食物,防止便秘。

②运动指导:适当活动,指导孕妇多以左侧卧位休息,改善胎盘血液供应。

③卫生指导:保持床单位清洁干燥、平整,衣着宽松舒适,保持皮肤及会阴部清洁卫生。加强翻身,改善受压部位的血液循环,特别是有水肿的产妇,需防止水肿部位受压而破损,引起压疮。

2.分娩期

(1)一般护理:阴道试产者、剖宫产者。

(2)病情观察

①密切观察产妇一般情况,并重视孕妇的主诉。嘱孕妇如出现阴道流血、腹痛及时通知医务人员。

②观察孕妇的生命体征,定期测量宫高、腹围和体重,判断产程进展。

③破膜后,观察羊水性状、气味,严格记录羊水量。

(3)并发症的护理观察

①胎儿窘迫:产程中定时监测胎心,定时行胎心监护,破膜后观察羊水性状,有无黄染,及时发现胎儿窘迫。

②新生儿窒息:胎儿娩出前,及时做好新生儿窒息复苏的抢救准备。

(4)健康教育

①饮食:产程中体力消耗较大,摄入量较少,因此应以摄入富含糖分、蛋白质、维生素、易消化的食物为主。

②指导产妇用力,与助产士积极配合,顺利分娩。

3.产褥期

(1)一般护理:阴道试产者、剖宫产者。

(2)病情观察

①产妇:a.分娩后2小时内监测产妇意识状态、血压、脉搏、呼吸、体温、阴道出血(颜色、性状、量)及子宫收缩情况,如发现异常及时通知医生。b.观察膀胱充盈情况,督促产妇及时排尿,避免过度充盈的膀胱影响子宫收缩,引起产后出血。

②新生儿:观察新生儿的进食、二便、黄疸情况,观察新生儿的体重变化

(3)专科指导:指导产妇行母乳喂养、新生儿抚触、乳房按摩。

(4)并发症的护理观察

①产褥期感染:住院期间用0.5‰的碘伏溶液会阴擦洗,每天2次;剖宫产者注意观察手术切口是否发生感染,保持伤口干燥清洁;留置尿管者及时拔掉导尿管;密切观察产妇是否有发热、头晕等症状,必要时遵医嘱查血常规应用抗生素治疗。

②产后出血:a.生命体征的观察,并做好记录。b.尿量的观察。尿量的多少能反应肾脏毛细血管的灌流量,也是内脏血流灌流量的重要标志。c.密切观察阴道流血情况,观察子宫高度、子宫硬度。

③乳腺炎:观察乳房局部有无红、肿、热、痛的炎性表现,局部皮肤有无破溃,腋窝淋巴结有无肿大。

(5)健康教育

①饮食:产后宜进食富含蛋白质、维生素、膳食纤维的易于消化、吸收的饮食。

②运动:指导产后康复运动,嘱循序渐进。

③专科指导:指导母乳喂养及新生儿护理。

④卫生指导:产后应注意卫生,避免感染。

⑤出院指导：a.讲解出院手续办理流程，告知新生儿免疫接种、出生证明及产后复查的相关事项。b.嘱产后坚持母乳喂养，并告知母乳喂养热线，遇到问题时，及时拨打母乳喂养热线，寻求帮助。c.产后42~60天至门诊复查。d.适当活动，循序渐进。e.注意个人卫生，勤洗手，勤更衣，保持会阴清洁。f.每日开窗通风，保证室内空气流通。

十、胎儿生长受限

胎儿生长受限(FGR)亦称胎儿宫内生长迟缓、胎盘功能不良综合征或称胎儿营养不良综合征，系指胎儿体重低于其孕龄平均体重第10百分位数或低于其平均体重的2个标准差。

胎儿生长发育与多种因素有密切关系，如孕妇外环境、孕妇身体的病理生理条件、胎盘和脐带、胎儿本身的内环境等，还与妊娠前的精子情况有关。这些因素如影响胎儿细胞数目减少或细胞大小异常者，则可导致小样儿或巨大儿等。

(一)诊断

1.症状

FGR的母亲除可能存在的基础疾病外，无其他不适。有的孕妇自觉腹部膨隆较小。

2.体征

(1)扪诊：发现胎儿小于正常，但有20%的胎儿体重估测与胎儿实际体重相关较大，而且50%的患儿可能被误诊。

(2)宫底高度和腹围测量：可作为初步筛选的方法。宫高测量值小于正常孕周平均值的第10百分位。但测量值的变异较大，结合腹围测量和动态的测量才具有较可靠的诊断价值。

(3)孕妇体重测量：孕妇需要进行规律的产前检查，一般36周前每2~4周一次，连续3次体重不增加，排除其他体重减轻的原因，应考虑FGR。

3.辅助检查

(1)B超检查：主要测量的指标有胎儿双顶径、头面积、头围、躯干面积、躯干围长、躯干横截面直径、坐高，坐高×躯干面积，头面积/躯干面积，长骨长度等。许多B超的软件系统可对胎儿的各测量值进行计算，预测胎儿体重以及胎龄，一般误差在±2周内。更精确的计算方法是将母亲的各种数据输入，得到更加准确的计算值。

(2)多普勒超声：脐动脉多普勒超声可作为诊断FGR的筛选方法。约50%的FGR被认为是胎盘滋养细胞侵蚀性差，表现为子宫胎盘的血管阻力增大。

(3)雌三醇(E_3)测定：动态观察E_3在整个妊娠期的水平可以鉴别对称型和非对称型的FGR。非对称型的FCR其E_3在妊娠前半期在正常范围，而以后渐渐偏离正常范围，对称型的E_3水平持续在较低值。

4.诊断要点

(1)自觉腹部膨隆较小，营养状态比较差，有吸烟、酗酒及吸毒等不良嗜好，有宫内感染、内外科合并症等。

(2)扣诊发现胎儿小于正常;宫高测量值小于正常孕周平均值的第10百分位以上,结合腹围测量和动态的测量才具有较可靠诊断价值;连续3次检查体重不增加。

(3)B超检查估计胎儿体重小于孕周2个星期,脐动脉多普勒超声表现为子宫胎盘的血管阻力增大;非对称型的FGR其E_3在妊娠前半期在正常范围,而以后渐渐偏离正常范围,对称型的E_3水平持续在较低值。

5.鉴别诊断

(1)胎儿畸形:有FGR时,胎儿畸形的机会明显增加,因此要注意与胎儿畸形相鉴别。

(2)非对称型与对称型FGR的鉴别:对称型FGR胎儿全身均小性发育,身长、头围均小;非对称型FGR胎儿身长和头围与孕周相符合,但体重偏低。

(二)治疗

1.休息

卧床休息,左侧卧位,可使肾血流量和肾功能恢复正常,从而改善子宫胎盘的供血。临床上可以见到不少病例,在卧床休息1~2周后,宫底高度从第10百分位数以下很快升高至第50百分位数,最后胎儿生长受限得以纠正,分娩出发育良好的新生儿。

2.葡萄糖

糖类是胎儿生长发育的主要营养成分之一。每日给25%~50%葡萄糖溶液100mL静脉推注或5%葡萄糖溶液500mL与能量合剂静脉滴注,7~10日为1个疗程。

3.蛋白质

胎儿的生长发育每日需一定量的蛋白质,目前应用必需氨基酸溶液静脉滴注来治疗胎儿生长受限,可见胎头双顶径明显增加。

4.肝素

妊娠高血压综合征或慢性肾炎合并妊娠所致的胎儿生长受限,可用肝素治疗。肝素剂量为25mg溶于500mL低分子右旋糖酐溶液中,每日1次,7日为1个疗程,有眼底出血、溃疡病出血或其他出血倾向者禁用。

5.其他药物治疗

β_2型拟肾上腺素药物,如沙丁胺醇等,用以扩张血管,松弛子宫体及子宫颈平滑肌,改善子宫胎盘供血,在治疗因妊高征、妊娠合并慢性肾炎和慢性高血压等疾病引起的胎儿生长受限取得良好的效果。其他扩血管药物如氨茶碱或静脉滴注硫酸镁也可增加21%~45%子宫胎盘供血量。

6.积极治疗引起胎儿生长受限的高危因素

尤其是妊高征,必须与上述疗法同时进行。

7.适时分娩

①胎儿生长受限经过治疗后,如无内科或产科并发症,尿E_3、胎头双顶径、子宫底高度等测定均有进展者,可继续妊娠。②如有内科或产科并发症,虽未达37孕周,需考虑终止妊娠时,酌行羊膜腔穿刺,测定羊水中L/S比值、肌酐等,了解胎儿成熟度。③36孕周前需终止妊

娠者,为促使胎儿肺表面活性物质产生,可用地塞米松 5mg 肌内注射,每 8 小时 1 次,共 2 日。

8.新生儿的处理

胎儿生长受限容易发生胎粪吸入综合征,使新生儿窒息加重,应做好新生儿复苏抢救。及早喂养糖水以防止血糖过低,并注意血钙过低,防止感染及纠正红细胞增多症等并发症。

(三)护理要点

(1)定期产前检查,早发现、早诊断、早治疗。

(2)孕早期避免接触各种有害理化物质。

(3)卧床休息,采取左侧卧位、按时吸氧。

(4)保持平静心态、精神愉快。

(5)记录胎动及胎心率,注意胎心音强弱及规则性。

(6)产程中加强监测,注意胎心、羊水情况,做好新生儿窒息的抢救准备。

(7)胎儿娩出后注意保暖,做好新生儿监护。

(8)健康教育

①告知孕妇及家属 FGR 的相关知识及诊疗护理措施,让孕妇及家属有充分的心理准备,以取得配合和理解。

②妊娠早期避免各种感染、避免接触各种有害理化物质,积极治疗各种慢性病。

③妊娠期均衡膳食,摄入足够蛋白质、糖类和各种维生素、矿物质,以保证充足营养。

④孕妇在妊娠期保持平静心态、精神愉快。

⑤指导孕妇自数胎动,按时吸氧,指导孕妇左侧卧位。

⑥指导产妇及家属学习新生儿护理的相关知识和技能。

十一、过期妊娠

月经周期正常的孕妇,妊娠达到或超过预产期 2 周(≥42 孕周)尚未临产,称为过期妊娠。过期妊娠的发病率占妊娠总数的 5%～12%,围生儿死亡率为正常足月分娩者的 3 倍。过期妊娠的病因尚不明确,可能与妊娠末期胎儿肾上腺皮质功能低下,内源性前列腺素和雌激素分泌不足,孕激素过多及遗传等因素有关。

(一)诊断

1.症状

月经规则,按照末次月经计算时孕周达到或超过 42 周。如果月经不规则,需要纠正预产期,纠正后的孕周也达到或超过 42 周。

2.体征

过期妊娠通常无特殊临床表现,检查时可能会发现胎儿比较大,并发羊水过少时很容易触及胎儿肢体。

3.辅助检查

(1)B 超检查:测定胎儿双顶径(BPD)、股骨长度(FL)、腹围(AC)值以推断胎龄,同时还可了解羊水量及胎盘成熟度。

(2)胎盘功能检查：通过胎动计数、尿雌三醇测定、E/C值测定、胎心监护仪检测，以了解胎盘老化情况。

(3)羊水检查：穿刺羊膜囊行羊水泡沫震荡试验，了解胎儿肺成熟度，同时可行羊水染色体检查。

(4)羊膜镜检查：观察羊水量及颜色以了解胎粪污染程度，确定有无胎儿窘迫。

4.诊断要点

如过去月经史十分正常，而本次末次月经期又十分明确，同时有早期诊断的各种检查佐证，则诊断过期妊娠，如果月经周期不规则或月经周期长、在哺乳期时妊娠、在使用口服避孕药时妊娠、偶然的排卵延迟等，因此对一些末次月经时间有疑点的妊娠妇女，则必须借助于其他方法。

5.鉴别诊断

月经规律者诊断明确，月经不准确或末次月经记不清楚者，需要核实预产期。

(二)治疗

一旦确定为妊娠过期，即根据胎儿胎盘功能及宫颈成熟度决定处理方案。

1.胎盘功能尚好、宫颈成熟度差者

可选用前列腺素、硫酸脱氢表雄酮、刺激乳头或小剂量缩宫素等促宫颈成熟。

2.宫颈管已消失者

可采用人工破膜，破膜后羊水清亮且量多可经阴道分娩。若羊水量少混有胎粪应行剖宫产术。因过期妊娠胎儿易发生宫内窘迫，临产后应特别注意胎心的变化，有条件者同时应用监护仪。若发生胎心异常时宫口已开全，可行阴道助产术，如宫口未开全，应行剖宫产术。

3.胎动计数

每12小时<10次，宫缩负荷试验(OCT、CST)阳性，羊水粪染或过少，重度妊娠高血压综合征等，无论宫颈条件如何，应立即终止妊娠。剖宫产较为安全。分娩时，应做好抢救新生儿的一切准备工作，及时发现和处理新生儿并发症。

(三)护理评估

1.健康史

仔细核实妊娠周数，确定胎盘功能是否正常是关键。

2.身体状况

(1)临床表现：胎盘功能正常型可无特殊表现；胎盘功能减退型可表现为胎动频繁或减少、消失，孕妇体重不再增加或减轻，子宫的高度及腹围与妊娠周数不相符，胎心率异常。

(2)心理、社会状况：当超过预产期数日后仍无分娩先兆，孕妇及家属都会焦急，担心过期妊娠对胎儿不利，而表现出紧张情绪。

(四)护理诊断/合作性问题

1. 知识缺乏

缺乏过期妊娠危害性的相关知识。

2. 潜在并发症

胎儿窘迫、胎儿生长受限、巨大儿。

(五)护理措施

1. 一般护理

核实预产期,积极配合判断胎盘功能的检查和操作。指导孕妇积极休息,采取左侧卧位,吸氧,鼓励营养摄入。指导孕妇自计胎动,判断有无胎儿窘迫,正常时,胎动24小时大于30次,若胎动12小时小于10次或减少50%以上为胎盘功能减退,此时应加强心理护理。

2. 病情监测

加强胎儿监护,定时听胎心率,必要时做胎心率监护,给予氧气吸入。产程中监护产程进展、宫缩情况、胎心率变化,注意破膜时羊水性状,及时发现胎儿窘迫征象。

3. 医护配合

做好剖宫产术术前准备或阴道手术助产的护理配合,尤其是新生儿的抢救准备,胎肩娩出前吸净胎儿鼻、咽部黏液,及时清理呼吸道。新生儿出生后,应严密观察,及时发现和处理新生儿窒息、脱水、低血容量和代谢性酸中毒等并发症。

4. 心理护理

了解孕妇对过期妊娠的认识及态度,采取针对性心理疏导方式。对于急于终止妊娠而致紧张、焦虑者,在配合医生实施治疗方案的同时,耐心疏导孕妇及家属,解除其思想顾虑。若孕妇及家属对过期妊娠认识不够,应讲明其利弊,尤其是对母儿可能的不良影响,强调及时终止妊娠的必要性,使孕妇及家属接受并积极配合治疗。

5. 健康教育

加强妊娠期保健及宣教工作,使孕妇及家属认识过期妊娠的危害性。督促孕妇临近预产期进行定时产前检查,超过预产期1周未临产,做好住院治疗的准备。

十二、高危妊娠

凡有可能危害母儿健康或可能导致难产的妊娠称为高危妊娠。具有高危妊娠因素的孕妇称高危孕妇。

(一)高危妊娠和高危儿的范畴

高危妊娠范畴:①孕妇年龄<18岁或>35岁,身高<140cm,体重<40kg或>85kg者;②有各种异常妊娠及分娩史者,如自然流产、异位妊娠、早产、死胎、死产、难产、新生儿死亡、新生儿溶血性疾病、新生儿畸形或有先天性或遗传性疾病等;③有各种妊娠并发症,如妊娠期高血压疾病、前置胎盘、胎盘早剥、羊水过多或过少、过期妊娠、母儿血型不合等;④各种妊娠合并症,如心脏病、高血压、糖尿病、肾脏病、甲亢、病毒性肝炎、血液病、病毒感染等;⑤可能发生分娩异常者,如胎位异常、骨盆异常、巨大胎儿、多胎妊娠等;⑥妊娠期(尤其是早期)接触大量放射线、化学性毒物或服用过对胎儿有影响的药物;⑦胎盘功能不全;⑧有盆腔肿瘤或手术史等。

高危儿的范畴:①孕龄<37周或≥42周;②出生时体重<2500g;③小于孕龄儿或大于孕龄儿;④出生后1分钟Apgar评分0～3分;⑤高危孕妇所娩出的新生儿;⑥手术产儿;⑦产时有感染;⑧新生儿的兄、姐有严重新生儿病史或新生儿期死亡者。

(二)护理评估

1.健康史

(1)了解孕妇的年龄、职业、生育史、既往史、手术史以及本次妊娠后的经过。

(2)了解早孕反应出现的时间,初觉胎动时间,有无妊娠并发症,是否用过对胎儿有害的药物或接触过对胎儿有影响的因素,是否患过病毒感染性疾病等。

2.身体状况

(1)全身检查

①营养状况、身高、体重、步态:身高<145cm者易有骨盆狭窄;步态不正常者应注意有无骨盆畸形;体重<40kg或>80kg者危险性增加;孕晚期每周体重增加>500g者应注意有无水肿或隐性水肿;体重增加缓慢则有胎儿生长受限的可能。

②测血压:如血压≥140/90mmHg或较基础血压升高30/15mmHg者为异常。

③听诊心肺:评估有无心脏杂音及心功能异常情况。

(2)腹部检查

①测宫高和腹围:根据宫高和腹围数值估计孕龄及估算胎儿大小,了解胎儿宫内发育情况。妊娠足月如估计胎儿体重<2500g或≥4000g应给予重视。

②四步触诊:检查胎产式、胎先露、胎方位及先露是否衔接,注意有无胎位异常。

③听诊:胎心率若持续>160次/min或<120次/min,提示胎儿宫内缺氧。

(3)骨盆测量:了解骨盆形态、大小有无异常。

(4)绘制妊娠图:妊娠图是反映妊娠期孕妇健康情况及胎儿宫内发育状况的动态曲线图。观察其动态变化,可早期发现异常并及时处理。其中宫底高度曲线为最主要的曲线。

(5)评估产程进展情况:临产后严密观察,注意有无产力异常、产程进展缓慢或停滞、羊水污染、胎心异常等。

3.心理-社会状况

高危妊娠的范畴几乎包括了所有的病理产科,且危及母儿双方的健康,孕妇常缺乏相关知识,担心自身及胎儿的安危,因自身健康与维持妊娠相矛盾而常有焦虑、无助甚至恐惧感。应动态评估孕妇的心理状况及社会支持系统。

(三)护理诊断

1.焦虑

与担心自身健康及胎儿安危有关。

2.知识缺乏

缺乏高危妊娠的相关知识。

3.潜在并发症

胎儿生长受限、胎儿窘迫等。

(四)护理目标

(1)孕妇焦虑减轻或消失,对妊娠、分娩有信心。

(2)孕妇能说出高危妊娠的相关知识,定期接受产前检查,学会识别常见的异常征象,积极配合医护处理。

(3)孕妇并发症能被及时发现和正确处理。

(五)护理措施

1.解除焦虑

动态评估孕妇的心理状态,鼓励其倾诉内心的担忧及不悦,共同分析产生心理矛盾的原因,指导正确的应对方式。各种检查和操作之前向孕妇耐心解释,提供帮助。动员和指导家属配合护理和照顾,为孕妇提供心理支持。

2.加强相关知识教育

为孕妇提供高危妊娠的相关知识和信息,告知产前检查的重要性,指导孕妇自我监护的方法,如有异常及时与医护人员联系。嘱孕妇加强营养,尤其对有胎盘功能减退、胎儿生长受限的孕妇应摄入高蛋白、高能量饮食,并补充足够的维生素和铁、钙等矿物质,预防贫血。保证充足睡眠和休息,睡眠宜采取左侧卧位。

3.加强监护,预防并发症

(1)严密监测:增加产前检查次数,及时发现和处理胎儿生长受限和胎儿窘迫等并发症;监测生命体征,注意有无阴道流血、腹痛、头晕、头痛、眼花、心悸、水肿等异常情况;教会孕妇自我监测胎动,如有异常及时处理;临产后严密观察产程进展情况,注意胎心率变化及羊水情况,做好母儿监护。

(2)做好检查及治疗配合:按时进行血、尿、羊水标本的采集和送检;协助进行各项特殊检查,做好用物准备和检查配合;按医嘱正确给予药物治疗并做好用药观察;对出血性疾病患者,应做好输液、输血及手术准备工作;做好急救如子痫、新生儿窒息等的抢救准备及其配合;高危儿送监护室并做好重点监护工作。

4.健康指导

向孕妇及家属介绍高危妊娠的范畴、对母儿的影响、监护措施及处理原则等相关知识。嘱孕妇增加产前检查次数,主动配合各项检查和治疗,有异常随时到医院就诊。针对孕妇高危因素的不同给予相应的健康指导。

(六)护理评价

(1)孕妇焦虑是否减轻或消失。

(2)孕妇能否说出高危妊娠的相关知识,是否积极配合医护处理。

(3)孕妇并发症是否被及时发现和正确处理。

十三、母儿血型不合

胎儿从父亲和母亲各接受一半基因成分,胎儿红细胞可能携带来自父亲的抗原,表现为胎儿的血型与母亲不同。当胎儿红细胞经胎盘进入母体的血液循环后,诱导母体的免疫系统产生抗体,抗体又经胎盘入胎儿血液循环系统,结合胎儿红细胞,使胎儿红细胞被破坏,导致胎儿和新生儿溶血性疾病(HDN)。发生在胎儿期和新生儿早期。主要表现为胎儿的溶血性贫血、心衰、水肿及新生儿早期黄疸。

常见有 ABO 血型系统及 Rh 血型系统不合两大类。

(一)诊断标准

1.病史

孕妇以往有不明显原因的死胎、流产、早产及新生儿死亡或出生后迅速出现黄疸等病史。

2.辅助检查

(1)孕妇及丈夫血型检查:孕妇为 O 型,而丈夫血型为 A、B 或 AB 型者有发生 ABO 血型不合的可能,孕妇为 Rh 阴性,丈夫为 Rh 阳性者,则可能发生 Rh 血型不合。

(2)抗体效价测定:①Rh 阴性女性,未产生 Rh 抗体(未致敏 Rh 阴性):对于未致敏 Rh 阴性血孕妇,应从孕 18~20 周开始每月行一次间接 Coomb' 试验。如果孕妇是 Rh 阴性,第一次产检抗体为阴性,需在孕 28 周重复筛查,另一次抗体筛查在分娩时。②Rh 阴性女性,已产生 Rh 抗体(致敏的 Rh 阴性):Rh 抗体效价评估:应定期测抗体效价,效价在 1:16 以上提示病情较严重。③ABO 血型抗体效价与新生儿溶血病的发生率关系尚无统一结论,孕晚期 ABO 血型抗体效价≥1:512 时,新生儿溶血病的可能性大。脐血 ABO 血型抗体筛查对预测新生儿溶血病很有意义,其准确性可达 70%。

(3)B 超下胎儿大脑中动脉血液监测胎儿宫内变化:①胎儿贫血的发生伴随着胎儿大脑中动脉收缩期峰值流速的升高。虽然至少有一半的贫血胎儿可能表现为正常的峰值流速,但相对于胎儿孕周的高峰值流速可以提示胎儿贫血的严重程度。②胎儿水肿状态,包括胸、腹腔是否有积液,有无头皮水肿(双重光环),有无心脏扩大、肝脾肿大及胎盘增大、增厚。一般 2~4 周检查 1 次,必要时每周 1 次。

(4)胎心监护:妊娠 32 周起进行 NST 检查,如出现正弦曲线提示可能出现贫血、缺氧。

(5)羊水穿刺:羊水颜色及光密度(AOD450)、羊水中胆红素测定。

(6)脐带血管穿刺:脐带血管穿刺取样检查胎儿血型、Rh 因子、Hb、Bil 等。

(二)治疗原则

1.妊娠期处理

(1)免疫球蛋白:Rh 母胎血型不合的母亲,间接 Coomb' 试验阴性,可分别于妊娠 28 周、40

周肌内注射抗 D 免疫球蛋白。

Rh 母胎血型不合的母亲,已产生 Rh 抗体(致敏的 Rh 阴性),母体静脉输注免疫球蛋白(400～500mg/kg,每 4 周一次)可降低胎儿溶血病发生的严重程度。

(2)血浆置换:在测抗体效价高时做血浆置换。Rh 血型不合孕妇,在孕中期(24～26 周)抗体滴度高,但胎儿水肿尚未出现时,进行血浆置换,可降低抗体的浓度达 80%,但这种下降是暂时的。

(3)宫内输血:在无胎儿水肿时,有直接证据显示胎儿显著贫血,才可进行胎儿输血治疗。宫内输血具有一定的风险。

(4)终止妊娠时间和方式:根据既往分娩史、血型不合类型、抗体滴度、胎儿溶血的严重程度、胎儿成熟度以及胎盘功能状态综合分析。轻者原则上不超过预产期;重者一般经保守治疗后维持妊娠达 32～34 周可终止妊娠。对 ABO 血型不合其抗体效价达 1:512,对 Rh 血型不合效价达 1:32,应考虑终止妊娠。

轻者无其他剖宫产指征可以阴道分娩,产程过程中严密监测胎心变化;重者可行剖宫产术终止妊娠。

2.分娩期处理

(1)做好新生儿复苏准备,尽可能准备好血源、器械,做好换血准备。

(2)新生儿娩出后,尽快钳夹脐带,立即在距脐轮处夹住,应保留脐带 5～6cm,以浸泡有 1:5000呋喃西林溶液的消毒纱布包裹,外套消毒避孕套以免干燥,固定于腹部,以备必要换血之用。自胎盘端收集脐血,查血型、血红蛋白、网织细胞计数、有核红细胞计数、胆红素及 Coomb'试验。

3.新生儿处理

(1)光照疗法:以蓝色荧光为好。患儿应戴黑罩,男婴尚需保护睾丸,每日 8～12 小时,光照期间每小时翻身一次。

(2)白蛋白或血浆疗法:25%白蛋白每次 1g/kg,或血浆 25mL/次。静脉注射。

(3)肾上腺皮质激素:泼尼松 2.5mg,每日 3 次,或地塞米松 1mg 稀释于葡萄糖液内静脉滴注。

(4)苯巴比妥:每日 3 次,口服,共 7 日。

(5)换血疗法:当血清胆红素>205μmol/L(200mg/dL)可考虑换血。

(三)护理评估

1.病史评估

(1)既往史:了解是否曾有过输血史或不明原因的流产史、早产史,死胎、死产史或分娩过黄疸或水肿的新生儿史,或新生儿出生后很快死亡,或于出生后 24～36 小时内出现胆红素脑病者。若有上述病史,应怀疑有母胎血型不合,并应做进一步检查。

(2)现病史:评估夫妇二人的血型,了解相关检查、诊断情况。

2.身体评估

(1)症状与体征:胎儿有无贫血、水肿、心衰等,有无新生儿晚期贫血、溶血性黄疸和核黄疸等异常。

(2)专科评估:测量宫高、腹围,评估胎心、胎动等情况。

(3)其他:评估产妇自理能力或日常活动能力,评估有无压疮、跌倒/坠床高危因素。

3.心理社会状况

评估产妇对母儿血型不合及对疾病拟采取的治疗方法的认知情况,了解产妇家庭经济承受能力,以提供相应的心理支持。

(四)护理措施

1.妊娠期及分娩期

(1)一般护理

①妊娠期:凡有流产、死胎、新生儿黄疸史的产妇均要做 ABO 血型检查及 Rh 系统检查,以早期诊断母儿血型不合。确诊后及早配血、备血。

②分娩期:做好新生儿抢救准备。新生儿娩出后,立即在距脐轮约 10cm 处夹住脐带,自胎盘端收集脐血,查血型、血红蛋白、网织红细胞计数、有核红细胞计数、胆红素及 Coomb 试验。脐带应保留,以备必要时换血之用。

(2)病情观察

①严密观察胎心、胎动变化。进入产程后还需密切观察产程进展。

②密切观察病情,定期进行血清抗体效价检查、羊水情况检查、B型超声检查、胎心监护等。

(3)用药护理

①口服药:口服维生素 E 和苯巴比妥钠时应注意观察恶心、呕吐等药物不良反应。

②血液制品:a.严格执行输血查对制度:配血合格后,由医护人员到血库取血;取血与发血的双方必须共同查对孕产妇姓名、性别、病历号、科室、床号、血型、血袋号、血的种类、血量、条形编码、血液有效期及配血试验结果,以及保存血的外观等,并观察血液有无凝血块或溶血、血袋有无破损、是否有细菌污染迹象等,查对无误时,双方共同签字后方可发出;输血前由两名医护人员再次核对交叉配血报告单及血袋标签各项内容,检查血袋有无破损渗漏,血液颜色是否正常,准确无误后方可输血;输血时由两名医护人员带输血申请单、输血治疗单共同到孕产妇床旁又一次核对患者姓名、性别、年龄、病历号、科室、床号、血型等,确认与配血报告相符后,用符合标准的输血器进行输血;输血完毕后应密闭保留血袋 24 小时,以备必要时核查。b.输血不良反应:一般输血不良反应包括发热反应和一般过敏反应;严重输血不良反应包括血型不符导致的急性溶血性输血反应以及过敏性休克或喉头水肿而导致窒息。输血过程中要严密观察受血者有无输血不良反应,如出现异常立即停止输血,保留余血,启动输血反应应急预案,按预案流程处理,确保受血者安全。

(4)并发症的护理观察:通过血型检查和抗体效价测定,怀疑母儿血型不合者,应教育孕妇坚持系统治疗,阻止母体循环中的大量抗体进入胎儿体内,增加胎儿免疫力,避免严重黄疸的发生。

(5)心理护理:讲解母婴血型不合的原因及后果,让孕妇及家属清楚医护人员治疗和护理的流程和目的,并予以患者心理疏导,消除患者紧张心理,使患者积极配合治疗。

(6)健康教育

①饮食:以高蛋白、高维生素、易消化食物为宜;注意补充维生素C,多吃水果蔬菜;多吃含维生素E高的食物,如全谷类、干豆类、坚果种子类、植物油、绿色蔬菜以及肉、蛋、奶等,以增加胎盘对氧和葡萄糖的利用;忌食甲鱼、人参、桂圆、薏米等易引起宫缩和流产的食物。

②休息与活动:保证环境安静舒适,避免影响患者情绪及休息。保胎期间在无宫缩的前提下可适当活动,但勿疲劳,勿从事重体力劳动,勿进行增加腹压的动作和锻炼;若可疑宫缩或近预产期时,应绝对卧床休息。

③出院指导:做好出院手续办理流程的告知;加强产妇及家属对母胎血型不合的特点、严重性、危险性的认识;养成正确的饮食、运动、卫生习惯,掌握自我监测的方法,预防并发症的发生;加强产前检查,保证孕期安全,如有不适随时到医院进行就诊。

2.产褥期

(1)病情观察:Rh母儿血型不合的新生儿因有宫内溶血,多在出生后1~2天内出现黄疸,重者生后数小时即可出现,并伴有水肿、贫血、肝大、脾大。因此,应严密观察黄疸出现的时间和患儿的一般情况,如有异常及时通知医生。

(2)用药护理:新生儿血胆红素在68μmol/L以下者可以进行药物治疗。

①血液制品:可输注清蛋白(1g/kg),或血浆(25mL/次,1~2次/天)。输注时严格执行查对制度,严密观察不良反应。

②酶诱导剂:可应用苯巴比妥5~8mg/(kg·d),或尼可刹米100mg/(kg·d)。使用时,严密观察患儿皮肤情况及精神状态,严格遵医嘱用药。

③肾上腺皮质激素:可应用泼尼松1~2mg/(kg·d),或氢化可的松6~8mg/(kg·d)。使用时,观察患儿的精神症状及过敏反应。

(3)专科指导:指导母乳喂养及新生儿抚触,做好乳房护理。

(4)并发症护理观察:加强新生儿喂养,适当补充水分,观察黄疸出现的时间、变化及贫血程度,预防核黄疸。

(5)心理护理:协助产妇消除不良因素影响;如母婴分离产妇,帮助其了解新生儿在儿科的一般状况,缓解产妇紧张、焦虑情绪。

(6)健康教育

①饮食:产妇应注意饮食营养,新生儿有水肿时,乳母应减少盐的摄入;新生儿应以母乳喂养为宜。

②休息与活动:病室要保持安静,温、湿度适宜,保证新生儿充足的睡眠和良好的休息;产妇尽量保证休息时间与新生儿同步,适当下床活动,以促进身体的恢复。

③出院指导:a.产妇应合理休息,加强营养,以促进身体康复;新生儿以母乳喂养为宜。b.保持会阴部清洁卫生,勤更换内衣、内裤,防止感染。c.保持环境清洁卫生,温、湿度适宜,避

免各种不良刺激,防止呼吸道、消化道感染。d.注意观察新生儿有无异常,如眼球运动障碍、听力障碍、智力低下等异常情况。若出现异常,及早到医院诊治。e.告知产妇,孩子在以后生活中,如接受别人的供血,应提前向医护人员说明情况,以免引起严重的不良后果。

(7)延续护理:建立随访登记本,定期进行电话随访。随访过程中,关注婴儿喂养情况及黄疸情况,指导黄疸预防及消退方法。若出生2周后黄疸未消退者及时去儿科门诊就医。

第五章 儿科疾病护理

第一节 新生儿重症监护及护理

新生儿重症监护室(NICU)是集中治疗患有危重症的新生儿的病房,是为了对高危新生儿进行病情的连续监护和及时有效的救治,降低新生儿的病死率。

一、监护对象

(1)需要进行呼吸管理的新生儿,包括各种原因引起的急慢性呼吸衰竭,需要氧疗、呼吸机辅助通气、气管插管的新生儿。

(2)病情不稳定、需要急救的新生儿,如休克、惊厥、抽搐、窒息的新生儿。

(3)一个或多个器官功能衰竭的新生儿,如心力衰竭以及肝、肾衰竭、DIC、肺出血等,需要全营养者。

(4)早产儿、极(超)低出生体重儿,小于或大于胎龄儿等需要严密监护者。

(5)外科手术后或某些特殊治疗后,例如先天性心脏病、食管气道瘘、换血后等。

(6)严重感染,例如败血症、坏死性小肠结肠炎。

(7)严重酸碱平衡紊乱者。

二、监护内容

1.基础监护

(1)生命体征监测:新生儿在出生后由于离开母体,皮肤水分蒸发带走大量的热能,容易导致低体温,故应及时将患儿置于温箱或红外线辐射台保暖。配有体温探头的红外线辐射台可以实时监测体温变化。心电监护仪可以动态观察患儿的心率、心律、呼吸、血压的变化。重症患儿需每30分钟至1小时测量及记录数据1次。

(2)体液、血液生化监测:包括体液、生化、胆红素、血糖、肌酐等。新生儿的心肾功能发育不完善,容易发生水、电解质紊乱,需记录24小时出入量。新生儿易发生内环境紊乱,生化指标易受母亲糖尿病、感染、酸中毒等因素影响,故重症新生儿应定时监测血液生化指标,为治疗提供依据。

2.呼吸系统监护

(1)肺功能监测:①通气量与呼气量的监护:与呼吸机连接的双向流速和压力传感器,监测气体的流速与气道压力,可作为通气参数调节的依据;②顺应性监测:指机械通气时潮气量的变化;③气道阻力监测:气道阻力、肺组织阻力、胸廓阻力。

(2)经皮血气监护:经皮血氧($TcPO_2$)及二氧化碳($TcPCO_2$)监护是无创的监测仪,可以直接反映低氧血症及高碳酸血症。

(3)血氧饱和度的监护:应用电光分析技术,将人体的血氧饱和度直接显示在监护仪上。

(4)血气分析:采用动脉血分析,包括氧分压、二氧化碳分压、酸碱情况等指标,可判断机体的氧合情况。

3.心血管系统监护

(1)心脏监护:通过持续的心电监护,及时发现心率、心律、心电波形的变化。例如:心率加快或减慢、各种心律不齐、心律失常等。

(2)血压监护:包括直接监测(又叫有创监测),是经脐动脉插入导管,由传感器将压力转化为波形,进行血压波形、舒张压监测。间接监测(又叫无创监测),用传统的血压袖带上通过传感器,显示收缩压、舒张压、平均动脉压。危重新生儿应每小时监测1次血压,测量完毕应及时取下袖带,以免影响肢体的血液循环。由于循环系统有一定的代偿功能,因此血压不能作为病情变化的早期、敏感指标,应结合患儿的其他指标综合分析。

4.消化系统监护

(1)临床观察:严密观察喂养情况,有无呕吐、腹胀、黄疸、腹壁水肿、颜色改变等。

(2)肝功能监测:严密观察血清转氨酶、凝血因子、胆红素等数值的改变。

(3)食管下端pH测定:24小时食管pH监测是胃食管反流的首选诊断方法。

5.肾功能监测

(1)尿量观察:观察24小时尿量、有无水肿等。正常新生儿尿量为1.5~3mL/(kg·h),<1mL/(kg·h)为少尿,<0.5mL/(kg·h)为无尿,持续24小时少尿或无尿,提示肾功能不全,需留置尿管进行尿量监测。

(2)肾功能监测:尿素氮、尿肌酐的监测有助于诊断肾衰竭,尿比重的改变提示肾的浓缩或稀释功能受损。

6.感染指标监测

(1)临床表现:新生儿由于免疫功能低下,易并发感染,但临床上早期症状、体征不明显,容易延误诊断。应密切观察新生儿的反应、喂养、体温、皮肤颜色、肢体末梢循环情况。

(2)实验室检查:白细胞计数及分类改变、C-反应蛋白、降钙素原的升高提示有感染的风险。

三、监护室的护理管理

1.环境要求

NICU应保持恒定温湿度,温度以22℃~24℃、湿度55%~65%为宜。每天至少通风一次。有条件的病房使用新风系统。

2.预防感染

入室人员必须严格遵守消毒隔离技术,接触患者前后均应洗手或用快速手消毒液抹手。温箱、监护仪、台面等用0.05%含氯消毒液抹洗。使用空气净化器定时过滤空气。每天用0.05%含氯消毒液拖地两次。将感染与非感染患儿分开收治。

3.病情观察

护理人员应密切观察患者生命体征的变化,并将所有结果记录在病历内,及时发现病情的变化,并告知医生做出相应的处理。

4.急救仪器及设备管理

每天由专人负责对NICU的急救、监护、抢救仪器进行检测并登记,以保证仪器设备处于完好备用状态。

5.急救药物管理

每天对NICU的常用急救药物进行检查,保证足够的备用量,并保证在有效期内。

6.落实患者安全

做好查对工作,防止差错发生。落实安全防范措施,防止坠床、跌倒、烫伤、脱管等意外的发生。

第二节 新生儿窒息的护理

新生儿窒息是指婴儿由于产前、产时或产后的多种病因引起的气体交换障碍,具体表现为生后1min内无自主呼吸,或在数分钟后仍有呼吸抑制而导致低氧血症、高碳酸血症和代谢性酸中毒。窒息为新生儿伤残和死亡的主要原因之一,必须争分夺秒抢救。

一、病因

凡能使胎儿或新生儿血氧浓度降低的因素都可引起窒息(表5-1)。

表5-1 新生儿窒息的病因

病因	常见疾病
孕母因素	严重贫血、心脏病、糖尿病、妊娠高血压综合征、孕母吸毒及吸烟、孕母年龄>35岁或<16岁
胎儿因素	早产儿、小于胎龄儿、巨大儿、羊水或胎粪吸入气道、先天性畸形(如食管闭锁)、呼吸道梗阻等
胎盘因素	前置胎盘、胎盘早剥、胎盘功能不足等
脐带因素	脐带绕颈、脱垂、打结及脐带过短等
分娩因素	难产,手术产如高位产钳、胎头吸引术、产程中子宫过度收缩、麻醉剂及镇静剂使用不当等

二、病理生理

窒息的本质是缺氧,缺氧可使新生儿血液生化和血液分布发生较大变化。

1.血 pH 值改变

早期血 pH 值下降,PaO_2 降低,$PaCO_2$ 上升。

2.对各脏器功能的影响

缺氧使全身血液重新分配,皮肤、胃肠道、肺、肌肉等组织器官血流量减少,以保证心、脑、肾等重要脏器的血液供应。如缺氧持续存在,酸中毒加重,出现失代偿,心、脑、肾等脏器供血减少,心率减慢,血压下降,发生脑损伤、呼吸衰竭、循环衰竭、肛门括约肌松弛,粪便排出及全身多种酶活力受影响等。

三、临床表现

1.胎儿宫内窒息

胎儿发生宫内缺氧时,早期胎动增加,胎心率增快,胎心率大于或等于 160 次/分;晚期胎动减少或消失,胎心率减慢,胎心率小于 100 次/分,心律不规则,胎粪排出,羊水污染。

2.胎儿出生时窒息

Apgar 评分法是目前临床上用来评估新生儿窒息程度的简易方法(表 5-2),分别于生后 1min、5min 进行评分,8~10 分为正常,4~7 分为轻度(青紫)窒息,0~3 分为重度(苍白)窒息。1min 评分是窒息诊断和分度的依据,5min 评分可判断复苏效果和预后。

表 5-2 新生儿 Apgar 评分表

体征	评分标准			出生后评分	
	0	1	2	1min	5min
皮肤颜色	青紫或苍白	身体红、四肢青紫	全身红		
心率/(次/分)	无	<100	>100		
弹足底或插胃管反应	无反应	有些动作,如皱眉	哭、打喷嚏		
肌张力	松弛	四肢略屈	四肢活动		
呼吸	无	慢、不规则	正常、哭声响		

3.预后

窒息患儿经复苏,多数能及时恢复呼吸,哭声响亮,肤色转红。

4.并发症

少数患儿随病情发展可出现全身各系统衰竭的表现。①呼吸系统:羊水或胎粪吸入性肺炎、呼吸暂停、肺出血等。②循环系统:心力衰竭、心源性休克等。③消化系统:坏死性小肠结肠炎、应激性溃疡等。④泌尿系统:急性肾功能衰竭、肾静脉血栓形成等。⑤神经系统:颅内出血、缺氧缺血性脑病。⑥代谢改变:低血糖、低血钙、低血钠等。

四、实验室及其他检查

1.血气分析

可有 $PaCO_2$ 升高,pH 值和 PaO_2 降低。

2.血生化检查

血生化检查包括血糖、血钙、血尿素氮、血肌酐、肝功能、心肌酶测定。

3.头颅B超、CT、MRI检查

CT对脑水肿、颅内出血有确诊价值;MRI有助于判断预后。

五、治疗要点

1.早期预测

估计胎儿娩出后有窒息危险时,应做好抢救准备。

2.ABCDE复苏程序

清理呼吸道(A)→建立呼吸,增加通气(B)→维持正常循环(C)→药物治疗(D)→评估(E),步骤不能颠倒,其中C最重要,A是根本,B是关键,E贯穿于整个复苏过程中。

3.对症治疗

注意纠正酸中毒、低血糖和低血压,给予脑代谢激活剂,以减少并发症和后遗症。

六、护理诊断/问题

1.气体交换受损

与缺氧致低氧血症和高碳酸血症有关。

2.体温过低

与缺氧、环境温度低有关。

3.有感染的危险

与机体抵抗力低下有关。

4.潜在并发症

颅内压增高等。

5.恐惧、焦虑(家长)

与知识缺乏、病情危重、预后不良有关。

七、护理措施

1.复苏

将患儿置于远红外辐射台上,擦干全身,摆好体位,立即按ABCDE复苏程序进行抢救。

(1)清理呼吸道:将患儿置于仰卧位,肩部垫高2～3cm,颈部稍后伸。立即清除口、鼻、咽及气道分泌物,吸痰时间不超过10～15s,先吸口腔,再吸鼻腔黏液。

(2)建立呼吸:清理呼吸道后仍无呼吸者,可轻拍或弹足底、摩擦患儿背部,促使患儿呼吸建立。如无自主呼吸或心率小于100次/分,应立即用复苏器(面罩)加压给氧,面罩应密闭,遮盖下巴颏尖和口鼻,但不能遮盖眼睛。通气频率为40~60次/分,吸、呼比为1:2,压力以可见胸廓起伏、听诊呼吸音正常为宜。15~30s后再评估,如心率大于100次/分,出现自主呼吸,可予以观察,如自主呼吸不充分,或心率小于100次/分,须进行气管插管正压通气。

(3)维持正常循环:给氧后如心率仍少于80次/分,遵医嘱给予1:10 000肾上腺素静脉或脐静脉注射,推药后立即进行胸外心脏按压。按压方法为:双拇指并排或重叠于患儿胸骨体下1/3处,其余手指围绕胸廓托在后背,按压频率为100~120次/分(每按压3次,正压通气1次),按压深度以胸廓压下1~2cm为宜。按压有效可摸到颈动脉和股动脉搏动。

(4)药物治疗:建立有效静脉通道,遵医嘱保证药物应用。经胸外按压心脏不能恢复正常循环时,可给予静脉或气管内注入1:1000肾上腺素0.1~0.3mL/kg;纠正酸中毒常用5%碳酸氢钠脐静脉缓慢注入;扩容用全血、生理盐水、白蛋白等。

(5)评价:复苏过程中随时评估患儿的呼吸、心跳等情况,以确定进一步采取的抢救措施。

2.保暖

保暖应贯穿于整个抢救过程中,可置患儿于30℃~32℃的抢救床上,以维持患儿肛温在36.5~37℃。

3.预防感染

加强环境管理,进行消毒隔离,严格执行无菌操作;凡气管插管或疑有感染可能者,均应酌情选用抗生素预防感染。

4.加强监护

严密观察心率、呼吸、血压等生命体征,做好相关记录,发现问题及时通知医生;延迟开奶时间,注意有无呕吐、腹泻、腹胀和便血等;喂养困难者可给予静脉输液,以保证营养物质的摄入。

5.心理护理

安慰患儿家长,耐心细致地解答病情,取得家长的理解、信任,减轻家长的恐惧心理和焦虑程度,以得到家长的最佳配合。

6.健康教育

①向患儿家长介绍本病的相关知识,及时告知家长患儿病情及可能出现的并发症;②指导家长为有后遗症的患儿进行早期康复训练和智能开发,促进脑功能的恢复,并坚持定期随访。

第三节 新生儿缺氧缺血性脑病的护理

新生儿缺氧缺血性脑病(HIE)是由于各种围生期因素引起的缺氧和脑血流减少或暂停而导致的胎儿或新生儿的脑损伤,是新生儿窒息后的严重并发症。其病情重,病死率高,并可产生永久性神经功能缺陷,如智力障碍、癫痫、脑性瘫痪等。

一、病因与发病机制

1. 病因

引起新生儿缺氧缺血性脑损害的因素有围生期窒息、反复呼吸暂停及呼吸系统疾病、严重先天性心脏病、严重循环系统疾病及严重颅内疾病等。其中围生期窒息是引起新生儿缺氧缺血性脑损害的主要原因。

2. 发病机制

主要与脑血流改变、脑组织代谢改变等因素有关。

(1) 脑血流改变：缺氧可以导致脑血流自主调节功能受损，脑血流灌注量减少，血液淤滞，血管破裂，出血机会增多。

(2) 脑组织代谢改变：①严重的缺氧、缺血导致脑细胞能量代谢障碍，从而使乳酸堆积，产生代谢性酸中毒；②能量代谢不足，使ATP生成减少，细胞膜钠泵、钙泵功能降低，细胞内外离子紊乱，细胞功能异常，从而导致脑细胞严重水肿，大量神经元死亡。

二、临床表现

产伤及出生时缺氧所致的缺氧缺血性脑病，神经系统症状多出现于出生24h以内。临床症状轻重不一，主要表现为意识障碍、肌张力及原始反射的改变。严重者可出现脑干功能障碍。临床上分轻、中、重度(表5-3)。

表5-3 新生儿缺氧缺血性脑病的临床分度

分度	轻度	中度	重度
意识	过度兴奋	嗜睡、迟钝	昏迷
肌张力	正常	减低	松软或间歇性伸肌张力增加
拥抱反射	稍活跃	减弱	消失
吸吮反射	正常	减弱	消失
惊厥	无	常有	多见，频繁发作
中枢性呼吸衰竭	无	无或轻	常有
瞳孔改变	无	无或缩小	不对称或扩大，光反应消失
前囟张力	正常	正常或稍饱满	饱满、紧张
病程及预后	兴奋症状在24h内最明显，3天内逐渐消失，预后好	症状大多在1周末消失，10天后仍不消失者可能有后遗症	病死率高，多在1周内死亡，存活者症状可持续数周，后遗症可能性较大

三、实验室及其他检查

(1) 头颅B超对脑室及其周围出血具有较高的敏感性；头颅CT对脑水肿、颅内出血有确诊价值;MRI 检查有助于判断预后。

(2)脑电图检查有助于临床确定脑病变严重程度、判断预后和对惊厥的诊断。

(3)血清肌酸磷酸激酶同工酶在脑组织受损时升高(正常值<10U/L)。

(4)神经元受损时神经元特异性烯醇化酶的活性升高(正常值<6μg/L)。

四、治疗要点

(1)重在预防,避免围生期各种致病因素。

(2)综合治疗以维持内环境的稳定,最大限度地减少进一步发生脑损伤为主要目的,包括控制惊厥和脑水肿、对症及支持疗法。

①控制惊厥:首选苯巴比妥钠,顽固性抽搐者可加用地西泮或水合氯醛。

②降低颅内压:控制液体量,首选呋塞米和白蛋白脱水,严重者可给予20%甘露醇。

③对症及支持疗法:给氧、改善通气;纠正酸中毒、低血糖;维持良好呼吸、循环和血压稳定,促进脑功能恢复。

五、护理诊断/问题

1. 低效性呼吸形态

与缺氧、缺血致呼吸中枢损害有关。

2. 潜在并发症

颅内压增高、惊厥、呼吸衰竭等。

3. 有废用综合征的危险

与缺氧、缺血导致的后遗症有关。

4. 恐惧(家长)

与知识缺乏、病情危重、预后不良有关。

六、护理措施

1. 改善通气功能

及时清除呼吸道分泌物,保持气道通畅,维持良好的通气功能是治疗护理的关键。选择适当的给氧方法,维持 PaO_2 在 6.65～9.3kPa(50～70mmHg),SaO_2 为 85%～95% 和 pH 值正常。

2. 预防并发症

(1)严密观察病情:主要观察患儿的神经系统变化,监测生命体征和颅内压,定期检查血气、电解质和肾功能;观察药物反应,做好记录并及时与医生沟通。

(2)保持安静:绝对静卧,将头部抬高15°～30°,尽量减少搬动,所有护理操作尽量集中进行,可防止出血和减轻脑水肿。

(3)控制液体入量:避免输液过多,生后3天内每日液体总量不超过80mL/kg。

(4)遵医嘱用药:如出现惊厥、颅内高压症状,遵医嘱给予镇静剂、脱水剂和利尿剂。

3.合理喂养

根据病情选择喂养方式,必要时给予鼻饲喂养或静脉补充营养,保证足够的热量供给。

4.早期康复干预

可用胞磷胆碱钠、脑活素等改善脑细胞的代谢;对疑有功能障碍者,将其肢体固定于功能位;早期给予患儿被动操训练和感知(听力、语言)刺激等干预措施,如母亲多怀抱婴儿、多看五颜六色的玩具等,促进脑功能的恢复。

5.健康教育

向患儿家长介绍本病的相关知识,耐心解释患儿病情,减轻家长的恐惧心理。指导家长进行早期康复干预,做好居家护理,坚持定期随访。

第四节 新生儿低血糖的护理

新生儿低血糖是指新生儿全血血糖低于 2.2mmol/L(40mg/dL)者。其发生以低出生体重儿更为常见,发生率在足月儿中占 1‰~3‰,在早产儿中占 43‰。低血糖的危险性在于影响脑细胞代谢,导致智能发育异常。

一、病因

新生儿低血糖分为暂时性或持续性两类。

1.暂时性低血糖

低血糖持续时间较短,不超过新生儿期。病因如下:

(1)葡萄糖存储不足:主要见于早产儿、小于胎龄儿。

(2)葡萄糖消耗增加:见于寒冷、创伤、窒息缺氧、败血症、先天性心脏病等。

(3)葡萄糖利用增加:多见于患有糖尿病母亲的婴儿、Rh 溶血病的患儿等。

2.持续性低血糖

低血糖持续到婴儿期或儿童期,常见于胰岛细胞瘤、先天性垂体功能不全、遗传代谢病等。

二、临床表现

多数患儿早期无临床症状(无症状性低血糖),如未及时纠正,则表现为多汗、面色苍白、反应低下。进一步发展,可出现阵发性发绀、呼吸暂停、精神萎靡、嗜睡、喂养困难、震颤,甚至惊厥。经补充葡萄糖后症状消失,血糖恢复正常(症状性低血糖)。如反复发作应考虑由先天性垂体功能不全、糖原累积症等疾病引起。

三、实验室及其他检查

1. 血糖测定

是确诊和早期发现本病的主要手段,高危儿应在生后 4h 内反复监测血糖,以后每隔 4h 复查一次,直至血糖浓度稳定。

2. 根据病情测定

血胰岛素、胰高血糖素、生长激素等。

四、治疗要点

保持血糖稳定,防止低血糖发生。

(1)无症状者,可口服葡萄糖。如无效改为静脉输入葡萄糖。

(2)有症状者,应立即静脉输入葡萄糖。

(3)对顽固性低血糖,可用肾上腺皮质激素,必要时加用胰高血糖素肌内注射,6h 后可重复使用。

(4)积极治疗原发病。

五、护理诊断/问题

1. 营养失调:低于机体需要量

与摄入不足、消耗增加有关。

2. 潜在并发症

惊厥、呼吸暂停。

六、护理措施

1. 保证能量供给

新生儿出生后应尽早开奶,给予母乳喂养或 10％葡萄糖溶液;吸吮能力弱、早产儿或窒息儿应尽快建立静脉通道,保证葡萄糖输入。

2. 密切观察病情

①注意有无呼吸暂停、震颤、惊厥、昏迷等,一旦发生及时报告医生,配合治疗。②呼吸困难儿给予氧气吸入,呼吸暂停儿立即给予拍背、弹足底等处理,低体温儿应予以保暖。③每4～6h 监测血糖 1 次,为及时调整葡萄糖的输注量和速度提供依据。

3. 健康教育

向家长宣传低血糖的相关知识,指导家长学会病情观察、新生儿喂养、保暖、防止感染等的护理方法,嘱家长带小儿定期到门诊复查。

参考文献

[1] 束余声,王艳.外科护理学[M].北京:科学出版社,2020.
[2] 黄浩,方玲,周晓丽.医院消毒供应中心管理手册[M].北京:科学出版社,2020
[3] 沙丽艳.消毒供应中心管理规范与操作常规[M].北京:中国协和医科大学出版社,2020.
[4] 李宝丽,刘玉昌.实用骨科护理手册[M].北京:化学工业出版社,2019.
[5] 赵志荣,全小明,陈捷.骨科护理健康教育[M].北京:科学出版社,2018.
[6] 田姣,李哲.实用普外科护理手册[M].北京:化学工业出版社,2017.
[7] 李卡,许瑞华,龚姝.普外科护理手册[M].2版.北京:科学出版社,2018.
[8] 黄浩,张青,李卡.医院消毒供应中心操作常规[M].北京:科学出版社,2015.
[9] 陈佩仪.中医护理学基础(中医特色)[M].2版.北京:人民卫生出版社,2017.
[10] 孙秋华.中医护理学概要[M].北京:北京大学医学出版社,2015.
[11] 蔡卫新,贾金秀.神经外科护理学[M].北京:人民卫生出版社,2019.
[12] 石会乔,魏静,高彦华.外科疾病观察与护理技能[M].北京:中国医药科技出版社,2019.
[13] 陈茂君,蒋艳,游潮.神经外科护理手册[M].2版.北京:科学出版社,2020.
[14] 袁静.血液净化护理培训教程[M].杭州:浙江大学出版社,2019.
[15] 朱霞明,童淑萍.血液系统疾病护理实践手册[M].北京:清华大学出版社,2016.
[16] 沈霞.血液净化治疗护理学[M].北京:科学出版社,2020.
[17] 翟丽.实用血液净化技术及护理[M].2版.北京:科学出版社,2020.
[18] 胡荣,史铁英.内科护理学[M].3版.北京:人民卫生出版社,2019.
[19] 许奇伟,蔡莉,李运华.内科护理学[M].武汉:华中科技大学出版社,2018.
[20] 刘梨,张月娟,龚志贤.针灸护理临床应用指导[M].武汉:华中科技大学出版社,2019.
[21] 杨术兰,田秀丽.老年护理与保健[M].北京:中国医药科技出版社,2019.
[22] 鹿瑞云.精神科护理学[M].北京:北京大学医学出版社,2020.